麻醉医学与临床常见病诊治

周慧 贾斌 苏秀花 郑云光 陈慧霞 主编

黑龙江科学技术出版社

图书在版编目（ＣＩＰ）数据

麻醉医学与临床常见病诊治 / 周慧等主编. -- 哈尔滨：黑龙江科学技术出版社,2021.12（2024.1 重印）
ISBN 978-7-5719-1206-2

Ⅰ. ①麻… Ⅱ. ①周… Ⅲ. ①麻醉学②常见病 – 诊疗
Ⅳ. ①R614②R4

中国版本图书馆 CIP 数据核字(2021)第 246818 号

麻醉医学与临床常见病诊治
MAZUI YIXUE YU LINCHUANG CHANGJIANBING ZHENZHI
周慧 贾斌 苏秀化 郑云光 陈慧霞　主编

责任编辑	刘　杨
封面设计	孔　璐
出　　版	黑龙江科学技术出版社
	地址：哈尔滨市南岗区公安街 70-2 号　邮编：150007
	电话：（0451）53642106　传真：（0451）53642143
	网址：www.lkcbs.cn
发　　行	全国新华书店
印　　刷	三河市铭诚印务有限公司
开　　本	787 mm×1092 mm　1/16
印　　张	12
字　　数	300 千字
版　　次	2021 年 12 月第 1 版
印　　次	2024 年 1 月第 2 次印刷
书　　号	ISBN 978-7-5719-1206-2
定　　价	125.00 元

《麻醉医学与临床常见病诊治》

编委会

前　言

随着我国医疗卫生法律法规和规章制度的健全，病人对疾病治疗、健康需求和生存质量的要求提高，对麻醉和临床诊治工作提出了更高的要求和期望。

本书分上、下两篇，上篇麻醉医学，详细介绍了麻醉基础知识、麻醉常用药物等内容；下篇临床常见病诊治，详细介绍了神经系统症状、周围神经系统疾病、脑血管疾病、脊髓疾病等的诊断及治疗方法。本书结构严谨、层次分明，由浅入深，力求为 临床医师提供一本既具有临床实用价值，又能反映现代内科诊疗水平的参考用书。

由于时间仓促，且编者水平有限，书中难免有不妥之处，敬请广大读者指正。

目　录

上篇　麻醉医学

下篇　临床常见病诊治

上篇 麻醉医学

第一章 麻醉基础知识

第一节 概述

麻醉学是研究消除手术疼痛，保证患者安全，为手术创造良好条件的一门学科。它是近代临床医学中的一门重要学科。现代麻醉学是临床医学发展最快的学科之一，其所做的工作和发展突破了麻醉原有的领域，包括对手术麻醉期间患者的生命活动和生理功能（如心搏、呼吸、血压和代谢）进行监测、调控和支持，已成为一门研究临床麻醉、镇痛、生命复苏及重症监测治疗的临床二级学科，是医院的一级临床科室。

一、麻醉工作的特点

（一）重要性

实践已充分证明近代麻醉学在医学中的重要作用，特别是近 20 年来麻醉专业的快速发展，对医院许多业务技术建设和救治危重濒死患者起着重大作用，手术禁区的突破，外科学的长足进步和危重患者病死率的降低等成就，无一不是在麻醉学的发展下获得的。

（二）专业性

麻醉学是一门完全独立的、专业性极强的、理论性全面的学科。它集中了基础医学、临床医学、生物工程学及多种边缘学科中有关麻醉学的基本理论和工程技术，形成麻醉学自身的理论和技术体系，成为具有多学科理论和技术的综合性学科。其发展趋势是精细的专业分工和多学科的综合统一。麻醉专业是其他学科替代不了的。然而，随着医学科学的发展，麻醉专业与其他学科专业的关系将更加密切，在实践中互相促进，共同提高。

（三）实践性

麻醉学是一门理论性很强的应用学科，更是一门实践性很强的学科。麻醉的各项专业知识和技术操作必须过硬。无论是麻醉操作，还是手术前、中、后患者的安全维护；无论是急救与生命复苏，还是疼痛治疗；无论是对解除患者痛苦，还是使生命起死回生等诸方面，麻醉都发挥着重要的独特作用，是其他科医师代替不了的。

（四）机动性

麻醉学与急救医学密切相关，是一门研究死亡与复苏规律的学科。在一定意义上讲，麻醉科是一个急救性科室，突发性任务多，担负着医院内外的急救和复苏任务。医院应急任务中，均少不了麻醉科医师，且都是接到命令后立即出发的紧急急救任务。

（五）连续性

麻醉科是医院中工作极其辛苦的科室，承担着紧张而繁重的手术麻醉任务，不分昼夜地开展平、急症手术麻醉，抢救危重患者的生命。麻醉科医师长时间不知疲倦地连续进行麻醉工作，常常是无上班和下班之分，无白天黑夜之分，既是无名英雄，又要担当极大的麻醉风险。

（六）被动性

麻醉工作性质被动性强。一是手术患者的病情是复杂的，对药物的耐受性也存在着个体差异。二是对于外科手术一天有多少，急症手术到底什么时候来，手术患者的思想情况等，麻醉科医师知之甚少，不好预见，给工作带来很多困难和被动性。

（七）风险性

麻醉科是医院中风险最大的科室，这是由麻醉科所承担的任务及工作性质所决定的。麻醉医师被誉为"生命的保护神"，负责患者术中的生命安全。麻醉专业是医院的高风险专业，医疗事故及意外较多，麻醉医师要承受巨大压力，责任非常重大。无论复杂的大手术，还是简单的小手术，凡麻醉都具有危险性。因此，麻醉科医师必须加强学习，开阔思路，坚持制度，随机应变，克服各种困难；加强监测和观察，包括监测报警等新仪器的应用，控制手术患者的生命活动，以提高麻醉疗效。近年来，医学技术的不断进步也使麻醉的安全性大大提高。

二、麻醉工作的范围

麻醉学的内涵在发展中不断丰富、延伸、拓展，正向着更广泛的医学领域渗透，麻醉医师的工作已远非单纯麻醉管理所能概括，已从手术室走到医院的各个科室，工作范围在不断扩大，任务日益繁重。

（一）手术麻醉

1. 实施麻醉

这是麻醉科的最基本任务，消除手术疼痛，确保患者安全和手术顺利进行，以满足手术需要。

2. 围术期管理

麻醉医师的工作贯穿于手术的全过程。麻醉前访视，与受术者沟通、交流，要对患者全身情况和重要器官生理功能做出恰当评估，并尽可能加以维护和纠正，这是外科手术治疗学的重要环节，也是麻醉工作的主要内容。麻醉期间要确保麻醉效果满意、安全、无痛；麻醉后恢复期要迅速让受术者脱离麻醉状态，有效地预防术后疼痛，要防治恢复期并发症。

（二）管理麻醉恢复室和重症监护治疗病房（ICU）

在有条件的单位，麻醉科医师单独管理或和病室医师一起直接参与、共同管理麻醉恢复室和 ICU 的重症监护工作。

（三）急救复苏

麻醉科是医院保障医疗安全的关键学科，麻醉科急救复苏和重症监护治疗的水平高低体现了医院的整体医疗水平。

1. 参加抢救

手术麻醉过程中突发的心搏呼吸停止应立即行心肺复苏术（cardio pulmonary resuscitation, CPR），平时应备好急救器材（用具及仪器），由值班麻醉医师协助各临床科室及门诊对各种场所中的患者进行复苏及危重患者的抢救工作，并做好麻醉抢救复苏记录。

2. 组织复苏

麻醉医师应充分利用所掌握的专业知识和技术，在参与各种场所的复苏抢救中发挥应有的作用。

（四）麻醉治疗

麻醉科开展疼痛门诊和病房，协助有关临床科室辅助治疗有关疾病，在麻醉的疼痛治疗中发挥专业优势。

（1）协助有关临床科室开展医疗活动，如应用硬膜外麻醉治疗麻痹性肠梗阻、血管神经性水肿及胃肠功能紊乱等。

（2）各种急慢性疼痛治疗，包括顽固性癌痛，可运用麻醉技术和镇痛药相结合的方法治疗。

（3）应用麻醉技术在产房进行无痛分娩。

（4）在内镜检查、心导管检查、脑血管造影、放射介入治疗室、人工流产室及拔牙术等过程中为患者镇静、镇痛，使患者在舒适的无痛苦状态下进行检查、治疗。

（五）其他

做好训练、科研等工作。

（1）按分工负责麻醉记录单的整理、登记及保管工作。

（2）麻醉机、监测仪器及药品的保管，麻醉后及时清洗麻醉用具，定期检查维修，及时更换失灵的部件，定期补充麻醉药品及氧气等，按规定管理。

（3）规范化住院医师培训。对毕业实习生、麻醉进修生进行培训及技术指导。

（4）协助处理体系单位的疑难麻醉工作。

（5）负责本单位的麻醉基本知识普及和麻醉技术培训，为战时麻醉工作做好准备。

（6）积极参加业务学习和科研工作，开展临床创新性研究等。

三、麻醉工作的程序

为每例手术患者都分配一名麻醉科医师施行麻醉，围术期麻醉工作分为 3 个阶段。

（一）麻醉前准备阶段

麻醉科医师和患者的见面、打招呼、问好、握手、介绍自己及跟患者交流，有利于提高患者对麻醉和麻醉科医师的认识及了解。了解并调整患者各器官功能，使之处于最佳状态，与手术医师共同做好患者必要的术前准备。

1. 术前会诊

主要涉及患者情况、手术特点、麻醉处理、生命复苏、呼吸管理、休克抢救、镇痛治疗及呼吸机使用等。

2. 术前访视

负责麻醉的医师手术前 1 天到病房进行术前访视，全面了解患者病情，阅读病历，检查患者，了解手术的目的，发现对麻醉构成威胁的因素，对实验室检查项目、生理指标、器官功能等做出正确估计。

3. 特殊处理

了解患者治疗用药史及特殊病情如过度肥胖、昏迷、休克等，若风险高，应向手术医师提出延期手术并提出进一步检查、治疗的方案，协助解决患者的问题。应拟订相应应急防治措施，并于术前 1 天晚 9 时前向上级医师汇报。

4. 麻醉准备

认真仔细地准备并检查麻醉用药、麻醉器械、监测仪器和急救设备等。

5. 书写预案

书写麻醉工作预案和术中治疗预案，贴到手术室墙上，以便沟通与实施。

6. 麻醉前知情协议书签字

有关患者潜在的麻醉安全与危险，手术的益处及可能出现的异常情况，应实事求是地向领导、上级医师或家属交代清楚。提高患者对麻醉和手术的知情权，了解麻醉医师对保障手术安全所起的重要作用；了解本次麻醉情况，包括麻醉期间难免会发生的某些特殊情况及并发症，麻醉的危险性及意外。解释清楚并取得家属和患者的理解和支持后签字。知情同意是《医疗事故处理条例》中明确规定的必须执行的医疗程序。

（二）麻醉实施阶段

按照具体患者的麻醉工作计划和预案，准确执行麻醉操作规程，尽量减少或避免创伤，以保证麻醉效果和术中安全。

1. 执行麻醉操作规程

开放静脉，连接监测仪，检查麻醉机、氧气、吸引器、麻醉气体、气管插管盘。按计划实施麻醉诱导、穿刺、插管等操作，麻醉操作应稳、准、轻、快，严格执行麻醉操作规程。

2. 保证麻醉效果

与手术医师及手术室护士密切协作，积极为手术创造良好条件，使麻醉效果达到最佳，保证患者无痛、安全、安静、无记忆、无不良状态，并满足手术的特殊要求，如低温、低血压、肌肉松弛等。

3. 严密观察病情

严守岗位，不擅离职守，严密观察患者情况，掌握麻醉深浅和阻滞平面范围，持续生理监测，按要求记录呼吸、脉搏和血压等生命体征，认真记录手术步骤、患者术中反应、用药及其他特殊处理。如需要时定期检测血型、血气、电解质、血糖等。

4. 正确处理生理变化

调节和控制患者生理功能和生理活动，使其处于安全范围，如采用人工呼吸，控制血压、体温等。必须在短时间内分析判断出各种剧烈生理变化，及时正确处理。防治围术期并发症。

5. 做好生理支持

管理好术中输液、输血及治疗用药，维持酸碱平衡，调节输入速度及用量，保证静脉输液通畅，以便使患者更好地耐受麻醉和手术。手术主要步骤结束后，进入麻醉后期管理，逐渐减浅麻醉，使患者生理指标恢复到安全范围，达到内环境稳定，并为术后康复创造条件。

6. 是否保留麻醉插管

手术结束后，即终止麻醉操作，让患者尽早脱离麻醉状态，根据病情考虑是否拔除或保留麻醉插管。

（三）麻醉恢复阶段

待患者生理指标稳定后，将患者安全送回病房或麻醉恢复室，随访观察和完成麻醉总结。

1. 认真交接班

决定送回时机后，亲自护送患者回病室、麻醉恢复室或ICU，认真向病室接班医师及接班护士交代术中情况、麻醉后注意事项，并提出有关术后治疗、处理及监测建议。如继续呼吸、循环功能支持、继续进行脑保护、术后监测及术后镇痛等。

2. 随访观察

术后继续随访观察 1～3 d，协助预防和处理麻醉后有关并发症。

3. 完成麻醉总结

全部麻醉工作完成后，应做好麻醉后的总结和记录单登记、保管工作。参加有关术后讨论，对于特殊和死亡病例，组织病例讨论，总结经验教训。

四、麻醉急救与复苏

非上班时间内急诊手术麻醉及危重患者抢救，由值班麻醉科医师负责处理。随时做好急诊手术的麻醉和抢救工作。一切处置要在安全的基础上实施，如果处理有困难时，立即报告上级医师。值班期间，严守岗位，随叫随到。需麻醉医师参与急救与复苏的危重濒死患者主要有以下种类。

（1）呼吸功能衰竭，如严重肺部疾病，成人呼吸窘迫综合征、中枢呼吸抑制及呼吸麻痹等。

（2）呼吸系统急症，有呼吸道阻塞、窒息、呼吸停止（包括新生儿复苏）等。

（3）气体中毒，包括一氧化碳、毒气等。

（4）休克，包括低血容量性、心源性、分布失常性和阻塞性休克等。

（5）循环骤停及复苏后治疗，包括脑缺氧损害后遗症等。

（6）药物中毒，如吗啡、巴比妥、地西泮、有机磷和乙醇中毒等。

（7）肾衰竭，如急性肾功能衰竭。

（8）烧伤，如大面积烧伤。

（9）脑部疾病，如脑外伤、出血和栓塞等。

（10）意外事件，如电击伤、溺水和窒息等。

（11）严重心血管病，如心肌梗死、心肌炎、冠心病及严重心律失常等。

（12）自然灾害如地震等引起的挤压伤等。

五、麻醉医师的素质要求

（一）思想素质好

良好的思想素质表现在医德医风好，树立全心全意为患者服务的思想，发扬救死扶伤的精神；有高度的责任心；愿意献身于麻醉事业，艰苦创业，不争名利地位，甘当无名英雄，安心本职工作；遇到困难，敢于负责，勇挑重担，任劳任怨，不怕疲劳和辛苦，积极做好工作。

（二）资格认可

麻醉医师必须是受过医学教育和专门训练、有能力、被认可的医学专业人员。麻醉专业思想牢固，掌握唯物辩证法。既重视理论，又注重实践，养成分析的习惯，善于抓住主要矛盾。学会全面地看问题，对具体情况进行具体分析，正确处理一般和特殊的关系。

（三）医术精湛

包括丰富的临床经验和纯熟的操作能力。通过临床实践和不断学习，不断提高业务技术，熟练而灵活地掌握各项麻醉技能和操作。如气管内插管、硬膜外穿刺及神经阻滞等基本操作，掌握动、静脉穿刺术及中心静脉置管术。有条件的专科医院还应掌握肺动脉插管、经食管超声心动图、听觉诱发电位及脑电图等特殊监测方法，会使用电脑监测系统。能正确使用心脏起搏、除颤器。根据病情变化，对于围术期的安全维护、并发症及时诊断及正确处理、抢救技巧及合理用药等，都能达到掌握并运用自如。

（四）理论知识扎实

现代麻醉学是建立在基础医学和临床医学的广泛基础上的边缘性学科。麻醉科医师首先是一名全科医师，其次才是麻醉科医师。麻醉医师不仅要有熟练的麻醉技术和运用各种急救措施的临床工作能力，而且还要有扎实的基础医学知识和丰富的临床医学知识；要懂得内、外、妇、儿等一般临床医学知识，特别还应具有麻醉的解剖、生理、生化和药理等基础医学知识，以及先进的边缘学科知识，包括统计、微量分析、自控遥控、参数处理、电子计算机等知识；了解各种手术的主要操作步骤和对麻醉的要求，也了解一些内科疾病与麻醉的关系；要不断学习国内的新知识和掌握新技术、新技能，还须学好外语，借鉴国外先进经验。

（五）严谨机敏

麻醉医师平时要注意养成严肃、严格和严谨的工作作风。在日常医疗、教学和科研工作中，养成对工作认真负责、一丝不苟的工作态度。工作中要有计划性和预见性，思维敏捷，能机敏地观察问题，及时发现，果断处理。面时麻醉和手术中发生的意外事件，冷静沉着，既有心理和药物准备，又能正确判断和妥善处理。

（六）沟通能力和团结协作意识

医师之间应有良好的关系，一项手术的成功是许多人密切配合、通力合作的结果，是集体智慧和劳动的结晶。施行外科手术麻醉或抢救危重患者也不是一个人能完成的，需要各方面的相互配合才能完成任务。麻醉科医师应及时与手术医师、上级医师和领导沟通，和科室的医师建立良好的合作关系。和外科医师术前协商，团结协作，术中主动配合，谦虚谨慎，虚心听取意见，遇到问题时，能坚持正确的意见和原则，又能虚心听取不同的意见，正确处理分歧，不断改进工作。

（七）钻研创新

重视调查研究，注意积累资料，认真总结经验教训，不断提高科学技术水平。借鉴他人的经验，运用先进的理论指导临床实践，实事求是地结合具体情况做好每一例麻醉。通过临床实践，不断提高认识。临床医疗工作是进行科研的基础。只要坚持不懈，不断开拓创新，就能总结出新经验，甚至提出新的理论学说，为我国麻醉事业的现代化做出应有的贡献。

（八）体魄强健

麻醉工作任务重，麻醉科医师要拥有很好的身体素质，才能够胜任长时间的连台手术麻醉工作。

第二节 麻醉前患者评估

一、概述

麻醉前评估的目标，包括建立良好的医患关系、了解患者需行手术治疗的外科疾病及是否存在其他系统疾病，制定恰当的围手术期麻醉管理方案，并取得患者或其家属同意。麻醉医生会诊应在病志上详细记录所选择的麻醉方式、益处及相应的风险。术前评估的主要目的是减轻患者术前焦虑、降低围手术期并发症的发生率和病死率。

二、病史

通过病志先了解相关信息，然后访视患者。访视时了解病史可以减轻患者术前焦虑。如果无入院病志，可通过患者负责医生与内外科医生的病例讨论记录，对患者的病史加以补充完善。年龄和 ASA 分级能够准确地预测患者不良后果，但对患者日常活动情况如最大运动耐量水平的了解，有助于全面评估患者围手术期的预后。

（一）现有疾病

麻醉医生应了解现存外科疾病的症状、实施的诊断性检查、可能的诊断、初始治疗及患者的反应等。注意患者的生命体征和估计体液平衡。

（二）并存疾病

并存疾病可能使患者的麻醉和手术过程复杂化。需以"器官和机体系统"的角度，注意患者近期症状、体征及治疗后的整体变化。某些情况下，如特殊检查的临床意义、不熟悉的药物治疗、患者基础状态的异常变化等应请相关科室进行会诊。麻醉医生应了解自己的权限和责任，不应要求专科会诊医生解决麻醉及其相关问题。

（三）明确并存疾病的治疗方案、药物种类及剂量

尤其应注意抗高血压、抗心绞痛、抗心律失常、抗凝血、抗惊厥及内分泌系统（如胰岛素等）药物的用法和用量。围手术期是否继续使用这些药物，根据患者的病情程度、停药后的潜在影响、药物的半衰期、与麻醉药物联合使用后发生不良反应的可能性而定。一般常规药物可应用至手术前。围手术期是否给予阿司匹林、氯吡格雷（波立维）和β受体阻滞药等药物治疗，应与相关科室会诊医生结合患者病情权衡利弊共同决定。

（四）变态反应和药物反应

围手术期常见药物非变态反应的副作用，易被患者误认为变态反应。事实上，真正的变态反应非常少见，临床确定药物"反应"的确切性质也相对困难。因此，了解患者是否存在"变态反应"的病史非常重要。

1. 变态反应

药物使用后（通过直接观察、病志记载或患者描述）产生皮肤征象（荨麻疹伴瘙痒或皮肤潮红）、面部或口腔肿胀、呼吸急促、窒息、喘息甚至休克等情况，应考虑为变态反应。

（1）抗生素：是最常见的诱发因素，尤其是磺胺类、青霉素类、头孢菌素类及其衍生物。

（2）食物：已知对蛋黄、豆油等成分过敏的患者，麻醉诱导和维持应避免使用丙泊酚。

（3）氟烷和琥珀胆碱：本人或其直系亲属既往有氟烷或琥珀胆碱"过敏"病史的患者应引起特殊注意。该人群接触药物后，可能发生恶性高热、氟烷性肝炎或由异常等位基因产生的血清胆碱酯酶，导致琥珀胆碱代谢异常，出现术后肌肉阻滞恢复延迟。

（4）局麻药物：胺类局麻药（如利多卡因等）引起的变态反应非常少见。某些患者注射局麻-肾上腺素混合药液后，出现心动过速、心悸、晕厥等现象，可被误认为变态反应（实为肾上腺素反应）。酯类局麻药（如普鲁卡因）更易发生变态反应。

（5）碘制剂：值得注意的是，有贝类或海产品过敏史者并不意味着静脉应用含碘造影剂会发生过敏。但对既往接触含碘消毒剂后出现局部接触性皮炎的患者，应避免静脉注射含碘制剂。

（6）乳胶制品：手术前应明确患者既往是否有对乳胶制品过敏或高敏反应的病史。既往对某种特定水果或植物（如香蕉、栗子、杏、木瓜等）高敏的患者，30%～50%接触乳胶制品后可能发生交叉反应。另外，对乳胶制品过敏的高危因素还包括经常接触乳胶制品者（清洁工人或多次手术患者），肢体萎缩、脊柱裂等内科疾病。对存在上述危险因素且既往无相关皮肤或血清学检测的患者，应采取特殊预防措施，如制定药物治疗方案时应避免选用乳胶瓶塞的药品，并且在手术室中也应避免使用乳胶手套等。

2. 不良反应和副作用

围手术期应用的多种药物能产生可回忆的不愉快反应（如麻醉性镇痛药使用后的恶心、呕吐和皮肤瘙痒）。单独应用氟哌利多的患者可出现感觉"缺失"。

3. 某些少见但重要的药物交叉反应

可危及生命，用药前需预见。如硫喷妥钠可能诱发致命的急性间歇性卟啉症；接受单胺氧化酶抑制药治疗的患者，使用哌替啶可诱发高血压危象；用于治疗阿尔茨海默病的新型抗胆碱酶抑制药（如加兰他敏、利凡斯的明等）可能延长琥珀胆碱的作用时间。

（五）麻醉史

1. 了解以往麻醉记录

（1）对麻醉诱导前使用镇静药、镇痛药和麻醉药的反应。

（2）开放静脉通路和有创监测的类型及操作过程是否顺利。

（3）面罩通气的难易程度、喉镜直视下可显露的视野、喉镜片、气管导管的型号和大小及气管导管放置的深度。

（4）围麻醉期间并发症：如药物不良反应、术中知晓、牙齿损伤、术后难治性恶心呕吐（PONV）、循环和呼吸不稳定、术后心肌梗死或充血性心力衰竭、非预定性入重症监护病房后续治疗、麻醉苏醒延迟或需要再次气管插管。

（5）术中、术后恢复室记录有助于了解患者术后麻醉性镇痛药物的需要量。

2. 询问患者既往使用麻醉药物后的情况

是否出现术后恶心呕吐、声音嘶哑、肌病、神经病变等情况，尤其要注意先前麻醉医生所描述的麻醉过程中所出现的问题。

（六）家族史

家族成员中麻醉后出现不良反应的患者应引起高度注意，并通过开放式问答题如"你们家族中有对麻醉产生异常或严重反应的吗？"获取详细信息。此外，还应询问有无恶性高热的家族史。

（七）个人史及习惯

1. 吸烟史

有不能耐受运动史或存在排痰性咳嗽、咯血的患者，需要进一步检查和治疗呼吸系统疾病。虽然吸烟的并发症（如 COPD 或肺癌）可能将吸烟视为围手术期肺部并发症高危因素，但是吸烟本身不再被看作是一个主要危险因素。然而基于最近的研究结果，仍建议患者戒烟，因为戒烟能改变人生过程，如大手术的过程。

2. 药物和饮酒史

尽管患者主诉的药物和饮酒量通常明显少于其实际用量，但有助于明确所用药物的种类、用药途径、用药次数和近期用药情况。滥用兴奋药可导致心悸、心绞痛、消瘦、心律失常和惊厥发作阈值降低。急性乙醇中毒者麻醉药物的需要量降低，同时存在低体温和低血糖的倾向；然而乙醇戒断者则可诱发严重高血压、震颤、谵妄和抽搐，且麻醉药物的需要量也明显增加。长期使用阿片类和苯二氮䓬类药物的患者发生术中知晓的危险性增加。

（八）各系统回顾

系统回顾目的包括发现隐匿疾病的症状，评估现存疾病是否处于稳定状态。简单的系统回顾应包括下列病史：

（1）近期上呼吸道感染病史：尤其是小儿，易在全麻诱导期和苏醒期发生支气管痉挛和喉痉挛等呼吸系统并发症。近期有上呼吸道感染体征和症状（咳嗽、流鼻涕、咽喉痛及发热）者须推迟择期手术。

（2）哮喘：哮喘患者麻醉诱导或气管插管后可引起急性支气管痉挛。详细询问患者既往有无因哮喘发作而住院或气管插管及需用激素治疗史，有助于判断患者哮喘的严重程度。

（3）既往有冠状动脉疾病：在麻醉和手术的应激下，更易诱发心肌缺血、心功能不全或心肌梗死。对心绞痛、运动性呼吸困难、阵发性夜间呼吸困难及患者运动肺活量等的评估，有助于疾病严重程度的判断。

（4）安装起搏器和/或植入式心脏转复除颤器的心律失常患者，术前需请设备厂家或电生理师会诊，了解不同类型起搏器的特殊功能以及是否需要术前重新调试。

（5）糖尿病：是罹患冠状动脉疾病的危险因素之一，尤其是伴有自主神经功能改变的糖尿病患者可能同时并存无痛性心肌缺血。自主神经功能改变也可导致胃轻瘫和主动性反流。此外，糖尿病患者由于滑膜糖基化造成颞下颌关节和颈椎关节炎，易发生气管插管困难。询问患者平时家中的血糖监测情况，以及最近有无症状性高血糖或低血糖，可以进一步评估糖尿病是否得到良好的控制。

（6）未经治疗的高血压：麻醉过程中易出现剧烈的血压变化。ECG 显示左室肥大的高血压患者，术后脑卒中、心肌梗死等并发症的发生率增加。利尿药可以导致低血容量和离子紊乱，老年患者尤为常见。

（7）食管裂孔疝伴反流：麻醉诱导期间发生反流误吸的危险性增加，需调整麻醉方案（如选择清醒插管或快速诱导）。注意了解患者是否有胸痛、胃灼热、泛酸甚至食物反流。

（8）头、颈部接受放疗史：可能存在呼吸道解剖结构异常。

（9）眩晕/晕动病史：术后易发生恶心呕吐。此外，存在下列危险因素的患者，如女性、有恶心呕吐病史、非吸烟者、妇科手术、腹腔镜检查、斜视手术及术后需要大剂量阿片类镇痛药物等，应选择合适的麻醉方式（如全凭静脉麻醉）。

（10）怀孕可能性：育龄妇女应询问末次月经时间，确定是否怀孕，因为术前用药和麻醉药物可能影响子宫胎盘的血流，成为致畸物或导致自发流产。

（11）阻塞性睡眠呼吸暂停：无论成年还是儿童，围手术期都可能出现短暂的低氧血症。该类患者需要对心血管系统、呼吸系统及呼吸道进行综合评估。麻醉期间，尤其是儿童，阿片类药物应该减少用量。

三、体格检查

体格检查应该全面且有重点，特别注意呼吸道、心、肺和神经系统的检查。当实施区域阻滞时，应仔细检查脊柱和四肢的情况。

（一）生命体征

（1）身高和体重：是计算用药量、液体需要量及围手术期尿量是否足够的有效指标。肥胖患者应使用理想体重估算给药剂量和设置呼吸机参数（如潮气量）。

（2）血压：分别测量双上肢血压，注意二者之间的差异（明显差异提示胸主动脉主要分支存在病变）。疑有低血容量的患者，应检查体位变化对血压的影响。

（3）应注意患者静息状态时的脉率、节律、浅静脉充盈程度。使用β受体阻滞药的患者可能出现脉缓；发热、主动脉关闭不全；脓毒症的患者脉搏快速而洪大；焦虑或脱水的患者脉搏快速而细弱。

（4）呼吸：观察患者静息时的呼吸频率、深度和呼吸方式。

（5）饱和度：应注意氧饱和度及静息状态需氧量。

（二）头颈部

头颈部的术前检查包括：

（1）张口度：评估患者最大的张口程度、舌体的大小、咽后壁可视解剖结构及 Mallampati 分级。

（2）测量甲颏距离，即颈部完全伸展时，从下颌骨下缘到甲状软骨切迹的距离，约 3 横指，过长或过短可能提示插管困难。

（3）记录有无松动牙或残牙、牙套、牙托和其他正牙材料。

（4）颈椎活动范围：注意颈椎屈曲、仰伸和旋转活动度。

（5）气管偏移：注意是否存在颈部包块及颈静脉怒张。颈动脉杂音虽无特异性，往往仍需要进一步检查。

（6）长胡须或络腮胡须可能会干扰面罩通气时面罩的气密性。

（三）心前区听诊

心脏听诊可能显示杂音、奔马律或心包摩擦音。

（四）肺脏

双肺听诊注意有无喘鸣、干湿啰音，同时观察双肺呼吸幅度是否对称顺畅，是否存在呼吸困难。

（五）腹部

注意有无腹胀、腹部包块或腹水，此类患者易发生反流误吸和限制性肺通气障碍。

（六）四肢

注意患者是否存在肌肉萎缩、肌无力及全身末梢血管灌注情况；注意有无杵状指、发绀及皮肤感染（尤其在拟行血管穿刺和区域阻滞的部位）。无明显诱因的瘀斑或不能解释的损伤，特别是在儿童、妇女和老年患者的皮下瘀斑，可能与家庭虐待有关。

（七）背部

注意有无畸形、瘀伤或感染。

（八）神经系统检查

记录意识状态、脑神经功能、认知功能及周围感觉运动功能。

四、实验室检查

没有必要进行所有的实验室检查，应依据患者所患疾病和拟施手术选择必要的检查项目。以下项目可供参考：

（一）血液学检查

有助于明确患者是否存在术前、术中血液丢失情况，是否存在贫血和凝血功能异常。

1. 近期血细胞比容（Hct）和血红蛋白水平（Hb）

目前尚无公认的能够耐受麻醉的最低 Hct 值。无其他系统疾病的患者，Hct 在 25% ~ 30% 时，均可耐受麻醉；而存在冠状动脉疾病的患者可能会发生心肌缺血。对于术前贫血的患者，要依据其病因、持续时间、有无其他并发症进行具体的分析。贫血原因未明的患者应延期手术。身体状态良好的患者，如行小而非创伤性手术则不必常规检查 Hct。

2. 血小板功能

平时易有瘀斑、牙龈出血、小伤口出血不止及出血性疾病家族史的患者应评估血小板功能，完善相关检查并请血液科医生会诊。

3. 凝血功能

对于具备明确临床指征，如出血性疾病家族史、服用抗凝血药、严重的肝脏或全身性疾病或术后计划抗凝治疗的患者，术前应做凝血功能检查。使用低分子肝素的患者应检查抗 Xa 的水平。

4. 血型或抗体筛查

术中预计出血较多的患者应进行常规检查。

（二）血生化检查

病史和体格检查异常的患者需进行血生化检查，如慢性肾功能不全、心血管疾病、肝脏疾病、糖尿病和病态肥胖患者，以及正在服用利尿药、地高辛、类固醇激素或氨基糖苷类抗生素的患者均应行血肌酐和尿素氮检查。

1. 低钾血症

围手术期低钾血症多见于术前长期服用利尿药的患者，术前需口服补钾。轻度缺钾（2.8～3.5 mmol/L）不必推迟择期手术。快速静脉补钾可能诱发心律失常和心脏骤停。重度缺钾，尤其是口服地高辛治疗或伴心律失常者应延期手术，并谨慎纠正低钾血症。

2. 高钾血症

高钾血症多见于终末期肾功能不全的患者。此类患者可以耐受轻度血钾增高，但术中补液应选择不含钾离子的替代液。血钾过高易导致心律失常，当血钾超过 6.0 mmol/L 或心电图有高钾改变时应积极治疗。

（三）心电图

具有冠状动脉疾病的高危患者应行心电图检查。该检查对新发的心律失常、评估既往心律失常病情的稳定性有重要意义。是否行心电图检查不应仅根据患者年龄。老年患者心电图普遍存在非特异性改变，因而对预测临床风险并无特殊意义。静息心电图对发现隐匿性心肌缺血并不敏感。异常心电图需根据病史、体检和对比以前心电图结果进行综合诊断。

（四）胸部 X 线检查

年龄超过 50 岁、既往患有心肺疾病及手术危险性高的患者，术前应常规行胸部 X 线检查。

（五）肺功能检查

用于评估肺部疾病严重程度及对支气管扩张药治疗反应。此外，对拟施肺切除术患者术前肺功能的评估也有重要意义。

五、麻醉前注意事项

（一）围手术期

多数患者情绪处于应激状态，主要源于对手术（如癌症、手术瘢痕和形态异常、术后疼痛甚至死亡）以及麻醉（如肢体失去控制、术中知晓、麻醉苏醒延迟、术后恶心、精神异常和疼痛）的恐惧。麻醉医生可以通过以下几个方面帮助患者消除恐惧，增强信心：

（1）安排一个轻松的会面，向患者表达你的关心并理解他 / 她的恐惧和担忧。对患者提出的特别担心的问题应给予耐心解释，对于不愿意表达的患者，可以直接问"你对麻醉过程有什么需要了解的地方吗"。

（2）告诉患者手术当日会在手术室见到他，如果是其他麻醉医生实施麻醉，也会同样关心和理解他。

（3）指导患者术前应注意的事项，包括：

①术前禁食水的时间（NPO）。

②预计手术时间。

③常规药物治疗应继续至手术当日。一般原则是，抗高血压药（β受体阻滞药、钙通道阻滞药和可乐定）、抗惊厥药、抗心律失常药、吸入性支气管扩张药、抗胃－食管反流药、类固醇激素等应继续服用至术晨。但血管紧张素转化酶抑制药、血管紧张素受体阻滞药等抗高血压药物手术当日服用，可能诱发术中难治性低血压。需服华法林抗凝治疗的患者，应改用低分子肝素或普通肝素治疗。

（4）自体输血：适用于患者术前状态良好、预计失血量大的手术，如全髋置换术、根治性前列腺切除术。

（5）阿司匹林和非类固醇抗炎药的治疗原则：血小板功能中度受抑制并不增加大多数手术术中出血，以及脊麻和硬膜外麻醉的风险。需停用阿司匹林 7～10 d，待新的血小板生成后其抗凝血的作用才能完全消除；而非类固醇抗炎药作用消除需要 3～4 个半衰期。塞来西布不影响血小板的功能，术前无须停药。

（6）手术当日所需的麻醉操作：如动静脉穿刺置管、常规检查、硬膜外置管以及清醒插管等，确保围手术期给予必要的镇静和镇痛。

（7）计划术后在麻醉后恢复室或 ICU 进行严密观察。

（8）计划术后镇痛。

（二）麻醉知情同意

以非专业人员能够理解的方式，就麻醉设计及备用方案、潜在的并发症，向患者或家属进行交代并取得其理解和同意。交代过程应使用患者的母语或请经过医学翻译培训的专业人员进行翻译。对于稀有语言可以以电话寻求翻译人员帮助。

（1）麻醉中特殊注意的问题，应事先明确提出和讨论。如气管插管、机械通气、有创血流动力学监测、区域麻醉的方法、输注血液制品及术后 ICU 后续治疗。

（2）制定麻醉备用方案，以防预定方案失败或临时情况变化。

（3）告知围手术期麻醉相关的风险，有助于患者或监护人（法定授权人）做出合理的选择。麻醉医生应告知患者该麻醉方案最常见和最严重的并发症，而不是告知其所有可能发生的风险。

①区域麻醉：头痛、感染、局部出血、神经损伤、药物不良反应以及区域麻醉失败致麻醉效果不佳。某些有创麻醉操作具有更多特定的风险（如锁骨下穿刺可能出现气胸），应权衡利弊慎重决定。麻醉医生同时应向患者交代改全麻的可能性及全麻相应风险，因为全麻可能是必需的替代麻醉方案。

②全身麻醉：咽痛、声音嘶哑、恶心呕吐、牙齿损伤和药物过敏反应。术中知晓、心肺功能损伤、脑卒中或死亡、术后视力消失、术后重新插管或病情危重入 ICU 后续治疗。

③输血：发热、溶血反应、感染。目前，每输注 1 单位血感染乙型肝炎病毒的风险为 1 : 200 000，而感染艾滋病和丙型肝炎病毒的风险为 1 : 2 000 000。

④动静脉穿刺置管：外周神经、肌腱和血管损伤；中心静脉穿刺置管所致血胸和（或）气胸；感染。

⑤注意：还应告知患者某些不能客观预见和解释的风险。

（4）特殊情况：紧急情况下，麻醉可在未取得同意的情况下进行。

（5）签署麻醉知情同意的时候不能由儿童担任翻译。如患者已签署弃权声明书，可以由其家庭成员负责翻译。弃权声明书是指患者选择放弃经医院指定的专业翻译人员而由其家属代替翻译。

（6）术前应特别注意患者有无个人或宗教信仰，如对耶和华见证人教派的患者行择期手术的麻醉，事前应制定明确的麻醉方案并征得患者和外科医生的同意。对于"拒绝抢救"的患者也应做同样的考虑。

六、麻醉会诊记录

术前麻醉记录是永久性医院病志中医学法律文件，它应包括：

（1）简洁清晰记录会诊日期和时间、麻醉方案及特殊注意事项。

（2）病史、体格检查、实验室检查中的阳性和阴性结果，过敏史及其治疗方案。

（3）所有疾病过程、治疗方案及目前功能受限等问题清单。

（4）对患者病情的总体印象，根据美国麻醉医师学会（ASA）体检标准分级，即 ASA 分级：

1 级：无生理、身体、心理异常者。

2 级：患有轻度全身疾病，日常活动不受限。

3 级：患有严重全身疾病，活动受限但器官功能尚可代偿。

4 级：患有不能代偿性全身疾病，常可危及生命。

5 级：濒死患者，无论手术与否，生存不能超过 24 h。

6 级：脑死亡患者，组织、器官准备捐赠。

如果是急诊手术，ASA 分级前加"E"。

（5）麻醉方案：麻醉病志应详细记录麻醉的整个过程，至少包括以下几部分：

①术前用药必要性的评估：术前患者普遍存在明显的焦虑和恐惧，其严重程度个体差异很大，因此，抗焦虑药物的剂量和种类的选择应因人而异。

②有创监测必要性的评估：多数创伤较小手术的患者给予标准 ASA 监护即可。如果患者术中血流动力学变化大，则应考虑有创监测（如中心静脉压用作容量监测，连续动脉压用于潜在的血流动力学不稳定的监测）。

③麻醉选择的考虑：多种方案均可保证外科手术的麻醉、镇痛、血流动力学平稳。全身麻醉、局部麻醉、复合麻醉均可考虑，最终依患者病情选择最适宜的麻醉方案。

④术后镇痛方案：对需要慢性疼痛治疗（如癌症、骨关节病等）的患者，评估目前疼痛程度和既往药物治疗效果，有助于术后选择合适的镇痛药物和镇痛方式如硬膜外和区域阻滞。

⑤如果会诊者不是手术当日施行麻醉的医生，应让患者了解最终详细的麻醉方案是由麻醉小组决定的。麻醉会诊记录应就麻醉方法的选择、特殊的风险、必要的监测手段和术后管理等方面进行详细的讨论。当患者合并其他严重全身疾病时，麻醉小组应与会诊医生直接交流。

七、术前用药

（一）术前调控并存疾病

术前应将并存疾病调控至稳定状态，许多并发症可通过标准规范化治疗得到预防。

1. 高血压

未治疗的高血压可在围手术期导致终末器官损害。慢性高血压患者，当其收缩压超过基础值 20% 应给予积极治疗。经治疗血压仍持续不降或舒张压＞115 mmHg 时，择期手术应延迟直至血压得到有效控制。

2. 冠状动脉疾病

冠状动脉疾病（CAD）患者（既往行冠状动脉旁路搭桥或 PTCA、心肌梗死或应激试验出现心肌缺血和心绞痛症状的患者）或存在冠状动脉疾病高危因素者（年龄≥65 岁、高血压、糖尿病、高胆固醇血症、冠状动脉疾病家族史及吸烟等）术前使用β受体阻滞药有一定益处，最新研究结果显示，常规使用β受体阻滞药可降低围手术期死亡率的观点是不正确的。但长期使用β受体阻滞药治疗的患者，应继续使用至手术当日，以免发生停药反应。

3. 哮喘

中、重度哮喘患者或术前虽经过治疗但仍有症状的患者，应给予沙丁胺醇、异丙托溴铵雾化治疗（两种气雾剂可在诱导前使用）。

4. 糖尿病

糖尿病患者术前或术后可能出现高血糖或低血糖。高血糖使患者处于高渗状态，导致多种酶（如一氧化碳合成酶、白细胞弹性蛋白酶、淀粉酶、脂肪酶等）功能受损，甚至发生糖尿病酮症酸中毒或高血糖高渗性非酮症昏迷。术前使用胰岛素或降糖药的患者，低血糖症状和体征易被全麻掩盖，术前应监测末梢血糖，必要时给予葡萄糖或胰岛素治疗。

5. 误吸和吸入性肺炎

ASA 已发布降低肺误吸风险指南，强调对有误吸性肺炎高危因素患者应予高度重视。高危因素包括临产妇、食管裂孔疝伴反流症状、肠梗阻、肥胖、血糖控制不佳、中枢系统抑制及所有创伤患者等。不推荐无误吸高危因素患者常规给予药物预防。下列药物可有效减少胃酸分泌，但是，是否可以减少肺误吸发生率或者降低误吸患者的发病率和病死率尚无明确结论。

（1）H_2 受体阻滞药：剂量依赖性减少胃酸分泌。西咪替丁（泰胃美）300 ～ 400 mg 口服、静脉注射或肌内注射；雷尼替丁（善得胃）150 ～ 300 mg 口服或 50 ～ 100 mg 静脉注射或肌内注射，能够明显减少胃酸的分泌量和酸度。虽然胃肠外给药起效迅速（< 1 h），但少量多次（如手术前夜和术晨）使用对胃酸分泌抑制效果最好。西咪替丁能够延长多种药物的代谢时间，增加药物毒性，如氨茶碱、地西泮、普萘洛尔、利多卡因等；而雷尼替丁无类似副作用。

（2）质子泵抑制剂：如奥美拉唑虽可有效抑制胃酸的分泌，但此类药物起效缓慢，不能用于立刻手术的患者。长期服用此类药物的患者，术前晚上应继续服用。

（3）非颗粒性抗酸药：胶体抗酸混合悬液能够有效地中和胃酸。但若误吸，也会导致严重的吸入性肺炎。非颗粒性抗酸药如双枸橼酸钠诱导前 30 min 口服 30 ～ 60 ml，虽然不能明显提高胃液 pH 值，但可降低误吸后对肺脏的损害。

（4）甲氧氯普胺（灭吐灵）：增强食管下段括约肌张力的同时松弛幽门，促进胃排空。用法：10 mg，麻醉前 1 ～ 2 h 口服，或麻醉诱导时同时静脉注射。注意静脉应缓慢注射，以免引起腹部绞痛。与其他多巴胺受体激动剂类似，可引起肌张力异常和锥体外系症状。

（二）术前给予镇痛和镇静药物

术前给予镇痛和镇静药物有助于减轻患者焦虑，减少血管穿刺、区域麻醉操作、安置体位带来的疼痛与不适，使麻醉诱导更加平稳。麻醉医生术前访视患者，可明显减少此类药物的用量。

（1）高龄、恶病质、急性中毒、上呼吸道梗阻、创伤、中枢性呼吸暂停、神经病变、严重肺及心脏瓣膜病患者，镇静药和镇痛药应该减量或不用。

（2）对阿片类和巴比妥类药物成瘾者及慢性疼痛治疗的患者，术前用药应给予充足量，以克服药物耐受和防治术中或术后早期出现戒断症状。

（3）苯二氮䓬类药物：能够有效减轻病人术前焦虑症状。

①咪达唑仑：属短效的苯二氮䓬类药物，静脉注射或肌内注射 1～3 mg，可以产生良好的遗忘和镇静作用。需注意的是，咪达唑仑及其他镇静药物，尤其与阿片类药物联合应用，会产生明显的呼吸抑制作用，故已经镇静治疗的患者不应使用。

②劳拉西泮：口服或静脉注射 1～2 mg，能够延长术后遗忘和镇静时间。应避免肌内注射。

（4）巴比妥类药物：如戊巴比妥很少用于术前镇静，偶尔非麻醉科医生在诊断性检查（内镜、磁共振、CT 等）过程中镇静时使用。

（5）阿片类药物：除术前存在明显疼痛的患者，阿片类药物一般不作为术前用药。住院患者可给予吗啡、氢吗啡酮或哌替啶治疗疼痛。口服阿片类药物如羟考酮可提供完善的镇痛直到手术当日。芬太尼静脉注射起效迅速、半衰期短，适宜麻醉诱导前立即使用。

（三）抗胆碱类药物

不作为术前常规用药。氯胺酮麻醉时，可静脉注射格隆溴铵或阿托品（成人 0.4～0.6 mg、儿童 0.02 mg/kg）抑制腺体分泌。偶尔口腔外科手术和支气管镜检查时作为干燥剂使用。

（四）止吐药

诱导前或术中给予止吐药物可预防术后恶心呕吐的发生。术后恶心呕吐的高危因素包括女性、既往有晕动病或恶心呕吐的病史、非吸烟者、妇科或腹腔镜手术、术后使用阿片类镇痛药物。至少具有上述两种危险因素者可考虑预防性给予止吐药，并应给予两种不同作用机制的药物。所有止吐药的疗效基本类似，应选择最安全、价格低廉的止吐药物作为一线用药。

八、延期手术

病情需进一步评估和治疗的患者应暂停或延迟择期手术，这样对患者最有利。某些病情如未得到合理的评估和治疗，可明显增加围手术期患者的病死率。

（一）近期心肌梗死

7～30 d 内发生心肌梗死的患者，需请专科医生会诊，认真评估是否存在潜在心肌缺血及是否需干预治疗。

（二）新发不稳定的心律失常

近期发生的房颤、房扑、室上性心动过速、持续性室性心动过速（连续 10 次以上）、二度或三度房室传导阻滞的患者，需行心电图、血清电解质等检查，请相关科室会诊。

（三）凝血异常

凝血功能异常的患者，手术期间有潜在大出血的风险。多种因素可导致凝血功能紊乱，包括肝功能异常、药物因素、脓毒血症等，术前需详细评估和对症处理。

（四）低氧血症

不明原因的术前低氧血症需仔细查找病因。从吸入氧浓度降低到室间隔缺损等多种原因均可导致低氧血症。根据低氧血症可能的病因，通过动脉血气分析、胸片等检查做出明确诊断。

第三节 麻醉前准备

麻醉前须根据病情对患者做好各方面的准备工作，总的目的在于提高患者的麻醉耐受力和安全性，保障手术顺利进行，术后恢复更迅速。对 ASAI 级患者，做好一般准备即可；对 ASAII 级患者，应维护全身情况及重要生命器官功能，在最大程度上增强患者对麻醉的耐受力；对于III、IV、V 级患者，除须做好一般性准备外，还必须根据个别情况做好特殊准备。

一、访视患者

（一）目的

为了降低手术相关并发症的发生率，使患者尽快地恢复到正常功能状态，实施麻醉医师于麻醉前 1～2 d 到病室访视患者，可单独进行或与手术科室的经治医师共同进行。若麻醉医师因故不能进行麻醉前访视时，应尽可能通过其他途径了解患者情况。

（1）获得患者病史、体格和精神状况的信息资料。

（2）了解患者并发症的治疗效果，根据患者意愿和病史提示的危险因素选择诊治计划。

（3）完善术前准备，决定需要进一步补充哪些检查、治疗和咨询的方案。

（4）解除患者恐惧心理，告知患者有关麻醉、围术期治疗及术后镇痛事项。

（5）进行麻醉前评估，获得知情同意。

（6）了解手术意图及手术人选，判断患者的病情，评估患者的麻醉耐受力，选择最合适的麻醉方法、药物及麻醉前用药。在取得最佳治疗效果下降低医疗成本。

（二）阅读病历和了解病情

对于要手术的患者，麻醉医师在麻醉前的访视内容如下：

1. 详细阅读病历

包括现病史，既往史，个人史，各项常规化验，如血、尿、粪和 X 线、心电图、心导管检查报告，呼吸功能、肝肾功能等特殊检查，各科会诊意见，手术前讨论及小结等。

2. 全面了解病情重点

了解与麻醉有关的因素。

（1）个人史：着重了解患者的劳动能力，能否胜任较重体力劳动，长期卧床否，有无烟酒嗜好，量多少，有无"打鼾"失眠或常服催眠药等特殊病情。

（2）过去史及手术麻醉史：以往曾患过何种疾病，曾否施行过手术，曾用何种麻醉药和麻醉方法，有无不良反应及药物过敏史，全麻后有无并发症或呼吸功能不全等。脊椎麻醉后有无腰背痛等并发症。

（3）家族史：家庭血缘关系中有无支气管哮喘、糖尿病、变态反应性病、血友病及神经肌肉病等。

（4）药物治疗史及药物过敏：何种药物长期使用，品种和用量；有无麻醉药的过敏史。

（5）重点了解患者对本次手术和麻醉的顾虑和要求，并进行必要的解释和安慰工作，以消除其思想顾虑，取得其信任和合作。

（6）估计患者对施行麻醉的合作配合程度，注意患者精神状态。

（三）体格检查

进行必要的详细的体格检查，包括患者的发育、营养、体重（消瘦或肥胖）、贫血、发绀、水肿、脱水等，重点了解心肺功能，并注意局部检查与麻醉有关的部位和器官情况。

1. 头部器官的危险因素

（1）眼：瞳孔大小，双侧是否等大，对光反应有无异常，虹膜有无粘连，有无眼部炎症等。

（2）鼻：两鼻孔是否异常，鼻中隔位置，鼻甲是否肥大，有无息肉、肿瘤。在小儿应注意有无鼻咽腔炎症，腺样体增殖，鼻旁窦有无炎症等。

（3）口腔：唇色，牙齿排列，有无松动牙齿或义齿，有无张口困难、巨舌症及小腭征，有无鼻咽、上下颌骨畸形，有无下颌关节活动障碍。

2. 颈部的危险因素

颈部活动情况，有无颈静脉怒张，有无瘢痕、肿瘤、炎症。颈部长度，颈与躯干的位置角度，气管位置，有无压迫及移动。

3. 呼吸系统的危险因素

（1）有无呼吸道梗阻及气管移位、变形。

（2）有无胸廓畸形、胸腔积液、脓胸、血气胸。

（3）有无呼吸道慢性肺病、炎症，如支气管哮喘、支气管炎、肺化脓症、肺水肿、肺气肿等，痰量多少、痰的性状及咳嗽情况如何，痰多而黏稠者，要做痰培养和抗生素敏感试验。

（4）一般呼吸情况有无异常，包括深度、频率、类型、有无呼吸困难、发绀等。

（5）有无急性炎症，听诊有无湿啰音、哮鸣音，呼吸减弱或增强等。

（6）已做肺功能测定及血气分析者，注意有无低氧血症和高碳酸血症。疑有肺功能不全者，应做屏气试验、通气功能试验、换气功能试验或分测肺功能试验，确定肺功能损害程度。

4. 循环系统的危险因素

（1）除一般检查外，疑有先天性或风湿性心脏病或影响心功能的其他疾病，曾否出现过心功能不全症状，应重点了解循环代偿功能的情况，检查心脏大小、心律、心音和脉律。

（2）应行 X 线检查、心血管造影、心电图，有条件时行心音图、心向量图和超声心动图检查。行心导管检查者，检查心脏贮备能力的程度可做马斯特二阶梯运动试验。

（3）有无出血性休克。

（4）有无高血压、动脉粥样硬化及其严重程度，目前是否服用降血压药等。

（5）有无末梢血管疾病，如雷诺病、血管血栓闭塞等。

（6）曾否使用洋地黄，体内储量多少。

（7）有无特殊血液病。

（8）凡高血压患者或 40 岁以上患者，术前应施行心电图检查。凡有心房纤颤史的患者，要注意防止其他脏器发生血栓及血压的急骤变化。

5. 消化系统的危险因素

（1）进食情况，有无呕吐、腹泻、肠梗阻、腹胀，原因如何。曾否施行胃肠减压及其结果。注意电解质、酸碱平衡的检查结果，慢性腹泻造成的电解质失调、低蛋白、脱水等，术前应予纠正。

（2）有无肝肾疾病，如肝脾大、腹水、腹内巨大肿瘤，其妨碍呼吸的程度如何。

（3）肝功能如何，肝功能有损害者，应注意麻醉前用药及麻醉药的种类及剂量。

6. 泌尿系统的危险因素

肾脏有无疾病，尿常规及肾功能如何。曾否患慢性尿毒症等。肾功能障碍患者，用麻醉药要注意。尿毒症患者，如尿素氮高，出现肾性昏迷。

7. 中枢神经系统的危险因素

（1）患者是否安静合作，对手术有无恐惧，对麻醉有无疑虑，有无神经过敏、精神失常等。并适当做好心理治疗，以稳定情绪。

（2）有无头部外伤、颅内或脊髓损伤。有无脑出血、脑血栓、脑血管畸形、颅内压增高、神经麻痹、脊神经疾病。有无脊柱疾病，脊柱活动情况如何。四肢肢体有无异常，关节活动如何。

（3）有无癫病、肌肉痉挛、重症肌无力、进行性麻痹、老年痴呆、意识障碍等。

（4）有无脑炎、脑膜炎、脊髓炎、脊髓灰质炎、神经梅毒、艾滋病、其他中枢神经疾病。

（5）脊柱有无畸形，邻近有无感染；神经阻滞麻醉前，应检查解剖部位，标志等是否清楚、穿刺点附近有无感染。

8. 其他及化验结果

（1）基础代谢是否正常，有无发热。

（2）是否有维生素或营养缺乏（如贫血、水肿）、过敏性疾病、血紫质症等。

（3）合并有内分泌疾病，如有糖尿病及其他紊乱时，应酌情进行术前准备。

（4）水和电解质平衡、酸碱中毒及其程度，曾否加以纠正。

（5）患者年龄、体重（小儿更为重要）、体质，发育及营养，如女患者是否在行经期。

（6）皮肤病，如出血性疾病及皮肤癌、炎症等。

（7）术前备血多少，四肢浅静脉穿刺有无困难。

（8）补充检查：在了解病情时，若有不明确或麻醉前准备不完善之处，或应有的检查尚未进行、首次检查结果有必要复查等应与科室主管医师和上级医师及时联系，要求进行哪些补充检查，予以弥补，以防麻醉中发生意外。

二、患者准备

（一）精神状态准备

多数患者在手术前存在种种不同程度的思想顾虑，或恐惧，或紧张，或焦急等心理波动、情绪激动或彻夜失眠，导致中枢神经系统活动过度，麻醉手术耐受力明显削弱，术中或术后容易发生休克。为此，术前必须设法解除患者的思想顾虑和焦急情绪，从关怀、安慰、解释和鼓励着手，酌情恰当阐明手术目的、麻醉方式、手术体位，以及麻醉或手术中可能出现的不适等情况，用亲切的语言向患者做具体介绍，针对存在的顾虑和疑问进行交谈和说明，以取得患者信任，争取充分合作。对过度紧张而不能自控的患者，术前数日起即开始服用适量安定类药，晚间给睡眠药，手术日晨麻醉前再给适量镇静睡眠药。

（二）营养状况改善

营养不良导致机体蛋白质和某些维生素不足，可明显降低麻醉和手术耐受力。蛋白质不足常伴有低血容量或贫血，对失血和休克的耐受能力降低。低蛋白症常伴发组织水肿，降低组织抗感染能力，影响创口愈合。维生素缺乏可致营养代谢异常，术中容易出现循环功能或凝血功能异常，术后抗感染能力低下，易出现肺部感染并发症。对营养不良患者，手术前如果有较充裕的时间，应尽可能经口补充营养；如果时间不充裕，或患者不能或不愿经口饮食，可通过小量多次输血及注射水解蛋白和维生素等进行纠正；白蛋白低下者，最好给浓缩白蛋白注射液。

（三）术后适应性社会训练

有关术后饮食、体位、大小便、切口疼痛或其他不适，以及可能需要较长时间输液、吸氧、胃肠减压、胸腔引流、导尿及各种引流等情况，术前可酌情将其临床意义向患者讲明，以争取配合。多数患者不习惯在床上大小便，术前须进行锻炼。术后深呼吸、咳嗽、咳痰的重要性必须向患者讲解清楚，并训练正确执行的方法。

（四）输液输血准备

对中等以上手术，术前应检查患者的血型，准备一定数量全血，做好交叉配合试验。凡有水、电解质或酸碱失衡者，术前均应常规输液，尽可能补充和纠正。

（五）口腔卫生准备

麻醉后，上呼吸道的一般性细菌容易被带入下呼吸道，在术后抵抗力低下的情况下，可能引起肺部感染并发症。为此，患者住院后即应嘱患者早晚刷牙、饭后漱口；对患有松动龋齿或牙周炎症者，须经口腔科诊治。进手术室前应将活动假牙摘下，以防麻醉时脱落，甚或误吸入气管或嵌顿于食管。

（六）胃肠道准备

择期手术中，除浅表小手术采用局部浸润麻醉者外，其他不论采用何种麻醉方式，均须常规排空胃，目的在于防止术中或术后反流、呕吐，避免误吸、肺部感染或窒息等意外。胃排空时间正常人为 4～6 h。情绪激动、恐惧、焦虑或疼痛不适等可致胃排空显著减慢。为此，成人一般应在麻醉前至少 8 h，最好 12 h 开始禁饮、禁食，以保证胃彻底排空；小儿术前也应至少禁饮、禁食 8 h，但乳婴儿术前 4 h 可喂一次葡萄糖水。有关禁饮、禁食的重要意义，必须向病儿家属交代清楚，以争取合作。

（七）膀胱的准备

患者送入手术室前应嘱其排空膀胱，以防止术中尿床和术后尿潴留；对盆腔或疝手术排空膀胱有利于手术野显露和预防膀胱损伤。危重患者或复杂大手术，均须于麻醉诱导后留置导尿管，以利观察尿量。

（八）治疗药物的检查

病情复杂的患者，术前常已接受一系列药物治疗，麻醉前除要求全面检查药物治疗的效果外，还应重点考虑某些药物与麻醉药物之间存在的相互作用，有些容易导致麻醉中的不良反应。为此，对某些药物要确定是否继续用、调整剂量再用或停止使用。例如洋地黄、胰岛素、皮质激素和抗癫痫药，一般都须继续使用至术前，但应核对剂量重新调整。对一个月以前曾较长时间应用皮质激素而术前已经停服者，手术中有可能发生急性肾上腺皮质激素功能不全危象，因此术前必须恢复使用外源性皮质激素，直至术后数天。正在施行抗凝治疗的患者，手术前应停止使用，并须设法拮抗其残余抗凝作用。患者长期服用某些中枢神经抑制药，如巴比妥、阿片类、单胺氧化酶抑制药、三环抗忧郁药等，均可影响对麻醉药的耐受性，或于麻醉中易诱发呼吸和循环意外，故均应于术前停止使用。安定类药（如吩噻嗪类药氯丙嗪）、抗高血压药（如萝芙木类药利舍平）、抗心绞痛药（如β受体阻滞药）等，均可能导致麻醉中出现低血压、心动过缓，甚至心缩无力，故术前均应考虑是继续使用、调整剂量使用或暂停使用。

（九）手术前晚复查

手术前晚应对全部准备工作进行复查。如临时发现患者感冒、发热、妇女月经来潮等情况时，除非急症，手术应推迟进行。手术前晚睡前宜给患者服用安定镇静药，以保证有充足的睡眠。

第四节 麻醉诱导前即刻期的准备

麻醉诱导是麻醉全过程中极为重要的环节，在实施麻醉诱导前必须做好全面的准备工作，包括重新复习病史及麻醉、手术方案，检查麻醉器械及物品的准备情况等，这对能否安全平稳地进行麻醉诱导非常重要，必须给予足够的重视。

一、患者方面

麻醉医生在诱导前接触患者时，可通过问候致意、听取主诉和具体要求等方式使患者获得安全感，进一步增强对麻醉手术的信心。

复习最近一次病程记录，包括：①手术当日的体温、脉搏、血压、呼吸等。②手术前用药的执行情况及效果。③最后一次进食、进饮的时间、内容和数量。④已经静脉输液的数量和种类。⑤最近一次实验室检查结果。⑥手术和麻醉同意书的签署意见。

检查患者有无将义齿、助听器、人造眼球、隐形眼镜、首饰、手表、戒指等物品带入手术室，明确有无缺牙或松动牙，并做好记录。根据病情和手术需要建立合适的静脉通路，对紧张不能自控的患者可经静脉通路先给予少量的镇静药。

二、麻醉物品及器械的准备

麻醉诱导前应对已经备妥的器械、用具和药品等再进行一次全面检查和核对，重点检查项目包括：

（1）氧源及氧化亚氮（N_2O）源检查：氧源及 N_2O 源与麻醉机氧气、N_2O 进气口的连接是否正确无误，气源压力是否达到使用要求。

（2）流量表及流量控制钮：开启控制钮后观察流量表中的浮子运动情况，如浮子升降灵活、稳定，提示流量表及流量控制钮工作正常。由于流量控制钮为易损部件，若出现浮子升降过度灵敏且漂浮不稳定，提示流量表的输出口已磨损或针栓阀损坏，出现关闭不全现象，应更换后使用。

（3）快速充气阀：按动快速充气阀，贮气囊应能迅速膨胀，说明能快速输出高流量氧气，否则应更换。

（4）麻醉机的密闭程度：将贮气囊膨胀后，堵住呼吸环路的"Y"形管接口处，挤压气囊，如气囊保持不瘪，同时流量表浮子呈轻度压低，提示麻醉机本身无漏气；如挤压时贮气囊随即被压瘪而流量浮子无变化，说明麻醉机存在漏气，须检修后再用。

（5）吸气及呼气活瓣：按上述方法间断挤压贮气囊，同时观察两个活瓣的活动，正常时应为一闭一启两个相反的动作。

（6）氧浓度分析仪：在麻醉机未通入氧气的情况下，分析仪应显示21%（空气中氧浓度），通入纯氧后应达到100%。如果不符合上述数值，提示探头失效或干电池耗竭，须更换后再使用。

（7）呼吸器的检查：开启电源，预置潮气量为 10～15 ml/kg，呼吸频率 10～14 次 /min，呼吸比 1：1.5，然后开启氧源观察折叠囊的运行情况，同时设置报警限值，证实运行无误后方可使用。

（8）麻醉机、呼吸器及监测仪的电源：检查各线路的电源连接、电压及接地装置是否正确到位。

（9）监测仪：包括在麻醉诱导前检查血压监测仪、心电图示波仪、脉搏血氧饱和度仪、呼气末二氧化碳分析仪等，证实其各功能运行完好后方可使用。

（10）其他器械、用品的检查：包括喉镜、气管导管、面罩、口鼻咽通气道、牙垫、气管插管管芯、负压吸引装置、快速输液装置及血液加温装置等的准备。

三、手术方面

麻醉医师与手术医师之间要始终保持相互默契、意见统一，做到患者安全、麻醉满意和工作高效率。在麻醉诱导前即刻期，必须重点明确手术部位、切口、体位；手术者对麻醉的临时特殊要求、对术中意外并发症的处理意见，以及对术后止痛的要求等。特别在手术体位的问题上，要与术者取得一致的意见。在麻醉状态下改变患者的体位，因地心引力（重力）的作用可导致呼吸和循环等生理功能的相应改变，以及对脏器血流产生不同的影响；又因改变体位促使身体的负重点和支点发生变化，软组织承受压力和拉力的部位和强度亦随之改变，由此可能导致神经、血管、韧带和肌肉等软组织损伤。对于正常人，这些变化的程度均轻微，通过机体自身调节，均能自动纠正或适应；但在麻醉状态下，患者全部或部分知觉丧失，肌肉趋松弛无力，保护性反射作用大部消失或减弱，患者基本上已失去自主调节能力。因此，改变体位所产生的各种生理功能变化可转为突出，若不加以注意和及时调整，最终可导致缺氧、CO_2 蓄积、低血压、心动过速以及神经损伤或麻痹等并发症，轻者增加患者痛苦，延迟康复；重者可致呼吸循环衰竭，或残废，甚至死亡。因此，手术体位是麻醉患者的重要问题，麻醉科医师对其潜在的危害性要有充分认识，具备鉴别能力，做到正确安置手术体位，防止发生各种并发症或后遗症。对手术拟采用的特殊体位，麻醉科医师应尽力配合，但要求以不引起呼吸、循环等功能过分干扰，神经、血管、关节、眼球等过分牵拉和压迫为前提。

第五节 麻醉选择

一、手术要求与麻醉选择

麻醉的首要任务是在保证患者安全的前提下，满足镇痛、肌肉松弛和消除内脏牵拉反应等手术要求。有时手术操作还要求麻醉提供降低体温、降低血压、控制呼吸或肌肉极度松弛，或术中施行唤醒试验等特殊要求。因此，麻醉的选择存在一定的复杂性。总之，对手术简单或病情单纯的患者，麻醉的选择可无困难，选用单一的麻醉药物和麻醉方法就能取得较好的麻醉效果。但对手术复杂或病情较重的患者，单一的麻醉方法往往难以满足手术的全部要求，否则将促使病情恶化。此时，有必要采用复合麻醉（也称平衡麻醉），即同时或先后利用一种以上的麻醉药和麻醉方法，取每种麻醉药（方法）的长处，相互弥补短处，每种药的用量虽小，所得的麻醉效果恰好已能符合手术要求，而对病情的影响可达到最轻程度。复合麻醉在操作管理上比较复杂，要求麻醉者有较全面的理论知识和操作管理经验，否则也未必能获得预期效果，有时反而会造成不良后果。

针对手术要求，在麻醉选择时应想到以下六方面问题：

（1）根据手术部位选择麻醉：例如颅脑手术选用局麻、强化局麻或针药复合麻醉，上肢手术选用臂丛神经阻滞麻醉，胸腔内手术采用气管内紧闭麻醉，腹部手术选用椎管内麻醉或吸入全麻复合肌松药的浅全麻，下肢手术选用椎管内麻醉，心脏内手术选用低温体外循环下全凭静脉复合麻醉。

（2）根据肌肉松弛须要程度选择麻醉：腹腔手术、长骨骨折或某些大关节矫形或脱臼复位，都须要良好的肌肉松弛，可选臂丛阻滞、腰麻或硬膜外麻醉，或全麻并用肌松药。

（3）根据手术创伤或刺激性大小、出血多少选择麻醉：胸、腹腔手术，或手术区邻近神经干或大血管时，手术创伤对机体的刺激性较大，容易发生血压、脉搏或呼吸波动。此时，不论采用何种麻醉方法，均宜辅加相应部位的神经或神经丛阻滞，如肺门神经丛、腹腔神经丛、肠系膜根部阻滞，或肾周围脂肪囊封闭、神经血管周围封闭等。对复杂而创伤性很大或极易出血的手术，不宜选用容易引起血压下降的麻醉（如脊麻），全麻常较局麻为合适，但须避免深麻醉，应结合肌松药施行浅麻醉。

（4）根据手术时间长短选择麻醉：1 h 以内的手术，可用简单的麻醉，如局麻、氯胺酮静脉麻醉、局部静脉麻醉或单次脊麻等。长于 1 h 的手术，可选用长效局麻药施行脊麻、神经阻滞麻醉，或连续硬膜外麻醉或全麻。对于探查性质手术，手术范围和手术时间事先很难估计者，则应做长时间麻醉的打算。

（5）根据手术体位选择麻醉：体位可影响呼吸和循环生理功能，须用适当的麻醉方法予以弥补。例如取俯卧或侧卧位全麻时，应选用气管内紧闭麻醉、局麻或硬膜外麻醉，不宜用脊麻或硫喷妥钠麻醉。坐位手术时，应尽量选用局麻等对循环影响小的麻醉方法。如须用全麻，必须施行气管内插管，并采取相应的措施。

（6）考虑手术可能发生的意外选择麻醉：胸壁手术（如乳癌超根治术）可能误伤胸膜而导

致气胸,事先应做好吸氧和气管内插管的准备;食管手术有可能撕破对侧纵隔胸膜而导致双侧气胸,须有呼吸管理的准备。甲状腺手术,为能及时发现是否误伤喉返神经,以采用神志清醒的局麻、颈丛阻滞或针刺麻醉为妥当。呼吸道部分梗阻或有外来压迫的患者,以选用清醒气管或支气管内插管为最合适。

二、病情与麻醉选择

手术患者的病情是麻醉选择最重要的依据:①凡体格健康、重要器官无明显疾病、外科疾病对全身尚未引起明显影响者,几乎所有的麻醉方法都能适应,可选用既能符合手术要求,又能照顾患者意愿的任何麻醉方法;②凡体格基本健康,但有程度较轻的器官疾病者,只要在术前将其全身情况和器官功能适当改善,麻醉的选择也不存在大问题;③凡合并较重全身或器官病变的手术患者,除应在麻醉前尽可能改善其全身情况外,麻醉的选择首先强调安全,选用对全身影响最轻、麻醉者最熟悉的麻醉方法,要防止因麻醉选择不当或处理不妥所造成的病情加重,也须防止片面满足手术要求而忽视加重患者负担的倾向;④病情严重达垂危程度,但又必须施行手术治疗时,除尽可能改善全身情况外,必须强调选用对全身影响最小的麻醉方法,如局麻、神经阻滞;如果选用全麻,必须施行浅麻醉;如果采用硬膜外麻醉,应强调在充分补液扩容的基础上分次小量使用局麻药,切忌阻滞范围过广;为安全计,手术方式应尽可能简单,必要时可考虑分期手术,以缩短手术时间。

小儿合作差,在麻醉选择上有其特殊性。基础麻醉不仅解决不合作问题,还可使小儿安静地接受局部浸润、神经阻滞或椎管内麻醉;如果配合全麻,可做到诱导期平稳、全麻药用量显著减少。又因小儿呼吸道内径细小、分泌腺功能旺盛,为确保呼吸道通畅,对较大手术以选用气管内插管全麻为妥。

对老年人的麻醉选择,主要取决于全身状况、老年生理改变程度和精神状态。全身情况良好、动作反应灵敏者,耐受各种麻醉的能力并不比青壮年者差,但麻醉用药量都应有所减少,只能用其最小有效剂量。相反,年龄虽不很高,但体力衰弱、精神萎靡不振者,麻醉的耐受力显著降低,以首选局麻或神经阻滞为宜,但后者的麻醉效果往往可比青壮年者好,全麻宜作为最后选择。

三、麻醉药和麻醉方法选择

各种麻醉药和麻醉方法都有各自的特点、适应证和禁忌证,选用前必须结合病情或手术加以全面考虑。原则上尽量采用简单的麻醉,确有指征时才采用较为复杂的麻醉。

(一)全身麻醉

有许多实施方法,主要应用通过肺脏摄取麻醉药的吸入麻醉法,或应用大剂量阿片类药静脉注射用药,可获得同样的麻醉效果。但在应用大剂量阿片类药的麻醉前,必须考虑到麻醉后须要较长时间使用机械呼吸。麻醉科医师选用自己最为熟悉的全身麻醉方法已为常理,但最近Forrest等总结来自多个中心单位采用全身麻醉的资料表明,选用全身麻醉方法可发生某些不良副作用,其发生率具有统计学显著性差异。高血压在芬太尼麻醉较为常见,室性心律失常在氟烷麻醉较为常见,心动过速在异氟醚麻醉较为常见。采用中至大剂量芬太尼的全身麻醉组患者,术后至少须施行80 h的机械呼吸,而在其他麻醉患者一般只需要7 h。一般认为,术后长时间机械呼吸可能带来不良后果。

（二）局部麻醉

今已确认，在某些临床情况下，局部麻醉确实存在优点。老年患者髋关节成形术和前列腺摘除术选用椎管内神经阻滞麻醉，可降低深静脉栓塞的发生率；在低位腰麻下，充血性心力衰竭的程度减轻或较少发作；从 ICU 病房对危重患者施行长时间硬膜外腔镇痛的结果看，器官功能的保留可较好，并发症发生率降低，甚至死亡率降低。但长期以来人们都认为局部麻醉的操作耗时较长，技术不够熟练者尤其如此，且可能发生严重并发症。随着经验的积累，这些不足均可得到改善。

许多患者在术前主动提出要求让自己"入睡"，如果麻醉科医师理解为患者欲选用全身麻醉，而据此做出选用全身麻醉的决定，现在看来不一定是恰当的。很久以来人们认为局部麻醉仅适合于少数场合，而全身麻醉几乎适合任何手术，这也是明确的。今知，在区域阻滞麻醉下加用某些睡眠药（如咪达唑仑、异丙酚和芬太尼等），同样可使患者在局部麻醉下处于睡眠状态。

（三）术后镇痛

在充分估计病情的基础上拟订麻醉处理方案时，应考虑加用术后刀口镇痛措施。近年来人们越来越认识到术后镇痛的优越性，不论在全身麻醉前先施行标准的区域阻滞麻醉，或将区域阻滞麻醉作为全身麻醉的一项组成部分，或在区域阻滞麻醉基础上术后继续给予局麻药阻滞，使患者在术后一段时间仍处于基本无痛状态，充分体现其优点很多，可显著增加患者术后的安全性。Tverskoy 等指出，在区域阻滞麻醉下施行疝修补术，术后继续给予局麻药施行术后镇痛，其效果比术后常规肌注阿片类药镇痛者为好，对患者十分有益。

四、技术能力和经验与麻醉选择

麻醉科医师在日常工作中，原则上应首先采用安全性最大和操作比较熟练的麻醉方法。遇危重患者，或既往无经验的大手术，最好采用最熟悉而有把握的麻醉方法，有条件时在上级医师指导下进行。为开展一项新的麻醉方法，应首先选择年青健壮患者作为对象，不宜用于老弱、危重或小儿患者。在上述考虑的前提下，尽量采纳手术医师及患者对麻醉选择的意见。

第六节 麻醉监测和管理

一、麻醉期间的监测和管理

患者在手术麻醉期间，外科疾病或并存疾病、麻醉方法和药物、手术创伤和失血以及体位改变等因素都可对生理功能造成不同程度的影响，严重者可危及生命安全。因此，麻醉期间应密切观察和监测患者的各种生理功能的变化，主动采取措施预防严重生理变化的发生，力求及早发现和及时纠正，以避免发生严重并发症。

（一）控制性降压

在某些情况下，为了降低血管张力、便于施行手术（例如动脉导管未闭、颅内动脉瘤等），或减少手术野的渗血以方便手术操作、减少失血量（例如脊柱手术、颅后窝手术等），或控制血压过度升高、防止发生心血管并发症（例如心肌缺血、急性肺水肿等），麻醉期间需要利用药物和／或麻醉技术使动脉血压降低并控制在一定水平，称为控制性降压。血压降低有可能使生命器官（脑、心、肾）的血流量减少，发生缺氧和功能障碍的危险。因此，必须严格掌握适应证和血压控制标准，并在降压期间加强监测，维持正常的血管内容量，维持各生命器官的组织灌注和氧供在正常范围。有严重器官疾病（如心脏病、高血压病、脑供血不足及肝、肾功能障碍等）以及酸碱平衡失调、低血容量、休克及严重贫血者，禁忌行控制性降压。异氟烷吸入浓度增加后，可明显降低外周血管阻力而对心肌收缩力的影响较小，适用于短时间的降压；如需长时间降压，可复合应用血管活性药（例如硝普钠、硝酸甘油、尼卡地平等）来达到降压目的；还应重视体位调节对血压的影响。一般认为，术前血压正常者，应控制收缩压不低于80 mmHg，或平均动脉压在 $50 \sim 65$ mmHg 之间；或以降低基础血压的 30% 为标准，并根据手术野渗血等情况进行适当调节。

（二）呼吸监测和管理

麻醉期间最容易和最先受到影响的是呼吸功能。全身麻醉可引起各种不同程度的呼吸抑制；阻滞麻醉的平面过高对呼吸肌力的影响也可引起严重的呼吸抑制；麻醉辅助用药、手术体位及并存的呼吸疾病等，都是麻醉期间影响呼吸功能的重要因素。因此，麻醉期间保持呼吸功能正常是一项十分重要的任务。呼吸功能正常是指能维持动脉血氧分压（PaO_2）、二氧化碳分压（$PaCO_2$）和血液 pH（同时受代谢因素的影响）在正常范围内，这三项指标也是衡量呼吸管理是否合理的主要参数。对于保持自主呼吸的患者，应观察其呼吸运动的类型（胸式或腹式呼吸）及呼吸的幅度、频率和节律，同时观察患者的口唇黏膜、皮肤及手术野出血的颜色，以判断是否有呼吸道梗阻、缺氧或 CO_2 蓄积。麻醉期间必须持续监测 SpO_2，全麻患者还应监测潮气量、呼吸频率、呼吸道压以及 $PETCO_2$，必要时检查动脉血气分析，以保证患者的呼吸功能正常。

（三）循环监测和管理

麻醉期间维持循环功能的稳定在麻醉管理中占有重要地位，循环系统的变化将直接影响患者的安全和术后的恢复。麻醉期间应常规监测心电图、血压和 SpO_2，每隔 $5 \sim 10$ min 测定和记录一次血压、心率、脉搏等参数，并记录手术重要步骤、出血量、输液量、输血量、尿量及用药等。麻醉期间引起循环功能障碍的可能原因包括外科疾病和并存疾病的病理生理改变，麻醉的影响，手术对循环的影响等。当发生循环功能障碍时，应对血容量、心脏代偿功能和外周血管的舒缩状态做出正确判断，并进行有针对性的处理。麻醉期间维持充足的有效循环血容量是非常重要的，血压降低往往与绝对或相对的血容量不足有关。应根据术前心、肾功能及禁食、脱水等情况，对术中失血及围术期体液丢失量进行补充。建立必要的循环监测措施有助于临床判断。麻醉过浅可引起机体的应激反应，使血压升高、心率增快；麻醉过深可抑制心肌收缩功能，引起外周血管舒张和阻力降低，结果使血压降低。因此，根据病情和手术要求及时调节麻醉深度，对于维持循环稳定是非常重要的，必要时可应用血管活性药物来支持循环功能。

（四）体温的监测和管理

体温是重要的生命体征之一，因此术中的体温监测十分必要。小儿因体温调节中枢发育尚未完善、体表面积较大，术中更容易发生体温异常。体温过高可使代谢增快、氧耗量增加，严重者可引起代谢性酸中毒和高热惊厥。体温降低时，药物的代谢速度减慢，患者对麻醉的耐受能力也降低，容易发生麻醉过深而引起循环抑制，麻醉后苏醒时间也延长；低温可增加心血管并发症的发生率，严重低温还会导致室颤；低温对凝血功能也有损害，可增加失血量；低温还会增加伤口感染的发生率，影响伤口愈合。室温过低、静脉输液和术野冲洗液温度较低、手术创面大等因素，使术中低体温的发生率明显增加。术中的体温监测部位通常采用鼻咽温，某些情况下（例如体外循环）还应监测中心体温（食管或直肠温度）。常用的术中保温措施包括温毯、暖风机、输液加温等。

某些手术需要将体温降低到一定程度，以降低机体代谢，保持或延缓细胞活动。浅低温（32～35℃）适用于脑复苏患者及神经外科手术，可以延长阻断脑循环的时间、降低颅内压、减轻脑水肿。中低温（26～31℃）适用于短小的心内手术，或大血管手术必须阻断动脉主干时以保护远心端的脏器功能。深低温（25℃以下）常与体外循环配合来进行复杂的心内手术。

（五）其他

麻醉期间还应密切观察患者的全身情况。非全麻患者应注意神志和表情的变化，严重低血压和缺氧可使患者的表情淡漠和神志突然丧失。发生局麻药毒性反应时，患者可出现精神兴奋症状，严重者可发生惊厥。此外，电解质、酸碱平衡、血糖、凝血功能的监测和维持正常也非常重要。

二、麻醉恢复期的监测和管理

手术和麻醉虽然结束，但手术及麻醉对患者的生理影响并未完全消除。在此期间，患者的呼吸及循环功能仍然处于不稳定状态，各种保护性反射仍未完全恢复，其潜在的危险性并不亚于麻醉诱导时。因此，应重视麻醉后苏醒室（PACU）的建立和管理。

（一）监测

在麻醉恢复期应常规监测心电图、血压、呼吸频率和 SpO_2，并每 5～15 min 记录一次，直至患者完全恢复。至少应测定并记录一次体温，如有异常应继续监测和处理。手术较大者，不管是全麻或阻滞麻醉，术后都应常规吸氧。如果患者并存肺部疾病，或行开胸和上腹部手术者，更应重视其呼吸功能的变化和管理。全麻后患者要注意其神志恢复的情况和速度，而椎管内麻醉者应密切观察其阻滞部位感觉和运动的恢复情况。

（二）全麻后苏醒延迟的处理

常见原因为全麻药的残余作用，包括吸入及静脉全麻药、肌松药和麻醉性镇痛药等。可因麻醉过深引起，亦可因患者的病理生理改变而引起药物的代谢和排泄时间延长所致，如高龄、肝肾功能障碍、低温等。此外，麻醉期间发生的并发症（如电解质紊乱、脑出血或脑血栓形成、低体温、血糖过高或过低、脓毒症等）也可引起患者的意识障碍，即使麻醉因素已排除，患者仍可发生不同程度的意识障碍。无论是何种原因引起的麻醉后苏醒延迟，首先都应维持循环稳定、通气功能正常和充分供氧。对于术后长时间不苏醒者，应进一步检查其原因，并针对病因治疗。

（三）保持呼吸道通畅

全麻或阻滞麻醉应用了辅助药者，都可影响麻醉后患者神志的恢复；术前肺部疾病、肥胖、高龄、吸烟史、术中呼吸道操作、长时间俯卧位手术、胸部和上腹部手术、应用大剂量麻醉性镇痛药、残余神经肌肉阻滞等因素，也会增加呼吸道管理的难度。因此，麻醉恢复期非常容易发生呼吸道梗阻等严重并发症，应密切观察。一旦发生，首先必须保证患者的呼吸道通畅并吸氧，必要时应托下颌、置入口/鼻咽通气道、面罩辅助通气或气管内插管；同时还应检查和处理患者的血压和心率。如果未能及时发现和处理呼吸道梗阻等并发症，可危及患者生命。

（四）维持循环系统的稳定

在麻醉恢复期，常见血压波动、心律失常、心肌缺血等心血管并发症，体位的变化对循环也有影响。一旦发生，应积极寻找病因，及时处理。

（1）发生术后低血压的常见原因：①低血容量：表现为黏膜干燥、心率快及少尿。应检查血红蛋白含量及血细胞比容以除外内出血。对于顽固性低血压者，应监测尿量、直接动脉血压、中心静脉压以指导治疗。②静脉回流障碍：可发生于机械通气、张力性气胸、心脏压塞等。③血管张力降低：可发生于椎管内麻醉、过敏反应、肾上腺皮质功能低下等，也可见于应用抗高血压药、抗心律失常药及复温时。④心源性：包括心律失常、急性心力衰竭、心肌缺血、肺栓塞等。

（2）发生术后高血压的常见原因：①术后疼痛，膀胱尿潴留，患者躁动不安或呕吐。②低氧血症和/或高碳酸血症。③颅内压升高，寒战或用药错误。④既往有高血压病史，尤其在患者术前停用抗高血压药时。

（3）发生术后心律失常的常见原因有缺氧、高碳酸血症、疼痛、电解质失衡（尤其是低钾血症）、心肌缺血、药物、酸碱失衡等。

（4）发生术后心肌缺血的常见原因有低氧血症、贫血、心动过速、低血压和高血压。

（五）恶心、呕吐的防治

恶心、呕吐是麻醉恢复期的常见并发症，以全麻后患者发生率较高，尤其是以吸入麻醉药为主、麻醉时间较长者更易发生；麻醉期间应用麻醉性镇痛药也可增加恶心、呕吐的发生率。麻醉恢复期发生恶心、呕吐对保持呼吸道的通畅十分不利，如果发生误吸则更加危险。因此，对于高危患者（女性、非吸烟者、既往术后恶心呕吐病史或晕动病史、术后应用阿片类药物）应采取预防措施。对于已发生的恶心、呕吐，应首先考虑和治疗可能的病因包括疼痛、低血压、低氧血症、低血糖、上消化道出血、颅内压升高、咽喉部血液或分泌物刺激、腹部梗阻等。止吐药应早期应用，包括恩丹西酮、氟哌利多和地塞米松等。

第二章 麻醉常用药物

第一节 局部麻醉药

局麻药通过阻滞神经轴突的动作电位传导，使其不能到达阈电位，从而引起神经阻滞作用。在体内，局麻药以离子化和非离子化的自由基两种形式存在。以非离子化形式存在的自由基脂溶性更强，可以进入神经轴突。从结构上，局麻药由芳香基团和氨基以酯键或酰胺键相连而成。脂类和酰胺类局麻药临床上的差异在于，两者产生不良反应的可能性和代谢机制不同。

一、丁卡因

（一）作用特点

（1）对周围神经细胞的作用与普鲁卡因相同；对中枢产生明显抑制，但严禁静脉用药。

（2）抑制心肌收缩力强，心脏毒性大，严重时引起泵功能衰竭，室颤或心搏停止。

（3）血管平滑肌产生直接松弛作用。

（4）在体内主要由血浆胆碱酯酶水解，速度较慢；部分丁卡因经胆道排出肠道，再被吸收至血液而进行水解，代谢产物经尿排出。

（二）临床应用

（1）表面麻醉（眼科、喉科）。一次量 10～20 mg（0.5%～2.0% 溶液）。

（2）传导阻滞麻醉。一次量不超过 80 mg（0.2%～0.3% 溶液），宜加肾上腺素。

（3）硬膜外麻醉。同传导阻滞麻醉用量。

（4）蛛网膜下腔阻滞（腰麻）。一次用量不超过 10 mg（0.5%～1.0% 溶液），宜用脑脊液溶解或稀释药物。

（三）不良反应

过量易致中枢神经兴奋、惊厥、麻痹，一般不用作浸润麻醉。

二、利多卡因

（一）作用特点

（1）麻醉效能强，起效快，扩散渗透性强。

（2）经吸收入血或静脉给药，有明显的中枢抑制作用。血药浓度较低时表现镇静、思睡，痛阈提高，并抑制咳嗽反射。

（3）在硫喷妥钠静脉诱导的基础上，允许静脉滴注利多卡因以实行全身维持麻醉，但血药浓度超过 5 mg/ml 时可出现中毒症状，甚至惊厥。

（4）具有迅速而可靠的抗室性心律失常功效，治疗剂量时对房室传导和心肌收缩性无明显影响，但血药浓度高时可引起心脏传导速度减慢，出现房室传导阻滞和心肌收缩力减弱，心排血量下降。

（二）临床应用

（1）表面麻醉。4% 溶液，喷雾口、咽喉、气管内黏膜，一次最大量 100 mg。

（2）局部浸润麻醉。0.25% ～ 0.50% 溶液，成人一次最大量 200 mg。

（3）神经阻滞麻醉。1.5% ～ 2.0% 溶液，成人一次最大量 350 ～ 400 mg。

（4）硬膜外阻滞麻醉。1.5% ～ 2.0% 溶液，成人一次最大量 400 mg，起效时间 5 min，作用高峰时间 15 ～ 20 min，运动神经麻痹时间 45 ～ 60 min，完全消退时间 90 ～ 120 min。利多卡因中加用 1：200 000 肾上腺素，可延长作用持续时间。

（5）治疗室性心律失常。2% 溶液 2 mg/kg 单次静脉慢注；或先给负荷量 1 ～ 2 mg/kg 静脉慢注，再继以 15 ～ 50 mg/ min 静脉持续滴注。原有室内传导阻滞者慎用。

（6）防止气管内插管后呛咳反应。于插管前 2 min 静脉慢注 2% 溶液 2 mg/kg。

（三）不良反应

（1）毒性较普鲁卡因强，可有嗜睡、感觉异常与听力减退等。

（2）如误将极量的利多卡因注入静脉，可致心搏骤停。

（3）中毒时，有血压下降、肌肉抽搐，严重者呼吸困难、意识消失。

（4）过敏反应罕见，一般不要求做皮试。

三、普鲁卡因

（一）作用特点

（1）局麻药促使神经细胞停止动作电位，从而产生阻断神经传导功能和局麻作用。常用的浓度对神经组织无刺激性，其阻断作用完全可逆。

（2）注入组织后 1 ～ 3 min 出现麻醉作用，一般维持 45 ～ 60 min，镇痛作用往往突然消失，于短时间内无痛转为剧痛。

（3）穿透黏膜能力很弱，不能产生表面麻醉作用。

（4）普鲁卡因静脉用药，有中枢神经镇静和镇痛作用，表现嗜睡和痛阈增高，但必须在硫喷妥钠静脉诱导的基础上，才允许静脉用药以产生全身麻醉的维持作用。以普鲁卡因 1 mg/（kg·min）的速度静滴 30 min，可使普鲁卡因达到稳态血药浓度水平，由此可降低安氟醚 MAC39.3%，相当于吸入 40%N_2O 的功效。

（5）循环系统。

①小剂量时仅心率增快、血压轻度降低，心排血量无明显改变；随着剂量增大，明显抑制心室收缩力，每搏量减少，最后可导致泵功能衰竭、心搏停止。

②低浓度时抑制心脏传导系统，有抗心律失常功效；随血药浓度增高，可抑制房室传导和束支传导功能。

③对周围血管有明显的直接扩张作用。

（6）药物代谢。普鲁卡因在体内代谢很快，消除半衰期短，主要有血浆假性胆碱酯酶水解破坏，代谢产物大多由尿排出。

（二）临床应用

（1）普鲁卡因的浓度越高，被吸收的速度越快，则毒性大增。因此，临床上应采用其最低有效浓度。此外，浓度越高（如神经阻滞超过 5%，脊髓麻醉超过 10%），可引起局部神经损伤而并发神经炎、神经坏死，术后表现感觉迟钝和肢体无力，甚至瘫痪。

（2）常用浓度和一次最大量。

①局部浸润麻醉：0.25% 药液 500ml，0.5% 药液 200 ml，1% 药液 100 ml。一次最大量为 1 g。

②神经阻滞麻醉：1.5%～2.0% 药液 35 ml。成人一次最大量 1 g。

③蛛网膜下腔阻滞麻醉：3%～5% 药液，不超过 150 mg。起效时间 1～5 min，作用时效 45～60 min。

④静脉复合麻醉：1% 溶液静脉持续滴注，但必须首先在其他全麻诱导抑制大脑皮质以后，方允许静脉滴注，绝对禁止在清醒状态下直接静脉用药。总用量一般不受限制。

⑤因其麻醉效能很差，一般不用于表面麻醉或硬膜外阻滞麻醉。

（三）不良反应

（1）有过敏反应，如皮疹、哮喘及过敏性休克等，应先做皮试。

（2）局麻时常引起恶心、呕吐、心动过缓、低血压等，可预先注射阿托品或麻黄碱预防。

（四）禁忌证

心功能不全、动脉硬化及中枢神经系统疾病患者忌用腰麻。

四、布比卡因（丁哌卡因）

（一）作用特点

（1）麻醉效能强，起效时间长，作用持续时间也长。

（2）对感觉、运动神经的阻滞效果与药物浓度有关。

（3）0.125%～0.250% 溶液，仅阻滞感觉神经，无运动神经阻滞功效。

（4）0.50%～0.75% 溶液，运动神经阻滞效果良好。

（5）主要在肝脏代谢，速度底较慢，代谢产物大部分经尿排出。

（二）临床应用

（1）禁用作局部浸润麻醉。

（2）神经阻滞麻醉。0.25%～0.50% 溶液，一次最大量 200 mg。

（3）硬膜外阻滞麻醉。0.50%～0.75% 溶液，0.75% 溶液的肌松效果较好。起效时间 5～7 min，作用高峰时间 15～25 min，持续时间 3～5 h。

（4）蛛网膜下腔阻滞麻醉：可用比密度（0.125%～0.250%）、等比密度（0.50%～0.75%）或高比密度（0.50%～0.75% 加 10% 葡萄糖溶液）溶液，剂量 12～15 mg，不超过 20 mg，起效时间 3～5 min，持续时间 3～4 h，下肢可达 5～6 h。

（5）术后刀口镇痛或分娩镇痛：0.0 625%、0.125% 溶液硬膜外腔注射。

（三）不良反应

（1）布比卡因的毒性反应和丁卡因相似，但发生战栗者较其他局麻药多，若误入血管或过量可发生惊厥。

（2）常见有低血压、恶心、呕吐、心动过缓、感觉异常等。

（3）易引起严重的室性心律失常，一旦心脏停搏发生，复苏甚为困难。

五、罗哌卡因（耐乐品）

（一）作用特点

（1）罗哌卡因是一种新型酰胺类局麻药，其化学结构与布比卡因、甲哌卡因很相似，只是其二氮己环的侧链被丙基所代替。

（2）对心脏兴奋和传导抑制均弱于布比卡因，但罗哌卡因对 Aδ 和 C 神经纤维的阻滞比布比卡因更为广泛。在一定程度上产生感觉和运动神经分离麻醉的特性。

（3）利多卡因、布比卡因和罗哌卡因致惊厥之比为 5：1：2，致死量之比约为 9：1：2。

（4）临床上 1% 罗哌卡因与 0.75% 布比卡因在起效时间和运动神经阻滞的时效上没有显著差异。起效时间 2～4 min，感觉神经阻滞可达 5～8 h，加用肾上腺素不能延长运动神经阻滞时效。适用于神经阻滞和硬膜外阻滞，尤其适用于硬膜外麻醉及术后镇痛。

（二）临床应用

（1）常用浓度为 0.5% 溶液，适用于产科阻滞或镇痛，可避免运动神经的阻滞。

（2）0.75%～1.00% 用于外科手术和剖宫产手术，用量与布比卡因类似。

（3）硬膜外术后镇痛给药，常用浓度为 0.2% 溶液，腰部持续给药容量为 6～10 ml/h，总剂量 10～20 mg；胸部持续给药容量为 4～8 ml/h，总剂量 8～16 ml/h。

（三）不良反应

本品不良反应与布比卡因相似，常见有低血压、恶心、呕吐、心动徐缓、感觉异常，极少发生心脏毒性反应。

六、局麻药的毒性反应及防治

（一）原因

（1）一次用药超过最大剂量。

（2）局麻药误注入血管内。

（3）注射部位血管丰富或有炎性反应，或局麻药中未加肾上腺素，因而局麻药吸收加快。

（4）患者体质弱，病情严重，对局麻药耐受性差，或者有严重肝功能受损，局麻药代谢障碍，血药浓度高。

（二）临床表现

（1）中枢神经系统。早期有精神症状，如眩晕、多语、烦躁不安或嗜睡，动作不协调、眼球震颤；中期常有恶心呕吐、头痛、视物模糊、颜面肌震颤抽搐；晚期患者全身肌肉痉挛抽搐，严重者昏迷。

（2）循环系统。早期出现面色潮红，血压升高，脉搏增快，脉压变窄，随后面色苍白，出冷汗，血压下降，脉搏细弱并趋向缓慢，心律失常，严重者心力衰竭或心跳停止。

（3）呼吸系统。胸闷、气短、呼吸困难或呼吸抑制，惊厥时有发绀，严重者可发生呼吸停止和窒息。

（三）预防

（1）了解局麻药的一次最大量，力求小剂量分次注射；对老年人、小儿，体弱、肝功能不全者，低蛋白血症、贫血、营养不良的患者要适当减量。几种局麻药混合使用时，均应按其毒性大小折合成普鲁卡因的量，总量不能越过普鲁卡因 10 g 的一次极限量。

（2）血管丰富区，如头、面、颈部或黏膜表面麻醉，或者麻醉部位有炎性充血反应，局麻药一次最大剂量应相应减少。

（3）局麻药中加用少量肾上腺素，可减缓其吸收。

（4）局麻药宜采用较低的有效浓度，浓度越大，吸收越快，中毒机会也越多。

（5）麻醉操作时应细心，注药前必须回抽，防止误入血管。

（6）巴比妥类药和安定类药物对局麻药中毒有预防的作用。在用局麻药前，适当使用上述药物可降低局麻药的中毒反应。

（四）治疗

（1）立即停止局麻药注入。

（2）早期吸氧、补液、维持呼吸循环稳定，地西泮 5 ～ 10 mg 肌肉或静脉注射。

（3）患者出现抽搐、惊厥可用地西泮或 2.5% 硫喷妥钠 3 ～ 5 ml 缓慢静脉注射，效果不佳者可静脉注射肌松药琥珀胆碱，气管内插管以控制呼吸。

（4）呼吸循环支持疗法。有呼吸抑制或停止、严重低血压、心律失常或心搏骤停者，应给予呼吸循环支持，包括辅助呼吸或控制呼吸，输血输液，应用升压药、心肺脑复苏等。

第二节 麻醉性镇痛药及其拮抗药

麻醉性镇痛药的经典代表是吗啡。这是阿片的天然生物碱，1803 年由 Serturner 首次从阿片中分离出来，1925 年由 Gulland 和 Robinson 确定其化学结构。Eisleb 和 Schauman 于 1939 年合成的哌替啶是第一个合成的麻醉性镇痛药。1942 年合成的烯丙吗啡，首次发现有拮抗吗啡的作用。近些年来，许多新的麻醉性镇痛药及其拮抗药相继合成，为临床麻醉提供了一系列可供选用的药物。

一、吗啡

（一）作用特点

（1）抑制大脑皮质痛觉中枢，痛阈提高 50%，对持续性钝痛的效果优于锐痛；在疼痛出现前用药的镇痛效果优于疼痛出现后用药者。

（2）在产生镇痛作用的同时，还作用于边缘系统情绪区，产生解除焦虑、紧张、恐惧等情绪反应，甚至欣快感和安静入睡。

（3）缩瞳作用明显，若出现针尖样瞳孔，为吗啡急性中毒的特殊体征。

（4）镇咳作用强，抑制咳嗽反射，使患者在无痛苦下接受清醒气管内插管。

（5）一般无明显影响，对心肌无抑制作用，适用于心脏直视手术的全凭静脉复合麻醉。

（6）肌注后 15 ～ 30 min 起效，45 ～ 90 min 达最大效应，持续约 4 h。静注后约 20 min 产生最大效应。主要经肝脏生物转化，代谢物主要经尿排出，7% ～ 10% 随胆汁排出。与血清蛋白结合率为 30%。

（7）老年人清除速率减慢一半，故用药量需适当减小。只有极小部分（静注不到 0.1%）透过血脑屏障；容易透过小儿的血脑屏障，故小儿对吗啡的耐药量很小；也透过胎盘到达胎儿。

（二）临床应用

（1）口服。5～15 mg/次，每日 15～60 mg，极量 30 mg/次。

（2）皮下或肌注。5～15 mg/次，每日 15～40 mg，极量 20 mg/次。

（3）静注。2.5～15.0 mg/次，用生理盐水稀释至 4～5 ml 缓慢静注。

（4）硬膜外腔给药。小剂量（2～4 mg）稀释至 5～10 ml 注入，近年临床已推广应用，与芬太尼和局麻药配成复合液用于术后患者自控镇痛（PCA）及晚期癌症患者的镇痛治疗。

（三）不良反应

（1）可引起组胺释放，产生支气管平滑肌收缩，用于支气管哮喘患者可诱发哮喘。

（2）选择性抑制呼吸中枢，与剂量密切相关，一般剂量表现呼吸频率减慢；大剂量时呼吸减慢变浅，潮气量减小，直至呼吸停止，是吗啡急性中毒死亡的主要原因。

（3）呼吸抑制致 CO_2 蓄积，可致脑血流量增加和颅内压增高。

（4）较常引起恶心、呕吐、便秘和尿潴留，还有血糖升高和体温降低。

（5）可产生耐药性和成瘾。

（四）禁忌证

（1）支气管哮喘患者、原因不明的疼痛、临产妇女分娩疼痛、哺乳期妇女及婴幼儿禁用。

（2）颅内压升高、颅脑外伤、肝功能减退、慢性阻塞性肺部疾患、肺源性心脏病及急性左心室衰竭晚期出现呼吸抑制者禁用。

二、哌替啶

（一）作用特点

（1）镇痛强度约为吗啡的 1/10，肌注 50 mg 痛阈提高 50%，肌注 125 mg 痛阈提高 75%，相当于吗啡 15 mg 的效应；作用持续时间为吗啡的 1/2～3/4。

（2）镇静作用较吗啡稍弱，仅产生轻度欣快感。

（3）具有类似阿托品样作用，使呼吸道分泌物减少、支气管平滑肌松弛、心率增快、血管扩张、血压轻度下降、输尿管蠕动减弱。

（二）临床应用

哌替啶的临床应用与吗啡相同。

（1）镇痛。常用量 50～100 mg/次，或 0.025～0.100 g/次，肌注或皮下注射。极量 0.15 g/次，小儿 0.5～1.0 mg/kg。用于各种急性疼痛和术后疼痛。

（2）麻醉前用药。肌注 15 min 产生作用，60 min 达高峰，持续 1.5～2.0 h。静注后 5 min 可产生作用，10 min 达高峰并维持 1.0～1.5 h。用于麻醉前有剧烈疼痛者。

（3）麻醉中辅助用药。哌替啶 20～50 mg 静注或肌注。

（4）静吸复合麻醉或全凭静脉复合麻醉。静吸或全凭静脉复合麻醉的组成部分，人工冬眠，强化麻醉及手术后止痛。

（三）不良反应

（1）低心肌应激性，直接抑制心肌，特别于代偿功能减弱的心脏更为明显。

（2）引起组胺释放和外周血管扩张，使血压下降，甚至虚脱。

（3）引起恶心、呕吐、脑脊液压力增高、尿潴留，产生抑制胃肠道蠕动、增加胆管内压力等副作用，其机制与吗啡相似。

（4）呼吸抑制明显，与剂量大小相关，尤易见于老年人、体弱者及婴幼儿。

（5）反复使用可产生药物依赖。

（6）用药过量可出现中枢神经系统兴奋，表现为谵妄、瞳孔散大、抽搐等，可能是代谢产物去甲哌替啶酸蓄积所致。

（四）禁忌证

（1）与吗啡相同，不宜用于 PCA，不能皮下注射。

（2）近期用过单胺氧化酶抑制剂治疗的精神忧郁症，再给哌替啶，可使毒性显著增加，严重者可致死亡。

三、芬太尼

（一）作用特点

（1）芬太尼有强大的镇痛作用，是吗啡的 80 ～ 188 倍。作用很快，静注立即产生镇痛作用，持续 1.0 ～ 1.5 h，作用强，持续时间短，好控制。

（2）脂溶性很高，易透过血脑屏障进入人脑，也易从脑重新分布到脂肪和肌肉等其他组织。单次注射的作用时间短暂；多次反复注射可产生蓄积，作用持续时间显著延长。

（3）注药后 20 ～ 90 min，血药浓度可出现第二次较低的峰值，与药物从周边转移至血浆有关。除脂肪和肌肉外，胃壁和肺组织也是储存芬太尼的重要部位。静注后 20 min，胃壁内芬太尼含量约为脑内的 2 倍，又可被排入碱性的肠道环境，并被再吸收而进入血液；储存于肺组织的芬太尼，当肺通气／灌流比例关系改善后，也可被再释入血液。两者的结果是血内芬太尼第二峰值形成原因，患者可再度出现镇痛、嗜睡不醒和呼吸抑制，应引起注意。

（4）主要在肝内生物转换，形成无药理活性的代谢产物，随尿和胆汁排出。尽管单次注射芬太尼的作用时间较吗啡和哌替啶为短暂，但消除半衰期较长。

（二）临床应用

（1）麻醉前给药。0.05 ～ 0.10 mg，术前 30 ～ 60 min 肌注。

（2）麻醉诱导。静注 0.05 ～ 0.10 mg，间隔 2 ～ 3 min 重复注射，直至达到要求。重患者及体弱患者用量减少至 0.025 ～ 0.050 mg。

（3）神经安定镇痛。与氟哌利多合用，组成所谓 II 型 NLA，在 2 ～ 3 min 内缓慢静注。

（4）静脉复合麻醉。诱导插管后静脉滴注芬太尼 0.2 ～ 4.0 mg（成人量），切皮前及手术中每 30 ～ 60 min 追加 0.1 ～ 0.2 mg，总量可达 15 ～ 30 μg/kg。术中辅加肌松药、氧化亚氮或安氟烷等。

（5）全凭静脉麻醉 50 ～ 100 μg/kg，多用于心血管手术麻醉。

（6）术后硬膜外持续镇痛时可与局麻药（如长效局麻药布比卡因）配合，用于术后镇痛。

（三）不良反应

（1）呼吸抑制极为常见，其抑制程度和持续时间与剂量成正比。因此，必须具备呼吸管理条件后方可应用，并一直持续至术后呼吸功能完全恢复正常方可停止。

（2）胸腹壁骨骼肌强直。发生于较大剂量静脉快速推注过程，可用安定静注缓解。

（3）心动过缓。于大剂量较快速静注时常见，可用阿托品解除。

（4）恶心、呕吐。较吗啡为少且轻，可先使用氟哌利多预防。

（5）明显增强巴比妥类、安定类和精神抑制药的抑制作用，故不宜配伍用。

（6）老年人和肝功能不良者，需适当减量；孕妇慎用或避用。

（四）禁忌证

（1）支气管哮喘、重症肌无力及高敏患者禁用。

（2）不宜与单胺氧化酶抑制剂及中枢抑制药合用。

四、舒芬太尼（苏芬太尼）

（一）作用特点

（1）镇痛效力为芬太尼的 5 ～ 12.5 倍，是吗啡的 75 ～ 125 倍、哌替啶的 8 500 倍。镇痛效力十分强，比芬太尼诸多方面更具优势。具有更好的镇痛效果，心血管及血流动力学状态更稳定，更有效地抑制伤害性刺激所致的应激反应，呼吸抑制轻，很少发生再吗啡化。

（2）舒芬太尼血浆蛋白结合率 92.5%。药代动力学曲线与芬太尼相似，消除半衰期（$T_{1/2}$=2.5 h）比芬太尼更长，大剂量及反复给药后，3 ～ 4 h 可出现第二个血药浓度峰值，也比芬太尼晚，因此更易产生蓄积。主要经肝代谢，肝摄取率高，属血流限速型；约 < 1% 以原形从肾排泄。

（二）临床应用

（1）可广泛用于心胸外科等复杂大手术、普通外科手术及门诊手术，作为镇痛、诱导及麻醉维持用药。近年来已成为心血管手术必不可少的主要麻醉药。

（2）给药途径为静注或静滴、肌注、椎管内注入、硬膜外给药及鼻内给药。

（3）单次静注 1 ～ 2 μg/kg，麻醉时间持续 2 h；2 ～ 8 μg/kg 的麻醉持续时间 2 ～ 8 h。

（4）静脉全凭复合麻醉用量 8 ～ 30 μg/kg，可进行 8 h 以上的心内直视手术。

（三）不良反应

（1）可引起骨骼肌强直，应提前加用非去极化肌松药后才用本药，术后采取适当的监护措施。

（2）可引起呼吸抑制、奥狄氏括约肌痉挛、低血压、心动过缓、胸壁强直。偶见恶心、呕吐、支气管痉挛、心动过速、心律不齐、肌肉震颤、寒战等。

（3）肝肾功能不全者慎用，老人及体弱者应适当减量，不宜用于分娩过程。

（四）禁忌证

对本药过敏者禁用。

五、阿芬太尼

（一）作用特点

（1）其结构类似芬太尼，是超短效麻醉性镇痛药。其特点是起效快，作用时间更短，比芬太尼快 4 倍，持续时间为芬太尼的 1/3，静脉注射 10 μg/kg，仅维持 15 min，为静脉滴注或静脉注射的速效麻醉性镇痛药。但镇痛作用较芬太尼弱，脂溶性较低，与肌肉、脂肪组织非特异性结合比率小，分布容积是芬太尼的 1/4，肝清除率较芬太尼低，但总清除率高。

（2）消除半衰期为 90 min，蓄积作用少，有利于静脉连续点滴。临床上长时间的手术用连续静脉注射，短时间的手术用间歇注射。

（二）临床应用

复合全麻及心血管手术麻醉。短小手术，8 ～ 20 μg/kg，缓慢静注，维持量 0.5 ～ 3.0 μg/kg；心血管手术，诱导 50 ～ 75 μg/kg，维持量 3 ～ 5 μg/kg；中手术 20 ～ 80 μg/kg 输注。

（三）不良反应

（1）可使瞳孔缩小。

（2）开始时有轻度心动过缓，动脉压略有下降。

（3）可引起呼吸抑制，诱导时可出现肌强直，术后可出现恶心、呕吐。

（4）可增强巴比妥和精神抑制药物的作用。

（四）禁忌证

对吗啡类药明显不能耐受者禁用。

六、镇痛新（喷他佐辛）

属阿片受体激动 - 拮抗药。

（一）作用特点

（1）镇痛新的镇痛强度为吗啡的 1/4 ～ 1/3，即 30 ～ 40 mg 相当于吗啡 10 mg。不产生欣快感，剂量增大时反可出现焦虑、不安等症状。兼有弱的拮抗反应，故很少形成依赖性。

（2）肌注后 20 min 起效，持续约 3 h。口服容易吸收，但生物利用度仅 20%。与血清蛋白结合率 35% ～ 64%。消除半衰期 2 ～ 3 h。容易透过血脑屏障和胎盘屏障。主要在肝内生物转化，代谢物随尿排出。

（3）可用纳洛酮拮抗，但烯丙吗啡无拮抗作用。

（二）临床应用

（1）主要用于镇痛治疗。用其较大剂量施行临床麻醉时，因可引起烦躁、血压升高、心率增快等不良反应，故已少用。

（2）剂量。成人肌注 30 mg，15 ～ 30 min 产生镇痛；静注 15 ～ 30 mg，2 ～ 3 min 产生显著镇痛。维持作用 3 ～ 4 h。

七、烯丙吗啡

属阿片受体激动 - 拮抗药。

（一）作用特点

镇痛强度与吗啡相似，但不产生欣快感，有时反引起烦躁不安。对喷他佐辛等阿片受体激动 - 拮抗药引起的呼吸抑制，不仅无拮抗作用，反可使之加重。

（二）临床应用

（1）临床不用作镇痛药，主要用作拮抗药：

①解救阿片受体激动药急性中毒，可拮抗阿片受体激动效应，包括镇痛、欣快、呼吸抑制、缩瞳等，拮抗效价为烯丙吗啡 1 mg，拮抗吗啡 3 ～ 4 mg。

②复合麻醉结束时，拮抗阿片受体激动药残余作用，为求尽早恢复自主呼吸，一般先静

注 10 mg 或 150 μg/kg，10 min 后再注射首次剂量的一半。

③鉴别麻醉性镇痛药成瘾：成瘾者注射烯丙吗啡后可诱导出戒断症状，从而得到确诊。

（2）本药在拮抗的同时，兼有阿片受体激动效应，故近年来已被纳洛酮所取代。

（3）对巴比妥类及全麻引起的呼吸抑制无效。

（三）不良反应

可出现眩晕、嗜睡、出汗及某些精神症状，偶见恶心。

八、纳洛酮

（一）作用特点

（1）拮抗强度是烯丙吗啡的 30 倍。不仅拮抗阿片受体激动药（如吗啡等），也拮抗阿片受体激动－拮抗药（如喷他佐辛、丁丙诺啡等）。

（2）亲脂性很强，约为吗啡的 30 倍，易透过血脑屏障，静注后脑内浓度是血浆浓度的 4.6 倍，故起效迅速，拮抗作用强。

（3）血浆蛋白结合率为 46%，主要在肝内转化，随尿排出。半衰期为 30 ～ 78 min。

（4）静注后 2 ～ 3 min 达最大效应，作用持续时间约 45 min。肌注后 10 min 达最大效应，持续 2.5 ～ 3.0 h。本药的持续时间远较吗啡中毒的持续时间短得多，若仅用单次剂量拮抗，虽自主呼吸能有效恢复，但作用消失后患者将再度陷入昏睡和呼吸抑制。

（二）临床应用

（1）拮抗麻醉性镇痛药的呼吸抑制副作用。

（2）复合麻醉结束后拮抗麻醉性镇痛药的残余量。

（3）拮抗因母体应用麻醉性镇痛药而产生的新生儿呼吸抑制。

（4）鉴别麻醉性镇痛药的成瘾性，用本药可诱发戒断症状时即可确诊。

（5）创伤应激可引起 β- 内啡肽释放。休克期心血管功能障碍与 β- 内啡肽作用有关。因此，临床有人试用纳洛酮治疗休克，但效果有待进一步证实。

（6）在抢救吗啡中毒患者时，为维持疗效，宜先单次静注 0.3 ～ 0.4 mg，15 min 后再肌注 0.6 mg 或继以静脉滴注 5 μg/（kg·h）。

（三）不良反应

本药拮抗麻醉性镇痛药的起效快，用药后痛觉可突然恢复，并出现交感兴奋，表现血压升高、心率增快、心律失常，甚至肺水肿和心室纤颤。

（四）禁忌证

麻醉性镇痛药以外的中枢抑制药或其他疾病引起的呼吸抑制时禁用本药。

第三节 非麻醉性镇痛药

一、阿司匹林（乙酸水杨酸）

（一）作用特点

（1）本品具有解热、镇痛、抗炎、抗风湿及抗血小板凝聚作用。

（2）口服吸收快，口服生物利用度为 68%±3%，约 2 h 血药浓度达峰值，加服碳酸氢钠可加快本品的吸收，减少刺激性。

（3）本品吸收后很快水解为乙酸和水杨酸盐，后者与血浆蛋白的结合率为 80%～90%，游离的水杨酸盐迅速分布到各组织和体液中，大部分在肝药酶催化下转变为葡萄糖醛酸和甘胺酸的结合物（水解尿酸），经肾排出。

（4）阿司匹林的血浆半衰期仅 20 min，但其水解产物水杨酸盐在一般剂量时半衰期为 3～5 h，大剂量时半衰期为 15～30 h。

（二）临床应用

（1）用于发热、头痛、神经痛、肌肉痛、风湿痛、急性风湿及风湿性关节炎；预防短暂性脑缺血发作、心肌梗死、人工心脏瓣膜、动静脉或其他手术后血栓形成。

（2）解热镇痛。成人量 0.3～0.6 g/ 次，每日 3 次。小儿每次 5～10 mg/kg。

（3）治疗胆道蛔虫。1 g/ 次，每日 2 或 3 次，连用 2～3 d，当阵发性绞痛停止 24 h 即停药，然后再行常规驱虫治疗；也用于 X 线照射或放疗引起的腹泻。

（4）粉末外用治疗足癣。先用温开水或 1∶5 000 高锰酸钾溶液洗涤患处，然后用本品粉末撒于患处，一般 2～4 次即愈。

（5）抑制血小板凝聚。40～150 mg/ d，每 24～48 h 一次。

（6）抗风湿。治疗急性风湿性或类风湿性关节炎，需要到最大可耐受量。

（三）不良反应

（1）有时可见胃肠道反应如恶心、呕吐、上腹不适或疼痛等，主要因长期大量用药引起，严重者可致胃肠道黏膜糜烂、溃疡，甚至出血。若同时服抗酸药或用肠溶片可减轻上述反应。

（2）本品可致肝肾损害，可致黄疸、转氨酶升高、血尿素氮及血清肌酐升高，损害为可逆性，停药后恢复。

（3）每日用量 3 g 以上时，能抑制血小板粘连，使凝血因子不易释出，出血时间延长。长期滥用还可抑制骨髓造血功能，使全血细胞减少。

（4）少数人用药后出现皮疹、荨麻疹、血管神经性水肿和过敏性休克，有时诱发支气管哮喘，称为"阿司匹林哮喘"。

（5）12 岁以下儿童服用本品有发生瑞氏综合征的危险，虽少见但可致死。

（6）用量过大（每日 5 g 以上）可致慢性水杨酸盐中毒，表现为头痛、头晕、耳鸣、视力减退，重者有精神错乱、呼吸加快、酸碱失衡、皮疹、出血、高热及昏迷等，此时应立即停药，并以静脉滴入碳酸氢钠，以加速水杨酸从尿中排泄。

（四）禁忌证

（1）严重肝损害、低凝血酶原血症、维生素缺乏、血友病、胃及十二指肠溃疡、哮喘患者及孕妇禁用。手术前 1 周的患者应停用，以防出血。

（2）本品与其他类固醇抗炎药同服时，胃肠道不良反应增加，而疗效不增强，应避免。

（3）本品应避免与糖皮质激素合用，以避免导致胃肠道溃疡及出血。

（4）正在接受抗凝治疗的患者不宜用本品，以免促进胃肠道出血。

二、吲哚美辛（消炎痛）

（一）作用特点

（1）为类固醇类消炎镇痛药，通过体内前列腺素（PG）合成而产生解热、镇痛和消炎作用。

（2）作用强，用于急慢性风湿性关节炎、痛风性关节炎及癌性疼痛；也用于滑囊炎、腱鞘炎及关节囊炎等。

（3）抗血小板聚集，可防止血管内血栓形成，效果较阿司匹林差。

（4）退热作用好，用于 Batter 综合征，效果显著。

（5）用于胆绞痛、输尿管结石症引起的绞痛；也可用于偏头痛、月经痛及术后镇痛。

（6）口服吸收好，血浆蛋白结合率约 90%，在肝内部分代谢，排泄快，半衰期为 7～12 h。

（二）临床应用

（1）口服 25 mg/ 次，每日 2 或 3 次，饭时或饭后即服。风湿性关节炎等症，如未见副作用时，可逐渐增至 100～150 mg/ d，分 3 或 4 次服。

（2）栓剂有维持药效时间长、胃肠道副作用发生率低等特点，50 mg/ 次，直肠给药，每日 1 或 2 次，连用 10 d 为一疗程。

（3）控释胶囊每次 25～75 mg，每日 1 或 2 次，必要时 75 mg，每日 2 次。

（三）不良反应

（1）有胃肠道反应，饭后服用胶囊可减少胃肠道反应；中枢神经系统症状发生率高，若头疼持续不退时应停药。

（2）有肝功能损害，抑制造血系统，过敏反应；与胺苯蝶啶合用可引起肾功能损害。溃疡病、震颤麻痹、精神病、癫痫、支气管哮喘、肾功能不全者及孕妇忌用，儿童慎用。

三、曲马多

（一）作用特点

（1）曲马多为阿片受体激动剂，为非阿片类性中枢镇痛药，是有 P 受体激动剂活性的环己醇衍生物。

（2）与阿片受体有很弱的亲和力，效价为吗啡的 1/10，镇静作用比哌替啶小，有镇咳作用，无恶心、呕吐，对呼吸循环无影响。

（3）静注半衰期 0.78±0.68 h，消除半衰期 6.0±0.8 h，经肝内降解，并从尿排出。

（二）临床应用

用于中、重度急慢性疼痛。急性疼痛或心绞痛，50～100 mg，肌注，追加 50 mg/ 次，或口服 75 mg；剧痛 100～150 mg，口服；癌性疼痛或慢性疼痛，100 mg 肌注，或 75～150 mg，口服；分娩疼痛，50 mg，口服。

四、布桂嗪（强痛定）

（一）作用特点

（1）本品为非麻醉性镇痛药，其镇痛强度为吗啡的 1/3，为速效镇痛药，口服后 10～30 min 见效，注射后 10 min 起效，作用维持 3～6 h，兼有安定及抗组胺作用。

（2）肝内代谢，主要由胆汁排出。

（3）对皮肤、黏膜和运动器官的疼痛抑制作用明显，对内脏器官的疼痛抑制作用较差。

（二）临床特点

（1）用于偏头痛、三叉神经痛、炎性或外伤性疼痛、关节痛、痛经及癌性疼痛。

（2）通常成人口服 30～60 mg/次，每日 3 或 4 次。儿童每次 1 mg/kg，每日 3 次，剧痛时酌增。

（3）皮下或肌注，成人 50～100 mg/次，每日 1 或 2 次，儿童每次 1 mg/kg。

（三）不良反应

（1）偶有头晕、恶心、困倦或兴奋等反应，停药后即可消失。

（2）长期用药可致精神依赖，有强烈的用药欲望，甚至出现戒断反应，被列入第一类精神药品管理。

五、双氯芬酸（双氯灭痛、扶他林）

（一）作用特点

（1）双氯芬酸为一种新型的强效消炎镇痛药，其镇痛、消炎及解热作用比吲哚美辛强 2.0～2.5 倍，比阿司匹林强 26～50 倍。

（2）药效强，不良反应小、用量小、个体差异少；口服吸收迅速，服后 1～2 h 血药达峰值；排泄快，长期应用无毒性积蓄。

（二）临床应用

（1）用于类风湿性关节炎、神经炎、红斑狼疮、癌痛及手术后疼痛、发热。

（2）25 mg，每日 3 次，口服；50 mg，每日 2 次，直肠用药；75 mg，肌注，每日 1 次。深部肌内注射。

（三）不良反应及禁忌证

不良反应有胃肠道症状及神经症状、皮疹等，肝、肾损害或有溃疡病史者慎用；妊娠 3 个月内避免使用。

六、布洛芬（异丁苯丙酸、芬必得）

（一）作用特点

有抗炎、镇痛、解热作用。对血常规与肾功能无明显影响。

（二）临床应用

用于风湿及类风湿关节炎。口服 0.4～0.8 g，每日 3 或 4 次，用于抗风湿；0.2～0.4 g，每 4～6 h 一次，用于止痛。

（三）不良反应及禁忌证

胃及十二指肠溃疡患者慎用。偶见消化不良、胃肠道溃疡及出血、氨基转移酶升高等副作用。

七、布拉诺（氢溴酸高乌甲素）

（一）作用特点

（1）该药是从毛茛科植物高乌头中提取得到的一种生物碱的氢溴酸盐。从不同途径给药均有镇痛作用。

（2）起效较慢，持续时间较长，腹腔注射布拉诺 6 mg/kg 的镇痛作用强度相当于吗啡 7.5 mg/kg 或氨基比林 50 mg/kg。

（3）该药长期使用无成瘾性，无致畸胎作用，亦不会发生积蓄中毒。此外，该药还具有局部麻醉、降温、解热和消肿作用。

（二）临床应用

（1）该药具有较强的镇痛作用，适于治疗各种急慢性疼痛，如胃肠溃疡、胃炎、胆囊炎、风湿性关节炎、坐骨神经痛等；对恶性肿瘤疼痛及其他顽固性疼痛也有较好的疗效。

（2）也可用于各种外科手术后的疼痛治疗。

（3）通常肌内注射每次 4 mg 或 4 ～ 8 mg 溶于 500 ml 葡萄糖、氯化钠注射液内静滴。

（三）不良反应

在治疗剂量下未发现中毒、成瘾现象，个别患者用药后出现荨麻疹、心慌、胸闷、头晕，出现以上症状须停药。

第四节 镇静安定药和静脉全麻药

一、氟硝基安定（氟硝西泮）

（一）作用特点

（1）本品具有镇静催眠作用，与地西泮的作用相似，但强于地西泮，催眠作用时间快，可维持 5 ～ 7 h。也有与地西泮类似的解痉、肌松和抗惊厥作用。

（2）口服后吸收充分，半衰期 3.5 h，多次给药后半衰期可达 20 ～ 30 h，静注 2 mg 后 1 ～ 2 min 即产生完全的睡眠，持续约 2.5 h，并有长时间的遗忘作用。可通过胎盘，并可由乳汁排出。

（3）无镇痛作用，但有增强镇痛药效应的作用。毒性小，安全界限是地西泮的 4 倍。与芬太尼、氯胺酮有协同作用，并可消除氯胺酮引起的精神运动性反应。

（4）对心血管的影响小，用药后血压下降 15 ～ 20 mmHg（2.0 ～ 2.67 kPa），10 min 内趋于稳定，对心率无明显影响。

（5）静脉注射过快对呼吸有轻度抑制作用。可降低颅内压，可使食管下端括约肌张力增强，有利于防止胃反流。

（二）临床应用

（1）用途与地西泮基本相同。可用于消除顾虑，治疗失眠，每次 2 mg 睡前口服。

（2）全麻诱导剂量。全麻诱导的平均剂量为 2 mg，个体差异大，0.5 ～ 4.0 mg 不等。静注后 3 min 入睡，但约有 10% 的患者不能入睡，需用其他药物辅助。麻醉诱导的效果优于地西泮和安泰酮，但不如硫喷妥钠，故不宜作为常规诱导药，尤不适于短时间的手术。

（3）辅助麻醉。表面麻醉下做窥镜检查的患者，静注 0.01 mg/kg 其镇静效果较安定更佳，且遗忘作用更久。在局麻下做心导管检查的心脏病患者，静注 0.01 ～ 0.02 mg 可获得满意的镇静效果，且对心血管的影响轻微。

（4）麻醉维持。与芬太尼、氯胺酮复合称为安定镇痛麻醉，可用于各类手术的维持。其中氟硝基安定用于大剂量芬太尼麻醉，有助于加强芬太尼的镇痛作用，消除术中觉醒和高血压反应。

（三）不良反应

（1）可有轻度呼吸抑制。

（2）对于缺血性心脏病和控制不良的高血压患者不用为宜。

（3）与芬太尼、氯胺酮合用应减量。

（4）长期使用可产生依赖性。

（四）禁忌证

肺功能不全者禁用。

二、氯羟安定（劳拉西潘）

（一）作用特点

（1）本品不溶于水，有很强的抗焦虑、镇静、催眠作用。其抗焦虑效力约为地西泮的 5 倍。

（2）有很强的顺行性遗忘作用，静注 5 mg 产生的遗忘作用持续达 24 h。

（3）有肌松作用和加强其他中枢神经抑制的作用。

（4）对血压、心率和周围阻力无明显影响。对呼吸无抑制作用。

（5）口服后吸收迅速，2 ～ 4 h 血药浓度达峰值。与血浆蛋白质结合率 85%。肌注后吸收较地西泮为低，透过血脑屏障较慢，故不论口服或肌注，均在 45 ～ 60 min 出现最大效应。

（二）临床应用

（1）临床应用范围与地西泮相似。麻醉前用药 1 ～ 5 mg 口服，因其抗焦虑和遗忘作用较地西泮强，且无呼吸抑制作用，故其效果较地西泮为佳。

（2）复合麻醉的辅助麻醉。如氯胺酮麻醉时辅助此药有助于消除或减轻苏醒期精神运动性反应。

（三）禁忌证

由于此药作用持续时间长，对于手术时间短而且希望术后立即清醒的患者应属禁忌。

三、地西泮（安定，苯二氮䓬）

（一）作用特点

（1）本品具有抗焦虑、肌松和抗惊厥作用。

（2）药理作用与氯氮䓬相似，但较强，地西泮的中枢性肌松作用较氯氮䓬强5倍，抗惊厥作用强10倍。其作用机制是选择性兴奋中枢的苯二氮䓬（BZ）受体，提高中枢抑制性神经递质——氨基丁酸（GABA）对中枢的抑制作用，减弱脑干网状结构对脊髓反射的易化影响，较大剂量则可直接抑制对脊髓的多突触反射，起到抗惊厥作用。

（3）阻断刺激脑干网状结构所引发电位的后发放，而产生镇静、催眠和抗焦虑作用。

（4）对人体的作用依其剂量的大小和用药途径而异。

（5）与哌替啶等药物合用时有显著的遗忘作用，可增强其他全麻药的效力，地西泮0.2mg/kg可使氟烷的MAC从0.48%降至0.37%。

（6）对呼吸影响少，但静注较大剂量则有一定的抑制作用。对心血管的影响轻微，可扩张冠状动脉，增加冠状动脉血流。

（7）临床上用于麻醉前给药、全麻诱导及作为复合全麻的组成部分，还用于控制肌痉挛和抽搐，如破伤风、癫痫发作、局麻药中毒等。

（二）临床应用

（1）麻醉前用药或与局麻药合并使用。

（2）其他麻醉的辅助麻醉最常应用。

①复合麻醉辅助用药：如与氯胺酮、吗啡以及神经安定镇痛剂合用，达到取长补短之作用。

②椎管内麻醉的辅助用药。

（3）诱导用药。用作基础麻醉或全麻诱导用药。

（4）控制痉挛与抽搐。用于抗惊厥、过度兴奋、肌痉挛或其他精神神经疾病的治疗。

（5）电复律与内窥镜检前作为电转复时镇静用，遗忘作用好。

（6）应用剂量。临床应用剂量根据应用目的而不同，具体如下：

①麻醉前用药：成人口服5～10mg，肌注或静注5～20mg。

②辅助麻醉或基础麻醉0.2～0.4mg/kg，静注，1～2min即昏睡。作用时间20～50min，也有达数小时者。

③麻醉诱导：0.6～1.0mg/kg静注。

④辅助麻醉：地西泮10～20mg，配合中药麻醉，对催醒并无明显影响，患者仍可在静注毒扁豆碱后5～10min内清醒。近代教科书和麻醉学已将地西泮列为静脉麻醉药。

⑤电转复：10～30mg，分次静注，总量＜4mg/kg。

⑥合并用药：地西泮镇痛作用不明显，不能作为主要的麻醉药单独应用。可以辅助加强各种麻醉药、镇静药的作用。

（三）不良反应

（1）呼吸抑制。用量大可产生呼吸抑制作用，术后嗜睡时间延长。少数患者发生恶心、倦怠、眩晕及视力模糊等，偶有躁动不安者。

（2）血压下降。大剂量静注时，产生一过性呼吸抑制的同时有血压下降。

（3）注射部位疼痛。静注局部有静脉炎发生。

四、咪唑安定（咪达唑仑、力月西）

（一）作用特点

（1）咪唑安定选择性作用于中枢苯二氮䓬受体，产生镇静、催眠、抗焦虑、肌松和抗惊厥作用，特点为起效快、代谢快、持续时间短。

（2）与局麻药复合使用，比安定安全，毒性比安定小 30%。

（3）口服吸收迅速而完全，吸收后肝脏首过效应消除 30% ~ 50%。

（4）肌注的生物利用度为 90% 以上，血浆蛋白结合率 96% 以上，半衰期为 1.5 ~ 2.5 h，60% ~ 70% 以代谢物形式由尿排出。

（二）临床应用

临床上可用于麻醉前给药，麻醉诱导，麻醉维持，患者的镇静，亦用于简短手术及诊断性操作的麻醉。

（1）麻醉前用药。经口服、肌内或静脉注射都有效，效果优于安定等。肌内注射剂量为 5 ~ 10 mg，注射后 10 ~ 15 min 产生镇静效应，经 30 ~ 45 min 产生最大效应，对呼吸和循环无明显影响。口服剂量须加倍。对小儿可用直肠注入，剂量为 0.1 ~ 0.4 mg/kg。

（2）诱导和维持。静脉注射咪唑安定做全麻诱导，效果优于安定，而稍逊于硫喷妥钠，主要适用于不宜用硫喷妥钠的危重患者。剂量 0.1 ~ 0.4 mg/kg，以年龄、体格情况和是否用术前药而定。用于静脉复合或静吸复合全麻的维持，可采取分次静脉注射或持续静脉滴注的方法，并与其他有镇痛效能的药物（芬太尼、氯胺酮等）合用，或同时吸入安氟醚、异氟醚等全麻药。适用于各类手术，尤其适用于心血管手术、颅脑手术，以及需全麻的门诊小手术。

（3）适用于消化道内窥镜检查、心导管检查、心血管造影、脑血管造影、心律转复等诊断性和治疗性操作。一般剂量为 0.10 ~ 0.15 mg/kg。

（4）对于需要机械通气支持的患者，可用此药使患者保持镇静，控制躁动。即使用于心脏手术后患者，对血流动力的影响也很小。

（三）不良反应

（1）注射部位可有血栓形成、栓塞性静脉炎。

（2）诱导剂量呼吸暂停发生率为 77%。

（四）禁忌证

妊娠 3 个月内、重症肌无力及苯二氮䓬类过敏者禁用。器质性脑损伤、严重呼吸功能不全及极度衰弱者慎用。

五、氟马西尼（安易醒）

（一）作用特点

（1）苯二氮䓬类受体拮抗剂可竞争性地和苯二氮䓬类受体结合，使受体复合蛋白活性降低，γ- 氨基丁酸释放量下降，氯离子通道关闭，解除抑制性突触后电位，从而拮抗苯二氮䓬类药的中枢镇静作用，术毕使患者尽快清醒，提高术后的安全性。

（2）术后早期静注氟马西尼 0.2 ~ 0.5 mg，可以迅速安全地解除苯二氮䓬类药物的镇静作用，且循环呼吸波动小，药物副作用发生率低，对肝肾功能影响小。

（二）临床应用

（1）静脉注射。急救时 0.3 mg 稀释后静注，60 s 内未清醒时再追加，极量为 2 mg。

（2）静滴。每小时 0.1 ~ 0.4 mg，用于手术结束后，防止再度入睡。

（三）不良反应

（1）偶有心悸、恶心、呕吐。

（2）孕妇、哺乳妇女慎用。

六、氯丙嗪

（一）作用特点

（1）氯丙嗪为强效安定药，有显著的抑制中枢及自主神经系统的作用。

（2）对中枢神经系统的作用的独特表现是抑制精神活动。

（3）对自主神经的作用，主要是抑制条件反射的形成，并使已形成的条件反射较易消失，处于保护性抑制状态。

（4）对于延脑催吐化学感应区引起的呕吐，氯丙嗪有选择性的拮抗作用；对下丘脑干扰体温调节，使体温下降，基础代谢下降，全身器官活动显著减低，引起"人工冬眠"状态。

（5）氯丙嗪还有抗交感神经和抗肾上腺素的作用，消除肾上腺素的升压作用，还有抗组胺的作用。

（6）其对心血管系统影响比较大，使血压降低，心动过速，心肌收缩力减弱，降低心肌兴奋性，使冠状动脉扩张。对肝、肾无影响。可引起肌张力减低，大剂量使肌张力增加，出现锥体外系反应。

（二）临床应用

（1）麻醉前用药。12.5～25.0 mg 术前 1 h 肌注。

（2）人工冬眠。氯丙嗪 50 mg、异丙嗪 50 mg、哌替啶 100 mg，用于人工冬眠和强化麻醉。抢救中暑、持续性高血压状态、高热惊厥、重症感染等危重患者。

（3）低温麻醉。配合物理降温，因其可减轻寒冷引起的寒战和皮肤血管收缩，可加强降温效果。脑科麻醉及胸科、耳鼻喉科全麻辅助。

（4）治疗精神分裂症。

（5）治疗偏头痛。

（三）不良反应

（1）循环干扰大。血压下降或体位性低血压。

（2）阿托品样反应。口干、心悸等。

（3）过敏反应。如皮疹、接触性皮炎等。

（4）锥体外系反应。大剂量时出现锥体外系反应，如震颤性麻痹、运动障碍、动眼神经危象（眼球上翻）和不能静坐等。可用东莨菪碱治疗。

（四）禁忌证

对药物过敏、中枢神经明显抑制、肝功能损害、尿毒症及心血管疾病患者慎用或禁用。

七、异丙嗪

（一）作用特点

（1）为吩噻嗪类抗组胺药。对中枢神经系统的抑制作用与氯丙嗪相似，但没有氯丙嗪明显，较苯海拉明作用强而持久，较易进入脑组织，故有明显的镇静作用，能增强麻醉药、催眠药、镇痛药的作用。

（2）是组胺受体拮抗剂，具有抗胆碱作用，防治晕动症，镇吐，能降低体温，与氯丙嗪等配成人工冬眠注射液。

（3）对心血管系统的抑制作用很小，有轻度的血压下降伴心动过速，心输出量无明显影响，可降低心肌的应激性，周围血管有轻度扩张，毛细血管渗透性降低。

（4）对呼吸无抑制作用，可使支气管分泌及唾液减小，有利于保持呼吸道通畅，可使支气管平滑肌松弛，故可防止麻醉引起的咳嗽及支气管痉挛，对肝肾功能影响很小。

（二）临床应用

（1）主要用于治疗过敏性疾病。

（2）临床麻醉中常作为麻醉前用药，有较好的镇静、镇吐作用。与哌替啶合用常用于辅助硬膜外阻滞。

（3）冬眠合剂的主要成分之一。

（三）不良反应及禁忌证

（1）静注可使血压下降，精神兴奋乃至狂躁。

（2）注射时不慎注入皮下或动脉，有致局部组织坏疽的危险。

（3）忌与碱性或生物碱性类药物配伍。

（4）静滴时应先稀释后缓慢滴入。

（5）肝肾功能减退者、有癫痫史者慎用。

八、氟哌利多（氟哌啶）

（一）作用特点

（1）主要对皮质下中枢、边缘系统、锥体系统及下丘脑有抑制作用。

（2）起效快，作用维持时间少于 24 h。

（3）其安定作用相当于氯丙嗪的 200 倍，镇吐作用为氯丙嗪的 700 倍。

（4）能增强镇痛药的作用，与强效镇痛药合用可使患者产生一种特殊的麻醉状态，称神经安定镇痛术，用于外科麻醉，可进行某些小手术、内窥镜检查及造影等，亦可做麻醉给药，具有较好的抗精神紧张、镇吐、抗休克等作用。

（5）呼吸循环系统。对呼吸无明显影响。对循环的影响轻微，心血管功能稳定，外周组织的灌注良好。它还具有温和的肾上腺素能阻滞作用，可消除内生儿茶酚胺或实验性肾上腺素的毒性作用。在低血容量时，可使外周血管阻力及动脉压轻度下降，但心肌收缩力不受影响，且具有抗心律不齐的良好作用。可收缩脑血管，降低颅内压。

（6）对肝肾功能无不良影响，并有使肾血流量增加的良好作用。

（7）消除半衰期为 2～3 h。氟哌酸多进入体内主要经肝代谢，约 10% 以原尿排出，仅有少量（1%）以氟哌利多未经破坏的形式排出。

（二）临床应用

（1）麻醉前给药。每次 2.5～5.0 mg，术前 30 min 肌注。

（2）复合麻醉用药。加强催眠药、镇痛药及其他麻醉药的中枢作用，还可防止术后呕吐及不安等不良反应。

（3）神经安定镇痛术。每 5 mg 加芬太尼 0.1 mg 制成氟芬合剂，静脉缓慢滴注，5 ～ 6 min 可达一级麻醉状态，否则再追加 0.5 倍至 1 倍剂量。由于两药作用时间相差甚远，目前已不主张组成合剂，分别使用较为合适。

（4）利用其轻度的肾上腺素能阻滞性能，作为抗休克药，改善外周循环和预防心律不齐。

（5）与氯胺酮复合应用。以预防或减轻氯胺酮麻醉后之幻觉、兴奋不安及呕吐等不良反应。

（6）辅助用药。作为局麻药或部位麻醉的辅助用药，每次 2 ～ 5 mg，静注。

（三）不良反应

（1）锥体外系症状是氟哌利多的主要不良反应。与用量过大、选择性地阻断锥体外系的多巴胺受体、使乙酰胆碱能神经活性相对亢进有关。可出现一系列神经活动障碍症状，如面颈部或肢体不自主运动，或表现为肌强直。好发于 5 ～ 15 岁小儿。有时单次小剂量（3 ～ 5 mg）应用也可发生。发生时间多在用药后 10 ～ 27 h。治疗时，静注或肌注东莨菪碱 0.3 mg 或地西泮 5 ～ 10 mg 可使症状较快消失。

（2）血压下降。在低血容量、硬膜外麻醉时可有血压下降。

（3）注意用药剂量。注射速度勿过快。与强化、催眠、镇静药，吸入全麻药及其他静脉全麻药合用时应减少用量。年老体弱者药量应酌减。

（4）应用单胺氧化酶抑制药时，在麻醉前 3 周应停药。

九、硫喷妥钠（戊硫巴比妥钠）

（一）作用特点

（1）本品为短时作用的巴比妥类药物，是强效的静脉麻醉药，镇痛作用较差，小剂量镇静催眠，大剂量起麻醉作用，易通过血脑屏障，弥散性抑制中枢神经系统，可降低脑耗氧量及颅内压。

（2）对循环和呼吸的抑制与给药量和注射的速度密切相关。

（3）大量快速静脉注射，血压明显下降，呼吸减弱或停止。

（4）硫喷妥钠脂溶性较高，起效快，静注 3 ～ 5 mg/kg 可在一次臂 - 脑循环时间（10 ～ 15 s）内意识消失，但 40 s 后即转浅，维持 15 ～ 20 min 后初醒，继以约 3 h 的再催。

（5）其作用时间和术后苏醒时间随剂量的大小而异，麻醉征象仅表现为眼球固定、瞳孔小、睫毛反射消失、呼吸循环抑制等，分期不清楚。

（6）脑血流量和脑耗氧量降低 30%，继续增量时不再降低，且容易出现快速耐药，降低效应逐渐减弱。硫喷妥钠使大脑血管收缩，故适用于颅内高压患者做麻醉诱导。

（7）老年患者的神经系统对硫喷妥钠特别敏感，清除半衰期可延长 13 ～ 20 s。因此，对老年人的剂量应酌情减少。

（8）硫喷妥钠抑制交感神经活动，副交感作用相对占上风，咽喉、支气管平滑肌处于敏感状态，稍受刺激可诱发呛咳、喉痉挛或支气管痉挛，于上呼吸道分泌物多、慢性支气管炎或迷走神经稍亢进的患者更易发生。因此喉镜窥视、气管插管或咽喉分泌物吸引等操作绝对禁忌在硫喷妥钠麻醉下施行；只有在术前使用阿托品或东莨菪碱、施行咽喉气管表面麻醉及注射琥珀胆碱等条件下才能操作。

（二）临床应用

（1）全麻诱导采用单次注射法，以 2.0% ～ 2.5% 浓度 3 ～ 5 mg/kg 缓慢静注，与琥珀胆碱配合施行气管内插管，一般成人不超过 0.5 g。

（2）用于抗惊厥或短小手术配合，以 5% 葡萄糖注射液稀释成 0.2% ～ 0.4% 的浓度，以每分钟 1 ～ 2 ml 的速度滴入，剂量不超过 1 g 为限。

（3）小儿基础麻醉剂量为 15 ～ 20 mg/kg，臀部深部肌肉注射。

（三）不良反应

（1）本药呈碱性，如误入动脉，注射的肢体出现剧烈烧灼样疼痛，毛细血管栓塞，出现局部急性缺血，甚至严重休克反应死亡，应迅速由原动脉内注入普鲁卡因或罂粟碱，并行肢体交感神经阻滞，解除动脉痉挛，同时静注肝素防止血栓形成。

（2）遇刺激可诱发喉或支气管痉挛，插管时须与肌松药配合。

（3）过敏反应表现为过敏性休克、喉头水肿、支气管痉挛、皮肤红斑、荨麻疹等，应迅速静注肾上腺素、氨茶碱及皮质激素等抗休克治疗。

（4）与硫酸阿托品及琥珀胆碱配伍易发生沉淀。

（四）禁忌证

（1）呼吸道梗阻或存在难以保持呼吸道通畅的情况。

（2）失代偿的高血压、严重心脏病。

（3）未经有效处理的严重贫血、休克、脱水、尿毒症、肾上腺皮质功能不全、支气管哮喘、紫质症等。

（4）无急救设备、不具备气管插管和呼吸管理条件者。

十、羟丁酸钠

（一）作用特点

（1）一般剂量仅作用于大脑皮质，引起生理性睡眠；增大剂量也影响脑干和中脑。

（2）由于不抑制网状激活系统，且皮质对该系统的控制也已减弱，因此容易出现锥体外征象（肌肉颤搐、不自主肢体活动增强等）。

（3）不影响脑血流量，不引起颅内压增高。

（4）兴奋副交感神经，故心率减慢，唾液和呼吸道分泌物增多。有时引起恶心、呕吐。

（5）轻度兴奋循环系统，血压稍升高，脉搏缓慢有力，心排出量无变化，不引起心律失常，毛细血管扩张充盈好，肤色红润。

（6）不抑制呼吸。呼吸中枢对二氧化碳保持灵敏性。呼吸频率稍减慢，潮气量稍增大，每分通气量不变或稍增加。如果注药太快、剂量过大，年老、小儿或体弱患者，仍可产生显著的呼吸抑制。可使咽喉反应迟钝，气管反射减弱，咬肌和下颌比较松弛，因此，可在表面麻醉下完成气管操作，耐受插管也较良好。

（7）对肝肾无毒性，即使黄疸患者也可选用。

（8）可使钾离子转移入细胞内，注药后 15 min 左右可出现一过性血清钾降低，故低血钾者慎用。

（二）临床应用

（1）成人诱导剂量 50 ～ 80 mg/kg 静脉慢注；小儿常用 80 ～ 100 mg/kg。对年老、危重患者剂量宜酌减为 40 ～ 50 mg/kg（睡眠剂量）静脉慢注。维持麻醉常复合氯胺酮或其他麻醉。

（2）气管内插管时，一般先静注小剂量安定，再静注羟丁酸钠及琥珀胆碱后插管。

（三）不良反应

（1）注射速度过快，易出现锥体外系症状，甚至呼吸抑制。

（2）低血钾者注射该药后易造成血钾进一步降低，应适当补钾。

（四）禁忌证

癫痫、原因不明的惊厥、慢性乙醇中毒、低血钾及完全性房室传导阻滞、心动过缓患者禁用。

十一、氯胺酮（KT）

（一）作用特点

（1）麻醉特性。KT 对中枢神经系统具有既抑制又兴奋的双重选择性作用，既抑制大脑联络径路和丘脑新皮质系统，又兴奋边缘系统。其麻醉的表现甚为特殊：一方面表现麻木、失重、悬空感，对周围环境不关心，倦怠，意识逐渐消失，浅睡，表情淡薄，体表镇痛完全。另一方面肌张力增加、肢体无目的微动、眼睑睁开凝视、眼球水平或垂直震颤，角膜反射和对光反射活跃，眼泪和唾液分泌增多，膝反射亢进。因此，临床上有"氯胺酮分离麻醉"之称。

（2）KT 选择性抑制丘脑内侧核，阻滞脊髓网状结构束的上行传导；也与中枢神经和脊髓内侧核的阿片受体有亲和性，故镇痛效应极强。但不能制止腹腔内脏牵拉反应。

（3）KT 引起颅内压增高。出现癫痫样脑电波，但不向皮质扩散，临床也不会出现癫痫发作。

（4）KT 麻醉后苏醒期常出现极不愉快的精神症状，包括恶心、梦幻、谵妄等，以 16 岁以上、女性、剂量大、注速过快、短小手术后多见。若复合用安定或咪唑安定，则此类精神症状可明显减少。

（5）KT 对心血管系统呈双重作用。一方面通过增加交感活性及兴奋交感中枢而间接兴奋心血管系统，临床表现心率增快，血压增高，全身血管阻力、肺动脉压和肺血管阻力增高。另一方面直接抑制心肌，呈负性变力和变时作用，表现血压下降、心率变慢。

（6）KT 对呼吸有抑制作用，对潮气量的影响甚于呼吸频率，与剂量和速度有密切关系。剂量和注速恰当时，仅呼吸轻微减浅变慢，恢复很快。相反，注速快、剂量大，或同时伍用麻醉性镇痛药时，可显著抑制呼吸，甚于使呼吸停止。此外，对婴儿或老人的呼吸抑制较明显，应特别警惕。

（7）脂溶性比硫喷妥钠大 5 ～ 10 倍，迅速进入脑内而产生麻醉，经重新分布后脑内浓度很快下降。静注 2 mg/kg，15 s 后意识模糊，30 s 意识消失，麻醉作用维持 10 ～ 15 min。

（二）临床应用

（1）单独 KT 只适合用于短小手术、清创、更换敷料或麻醉诱导。临床主要用它施行复合麻醉，如伍用安定、羟丁酸钠等；或于普鲁卡因、琥珀胆碱混合液中加入 0.1% 浓度，施行静脉滴注维持麻醉；也与吸入麻醉复合使用。

（2）成人单次静注 2 mg/kg，追加量为首次量的 1/2 或全量。静脉滴注用 0.1% ～ 0.2% 溶液，每分钟滴注 1 ～ 3 ml。

（3）小儿肌注剂量 4 ～ 5 mg/kg，追加量为首次量的 1/2。

（三）不良反应

（1）KT 麻醉过程中，少数患者可出现吃语、呻吟、精神错乱，甚至抽动，并有幻觉、恐惧等行为激动现象。

（2）术后可出现视物变形、复视，甚至一过性失明及一过性抑郁等不良反应，于成人或学龄儿童单独使用时较多见，如果复合安定类药则很少发生。

（3）注射过快易产生一过性呼吸抑制，有时发生喉痉挛和支气管痉挛。发生上述情况，不宜用呼吸兴奋剂。

（4）无痛流产：1% 氯胺酮 1 ～ 2 mg/kg 静脉注射，1 ～ 2 min 后进入麻醉状态，持续 10 ～ 15 min，如需延长，追加 1/3 ～ 1/2 首次量，用药后完全清醒 30 ～ 60 min。

（四）禁忌证

严重高血压、动脉硬化、肺心病、肺动脉高压、心脏代偿功能不全、颅内高压、眼压过高、精神病史或可疑精神病、甲状腺功能亢进、酒后等。

十二、依托咪酯

（一）作用特点

（1）本身无镇痛作用，但有较强的中枢抑制作用，使氟烷的维持麻醉浓度显著降低。

（2）降低脑耗氧量，使脑血流量和颅内压下降，故可能有脑保护作用。

（3）不引起特异的癫痫样脑电活动，但可致皮质下脱抑，因此诱导过程有时出现肌肉不协调动作、震颤、阵挛、强直等锥体外系兴奋征象。

（4）对心血管抑制作用轻微，血压呈轻度下降或略升高，周围阻力稍减低，心脏指数无改变或稍增加，心率稍慢，剂量大时可加快，对冠状血管有扩张作用。

（5）正常剂量时，对呼吸无明显影响，但剂量大、注射快时也引起呼吸抑制。如果出现肌阵挛等锥体外系兴奋征时可有屏气和呼吸暂停。

（6）对肝、肾几乎无毒性。不引起组胺释放。

（二）临床应用

（1）临床广泛应用于全麻诱导、短小手术、诊断性操作及全凭静脉麻醉或静吸复合全麻。心功能差、青光眼、颅内压增高者亦可应用，还可用于电除颤及心肺脑复苏患者。

（2）静注 0.15 ～ 0.30 mg/kg，15 ～ 30 s 内注完。静滴每分钟 0.1 ～ 0.2 mg/kg。

（3）无痛流产：依托咪酯 0.3 mg/kg，静脉注射 30 ～ 60 s 后神志消失，麻醉作用维持 7 ～ 14 min，苏醒较快。

（三）不良反应

（1）局部静脉疼痛率为 10% ～ 63%，主要为药液偏酸所致。

（2）局部静脉炎、栓塞和栓塞性静脉炎的总发生率为 8%，较硫喷妥钠者高。

（3）用于已用抗高血压药、利尿药、钙通道阻滞药、单胺氧化酶抑制剂或硫酸镁治疗的患者，可诱发血压骤降意外，故不宜并用。若需使用，应减量并密切监测。

（四）禁忌证

（1）重症糖尿病、高血钾者应慎用或禁用。

（2）癫痫患者及肝肾功能严重不全者禁用。

十三 丙泊酚（得普利麻）

（一）作用特点

（1）为新的快速、短效的静脉全麻药。效价为硫喷妥钠的 1.8 倍，镇痛作用不明显。

（2）无抗惊厥、无中枢性抗胆碱能作用。无蓄积、无毒性症状。

（3）持续时间短、苏醒快而完全，无兴奋现象。

（4）对呼吸抑制明显，频率减慢，潮气量下降，有时呼吸暂停，对喉反射有一定抑制，喉痉挛少见。

（5）分布半衰期 2.5 min，消除半衰期 54 min，停药后 6～10 min 清醒，在体内代谢完全、迅速，产物经肾排泄。

（二）临床应用

（1）麻醉诱导：1.55 mg/kg。

（2）麻醉维持：成人 4～12 mg/（kg·h），3 岁以上小儿 9～15 mg/（kg·h），需与镇痛药配伍。

（3）椎管内麻醉药的辅助用药：先给 0.2～0.7 mg/kg 负荷量，接着静滴 2 mg/（kg·h）。

（4）ICU 患者镇静：用量 1～4 mg/kg 静滴。

（5）心脏手术麻醉：诱导用丙泊酚 1.5～2.0 mg/kg，芬太尼 5 μg/kg，泮库溴铵 0.1 kg，然后 6 mg/（kg·h）维持麻醉。体外循环患者，诱导后以 10 mg/（kg·h）静注，30 min 将药减至 3 mg/（kg·h）。

（6）无痛流产术：丙泊酚 2.0～2.5 mg/kg 静脉注射，30 s 起效，麻醉作用维持 4～8 min。如需延长，每次追加 30～50 mg。

（7）丙泊酚的"镇静剂量"具有抗呕吐效能，对一般性术后呕吐，单次静注 10 mg 的明显改善率可达 81%。为抗化疗后呕吐，静脉滴注 1 mg/（kg·h）即可使呕吐症状明显缓解。也适用于预防化疗后恶心呕吐。

（三）不良反应

（1）呼吸循环抑制。丙泊酚可能引起低血压和一过性呼吸抑制，其降血压的程度较硫喷妥钠者为明显；其抑制程度与剂量、注速呈密切正相关。通过加快输液（如乳酸钠林格液 12 ml/kg，或"706"代血浆 8 ml/kg）和减慢滴速可得到防治。

（2）局部静脉疼痛。多用利多卡因稀释丙泊酚防治局部疼痛；也可先静脉慢注 2% 利多卡因 2 ml，再注入丙泊酚，勿注在血管外，对组织的反应小。

（3）过敏症状表现支气管痉挛、红斑和低血压，但极为罕见。

（四）禁忌证

（1）孕妇和产妇禁用。

（2）对丙泊酚过敏者禁用。

（3）3 岁以下小儿禁用或慎用。

（4）高血脂或脂肪代谢紊乱者，心脏病、呼吸道和肝肾疾病患者，血容量不足或虚弱者慎用。

第五节 肌肉松弛药

一、阿曲库铵（卡肌宁）

（一）作用特点

（1）为中时效非去极化性肌松药，起效较快，时效近似维库溴铵，对心血管系统无不良反应，反复用药无蓄积性。

（2）在体内主要通过"霍夫曼消除反应"分解消除，小部分经酯解反应分解，最适用于肝、肾功能不全的患者。碱性环境和温度升高可加速霍夫曼反应，使药效缩短，故需低温冰箱储存，也不能与硫喷妥钠等碱性药物混合。

（3）其神经节阻滞作用极微，解迷走作用与维库溴铵相似，对心率无影响。卡肌宁的肌松作用是 β 受体阻断作用的 24 倍。

（4）有轻微组胺释放作用，偶尔可出现皮疹、支气管痉挛及心动过缓。

（二）临床应用

（1）气管内插管：静注后 2～3 min 内完成。但起效速度及肌松条件均不及（慢于）琥珀胆碱。3～5 min 起效，维持 20～25 min。

（2）心脏手术麻醉也可应用。但偶见因组胺释放所致心率增快、血压下降及 SVR 下降等。低温 CPB 能延长其时效，半衰期可延长 1 倍以上。0.1～0.2 mg/kg 静注，间隔 20～30 min；0.3～0.5g/（kg·h）输注。

（3）产科麻醉。因不通过胎盘屏障，可安全地用于剖宫产。胎儿脐静脉血药浓度为母血的 1/10。

（4）肝肾功能不全患者麻醉首选此肌松药。

（5）神经外科、眼科、重症肌无力和恶性高热患者手术麻醉常用此肌松药，因其对颅内压和眼内压均无影响。

（6）用于患者机械通气 0.3～0.5 mg/（kg·h）输注，便于呼吸的管理。

（三）不良反应

（1）可能引起组胺释放，致使皮肤潮红，短暂性低血压。

（2）偶有支气管痉挛和过敏反应，罕有癫痫样发作。

（3）过量或恢复迟缓的患者，可给予新斯的明和阿托品拮抗。

（四）禁忌证

对本品过敏者忌用。

二、维库溴胺（万可松）

（一）作用特点

（1）起效时间约 5 min，增加药量可缩短起效时间。肌肉松弛作用强、快、短，恢复迅速。可用于全身麻醉，便于气管内插管，以及在手术中和机械通气时提供肌肉松弛。特别适合于禁用琥珀胆碱做气管插管的患者，因不释放组胺更适用于心肌缺血和心脏病患者。

（2）心血管功能的影响。对循环功能相当稳定，甚至几倍于临床常用量，对心率、血压、CO、PCWP 和 SVR 等均无明显影响。无心脏迷走神经的阻断作用。

（3）无组胺释放作用。

（4）其他。对肝肾及其他系统的功能均无影响。

（二）临床应用

（1）气管内插管。可在静注后 2～3 min 完成插管，但起效仍慢于琥珀胆碱，常用量 0.08～0.10 mg/（kg·h），90～120 s 插管，维持 20～30 min。

（2）心脏手术麻醉。因对心血管功能无影响，故适用于心脏病患者手术和心脏手术，如冠状动脉旁路手术患者，用万可松后，各循环指标除心率稍慢外，均无明显改变，低温 CPB 延长时效。

（3）产科手术麻醉。万可松不易通过胎盘屏障，可安全用于剖宫产手术。

（4）肝肾功能不全患者手术。为肝病患者首选的肌松药。肾功能不全患者也可选万可松，因万可松仅 20% 经肾排泄。在肝功能不全患者，肌松作用时间延长 1 倍，要予以注意。

（5）患者危重机械通气。1～2 mg/ 次，静注，间隔 20～30 min。

（三）不良反应

主要为呼吸抑制，易被新斯的明拮抗，注射该药 0.1 mg/kg 可用新斯的明 1.0 mg 拮抗。

三、琥珀胆碱

（一）作用特点

（1）琥珀胆碱为临床唯一的去极化型肌松药。能与骨骼肌 N_2- 受体结合，产生与乙酰胆碱相似的去极化作用，为一种超短效类肌松药。它使骨骼肌先兴奋（肌束震颤）后麻痹松弛，导致肌肉松弛，可使血钾升高。

（2）被假性胆碱酯酶迅速水解，产生琥珀单胆碱和胆碱。琥珀单胆碱仍保留琥珀胆碱的肌松活性 1/50，水解较慢（为琥珀胆碱的 1/6）。因此，反复静注或连续滴注可出现蓄积。

（3）琥珀胆碱不能使用新斯的明拮抗，否则肌松作用反而延长。

（4）本品有肌肉松弛完全、起效快（1 min）、维持时间短（4～6 min）、易控制的优点。

（二）临床应用

（1）气管内插管。单次静注 0.8～1.0 mg/kg，15～20 s 出现肌纤维成束收缩，1 min 左右肌肉完全松弛，呼吸停止持续 4 min，肌松作用维持 5～10 min，可重复注射，不必减量。

（2）对静脉穿刺困难的小儿和成人，可将琥珀胆碱稀释成 10 mg/kg 溶液肌注用药，小儿 1.0～1.5 mg/kg，成人 1.5～2.0 mg/kg 分别于 1 min 和 2～8 min 出现肌松，维持 20～30 min。

（3）长时间手术时可用 0.1%～0.2% 琥珀胆碱溶液静脉持续滴注。滴速为每分钟 3～4 mg。配成 0.1% 琥珀胆碱、1% 普鲁卡因溶液，可施行静脉复合麻醉，两者协同增强，有人建议琥珀胆碱浓度可降为 0.06%～0.07%。

（4）麻醉治疗。首选用于预防精神病患者行电抽搐治疗引起肌肉收缩、痉挛、抽搐；治疗一些痉挛性疾病，如破伤风、子痫及癫痫持续状态等，如用镇静药或抗惊厥药不能控制时，可在备好人工呼吸条件下应用琥珀胆碱；患者呼吸功能不全需用机械人工呼吸维持时，如患者自发呼吸与呼吸器不能同步，可静滴琥珀胆碱以暂停自主呼吸；此外肩、髋关节脱位复位时，可用琥珀胆碱配以静脉麻醉药，并在人工呼吸下进行复位。

（5）用于患者可采用稀释静滴法代替非去极化类肌松药，用于防止气道压力过高，消除患者自发呼吸与呼吸机对抗，控制脑缺氧后引起的抽搐和胸壁僵直。用于降低患者的呼吸急促、用力、发抖以及对呼吸机对抗等引起的耗氧和呼吸做功增加。

（三）不良反应

（1）肌纤维成束收缩过程中，钾离子自肌细胞外移，可引起血清 K^+ 升高。

（2）静滴琥珀胆碱总量超过 1 g 容易发生相阻滞，使其肌张力恢复延迟。

（3）全身肌纤维不协调收缩可引起眼内压、胃内压和颅内压升高，以及术后肌痛。

（4）有短暂的心搏徐缓、心律失常甚至停搏，故麻醉前需用阿托品。

（四）禁忌证

（1）肝肾功能不全、贫血、营养不良、有假性胆碱酯酶缺乏者及电解质紊乱者宜用小量或免用。

（2）烧伤、广泛创伤、神经疾患（多发硬化、脊髓或脑损伤、脑血管疾病、破伤风、大脑炎、周围神经严重损伤等）等，琥珀胆碱应慎用或不用，以免发生高血钾而致心律失常或心搏骤停。

（3）肌疾患者应用琥珀胆碱有可能引起恶性高热，以不用为宜。

（4）琥珀胆碱有升高眼压的作用，对眼球有贯穿伤或正在做眼内手术的患者绝对禁用，否则有可能造成眼球内容物溢出的危险。

（5）琥珀胆碱一过性地升高颅内压，对一般患者虽无严重危害，但颅内压已经较高的患者则应避免使用。因临床上曾有颅内压高应用琥珀胆碱发生急性循环衰竭的报道。

（6）呼吸道有梗阻因素存在或气管插管估计有较大困难时，不能贸然使用琥珀胆碱。

四、简箭毒碱

（一）作用特点

（1）本品为经典的非去极化肌松药。作用于骨骼肌的神经肌肉接头处，乙酰胆碱竞争性地与运动终板后膜上的 β_2 受体结合。

（2）肌肉松弛是逐渐产生的，并有一定的规律性。其顺序为眼睑肌和眼球肌—面部肌、下颌肌和喉头肌—颈部肌—上肢肌—下肢肌—腹部肌和肋间肌—膈肌。肌松恢复的顺序相反，即膈肌先恢复，眼睑最后恢复。

（3）静注后 6 min 起效，恢复指数为 25～35 min，90% 肌颤恢复时间为 70～90 min。

（4）本品有组胺释放作用，较大剂量有神经节阻滞作用，从而在临床上引起低血压。

（二）临床应用

（1）全麻的辅助剂与麻醉剂合用，主要达到以下目的：

①保持气管插管及术中肌松，使胸、腹部手术肌松、手术野平静，便于手术操作，便于施行手法或机械呼吸。

②浅麻醉减少全麻药用量。预防低温麻醉时寒战反应，降低代谢。浅麻醉即可获得外科手术要求的肌肉松弛。适用于衰弱、休克及其他不能耐受深麻醉影响的患者。

③减低患者应激性。轻度神经节阻滞作用对降低代谢及应激性反应有一定效果，适用于某些大创伤、大出血的患者。

（2）惊厥的治疗。各种原因引起的惊厥的控制。

（3）用于患者可防治气道压力过高。较高的气道压力可加重机械通气对心血管功能和器官血流的影响，并易致肺气压伤；哮喘持续状态的患者，气道压力升高，常发生患者呼吸与呼吸机对抗，胸部外伤患者（气管或支气管破裂）适当减低胸膜腔内压也很重要，以免加重对呼吸和循环的影响。但在应用肌松药同时应注意消除气道压力升高的原因。

（4）诊断。用于重症肌无力的诊断。

（三）不良反应

有阻断神经节和促进组胺释放作用而引起的血压下降、心率减慢、支气管痉挛等。

（四）禁忌证

（1）重症肌无力患者为绝对禁忌。支气管哮喘患者、严重休克者、10岁儿童等禁忌。

（2）疑有潜在性肌无力患者慎用。剂量宜减少。

（3）年老体弱、电解质平衡紊乱，尤其低血钾、低血钙时慎用，剂量宜减少。

（4）短小手术和门诊手术患者不宜使用。

（5）凡对筒箭毒碱之药理性质、使用方法无足够认识者，且无人工呼吸设备时不应使用。

五、新斯的明

（一）作用特点

（1）新斯的明是胆碱酯酶抑制药，通过抑制胆碱酯酶对乙酰胆碱的水解，促使神经接头的乙酰胆碱蓄积，竞争性地取代已与受体结合的非去极化肌松药，从而发挥拮抗作用。

（2）新斯的明还促使神经末梢释放乙酰胆碱增多。

（3）对胃肠平滑肌和膀胱平滑肌有较强的兴奋作用，促进胃肠蠕动与排尿。

（二）临床应用

（1）0.5～1.0 mg/次肌注，或皮下或静注。8 min 出现高峰，作用维持 45 min。注射前先静注阿托品 0.5 mg，以对抗新斯的明的毒蕈碱样作用，防止心率减慢和血压下降。

（2）治疗重症肌无力。可皮下或肌注 0.25～0.50 mg/次，自小剂量开始，极量 1 mg/次，每日 5 mg。儿童每次 0.05～0.10 mg。

（三）不良反应

在拮抗的同时，可能出现副交感神经节兴奋，引起心动徐缓、血压下降、唾液和呼吸道分泌物增多、胃肠蠕动增强、支气管痉挛，甚或心搏骤停等副作用（即"胆碱能危象"），较大剂量新斯的明更易发生，故需严格掌握剂量。一旦出现胆碱能危象，可用阿托品拮抗。为预防不良反应，可将阿托品与新斯的明混合在一起使用。

（四）禁忌证

心绞痛、机械性肠梗阻、尿路梗阻患者禁用，支气管哮喘患者也宜慎用。

第六节 抗胆碱药

一、东莨菪碱

（一）作用特点

（1）作用类似阿托品。但抑制腺体分泌，中枢抑制和散瞳作用较阿托品强，心率增快及对支气管平滑肌的作用较阿托品弱。

（2）抑制中枢神经的正常活动，引起嗜睡和遗忘，与吗啡或哌替啶等合用效果更好，作为东莨菪碱复合麻醉。

（3）某些患者，尤其是老年人，易引起谵妄、躁动，对呼吸中枢有兴奋作用。

（二）临床应用

（1）麻醉前用药。成人 0.3 mg（或 0.4 mg 与尼扎替丁 50 ～ 100 mg 或吗啡 10 mg 并用）。小儿每次 0.01 ～ 0.02 mg/kg。麻醉前 0.5 ～ 1.0 h 肌注。

（2）抗休克治疗。每次 0.01 ～ 0.02 mg/kg，每次 10 ～ 20 min，至患者肤色红润、血压回升、瞳孔散大为度。

（3）兴奋呼吸时。成人 0.3 mg/ 次，小儿每次 0.003 mg/kg 静注。15 ～ 30 min 一次，可重复使用。

（三）不良反应

老年人使用易引起烦躁、兴奋，一般不用为妥。

（四）禁忌证

（1）青光眼、幽门梗阻、前列腺肥大者禁用。

（2）心动过速、心功能不全及肝肾功能严重损害、高热患者忌用。

二、山莨菪碱

（一）作用特点

（1）化学结构与阿托品相似，其抑制唾液分泌、散瞳和中枢兴奋作用仅为阿托品的 1/20 ～ 1/10。

（2）能松弛平滑肌，其解痉作用显著，有良好的解除小血管痉挛的作用。

（3）有镇痛作用，对内脏平滑肌痉挛引起的心绞痛有缓解效果。

（二）临床应用

（1）常用于治疗感染性休克或中毒性休克，以改善微循环。静脉注射每次 10 ～ 20 mg，必要时 15 ～ 30 min 重复一次。

（2）治疗各种神经痛、眩晕病、脑血栓、脑血管栓塞或痉挛造成的早瘫、中心性视网膜炎、视神经萎缩、视网膜色素变性、眼底动脉阻塞、栓塞性脉管炎、耳聋、遗尿症等。

（三）不良反应

有口干、面红、散瞳、视力模糊。偶有心率增快、排尿困难、荨麻疹、神经兴奋等，尤其是老年人。

（四）禁忌证

青光眼及脑出血急性期患者禁用。

三、阿托品

（一）作用特点

（1）本品系 M 胆碱受体阻滞药。具有节后抗胆碱的功能，有外周抗毒蕈碱样作用，能使多种平滑肌松弛、抑制腺体分泌。

（2）大剂量能解除小血管痉挛，改善微循环，兴奋心肌，扩张外周及内脏血管，解除迷走神经对心脏的抑制，使心率增快，舒张冠状血管，使冠状动脉血流显著增加。

（3）能兴奋中枢神经系统及呼吸中枢，松弛支气管平滑肌、使分泌物减少、分钟通气量增加。缓解胃肠道及幽门痉挛。适用于消化道溃疡、胃酸分泌过多、胃肠道痉挛性绞痛。

（4）亦用于感染、中毒性休克、有机鳞农药中毒、锑剂引起的阿 - 斯综合征。

（5）可用于拮抗麻醉性镇痛药对呼吸的抑制。

（6）麻醉前用药最为常见，目的在于减少支气管、唾液和消化道的分泌，防止喉和支气管痉挛，抑制心血管的迷走神经反射，减少胃肠过分蠕动。尚可用于治疗心源性昏厥、心动过缓。

（7）眼科则用于散瞳、验光以及防止虹膜睫状体炎。也常用作胃镜、肠镜检查前用药，以制止腺体分泌及胃肠痉挛。

（二）临床应用

（1）麻醉前用药。成人每次 0.3～0.5 mg，小儿每次 0.01～0.02 mg/kg，麻醉前 0.5～1.0 h 肌注或静注。

（2）围麻醉期。应用抗胆碱酯酶药新斯的明拮抗非去极化类肌松药时，可将阿托品与新斯的明静注（即阿托品 0.02 mg/kg，新斯的明 0.02～0.04 mg/kg），以消除新斯的明引起的毒蕈碱样不良反应。

（3）抗心律失常。0.3～1.0 mg/ 次静注，必要时 1～2 h 重复使用。

（4）抗中毒性休克。1～2 mg/ 次，小儿每次 0.030 5 mg/kg 用生理盐水或 5% 葡萄糖 10～20 ml 稀释，静注根据病情需要 10～30 min 重复注射，直至出现用药反应，待患者面色由苍白转潮红，四肢由厥冷转为温暖，收缩压高至 10.64 kPa 以上时，再逐渐延长使用间隔时间，减量至停用。如使用 10 次以上时，改用其他抗休克药或升压药交替使用。应用本药前应补充血容量和纠正酸中毒等。

（5）用于解救有机磷农药中毒患者时，用量较大，应视病情而定。

（三）不良反应

（1）常规剂量可见口干、视力模糊及心率增快等。

（2）剂量过大可发生中毒（小儿更易过量中毒），可见躁动不安、脸面潮红、心律失常，严重时可致呼吸衰竭死亡。中毒时应尽快静注毒扁豆碱 1～2 mg，或采取其他抗胆碱酯酶药解救。

（四）禁忌证

（1）控制抽搐主要用巴比妥类药；甲状腺功能亢进、心功能不全或预激综合征、房扑、房颤、二尖瓣狭窄伴有明显心动过速者忌用。必要时可以东莨菪碱代替。

（2）青光眼、眼压升高倾向、前列腺肥大、器质性幽门梗阻、肠梗阻患者禁用。

（3）上消化道出血、急腹症诊断未明、高热、心率过快者慎用。

下篇 临床常见病诊治

第三章 神经系统疾病

第一节 神经系统症状及诊断原则

一、常见症状

（一）意识障碍

意识障碍可分为以下几种。

1. 嗜睡

能唤醒，唤醒后一切如常。

2. 昏睡

给较强刺激能唤醒，勉强配合检查及简单地回答问题，停止刺激即又入睡。

3. 昏迷

（1）浅昏迷：仍有无意识的自发动作，对疼痛刺激（如压迫眶上缘）有躲避反应及痛苦表情，但不能回答问题或执行简单的命令，角膜反射、瞳孔光反射、咳嗽反射、吞咽反射、腱反射均无明显改变。

（2）中度昏迷：自发动作很少，对强烈的疼痛刺激才有躲避反应，角膜反射、瞳孔光反射、咳嗽反射、吞咽反射及腱反射减弱，可有病理反射存在。

（3）深昏迷：自发动作完全消失，肌肉松弛，对外界任何刺激均无反应，角膜反射、瞳孔光反射、咳嗽反射、吞咽反射及腱反射均消失，病理征继续存在或消失，生命体征常有改变。

（二）视觉障碍

视力障碍及视野缺损。由于视觉径路在颅内所经过的路线是贯经全脑的，因此颅内脑部疾病常可根据视觉径路受损所产生的视力障碍或视野缺损（偏盲等）而诊断出病灶的部位，具有很大的定位价值。

（1）视神经：视神经炎多引起中央部视野缺损（中心暗点），视神经盘水肿多引起周边部视野缺损及生理盲点扩大，重度周边视野缺损称管状视野，亦见于癔症及视觉疲劳。视神经压迫病变引起不规则视野缺损，最终产生视神经萎缩及全盲。

（2）视交叉：多引起两眼颞侧偏盲。

（3）视束：引起两眼对侧视野的同向偏盲。

（4）视辐射：视辐射的下部受损引起两眼对侧视野的同向上象限盲；视辐射的上部受损引起两眼对侧视野的同向下象限盲；视辐射完全损害时引起两眼对侧视野同向偏盲。

（5）枕叶视中枢：引起偏盲及视觉失认。

（三）眼球运动障碍

1. 眼肌麻痹

眼球运动功能的障碍有周围性、核性、核间性及核上性四种。如眼肌麻痹仅限于眼外肌而瞳孔括约肌功能正常者，称眼外肌麻痹；相反的情况，称眼内肌麻痹；如眼内肌与眼外肌均麻痹，则称全眼肌麻痹。

2. 复视

当某个眼外肌麻痹时，眼球向某一方向的运动丧失或受限，并常伴斜视和复视。但在轻微的眼肌麻痹时，眼球活动障碍及斜视可不明显，仅有复视感觉，此时可做复视检查，以假像和真像的位置关系来帮助决定是哪一个眼肌麻痹。简言之，患者是在向麻痹肌的收缩方向注视时出现复视，处于外围的印象是假像。

3. 瞳孔大小及瞳孔反射的改变

在普通光线下瞳孔正常直径为 3 ～ 4 mm，小于 2.5 mm 为瞳孔缩小，大于 5 mm 为瞳孔散大。

（1）瞳孔散大：见于动眼神经麻痹。视神经完全性损害而失明时，因光线刺激缺如，瞳孔亦散大。

（2）瞳孔缩小：一侧瞳孔缩小多见于霍纳综合征。脑桥出血时，瞳孔呈针尖样缩小。

（3）对光反射：为光线刺激瞳孔引起的缩瞳反射，其传导路径为视网膜—视神经—中脑被盖前区—埃—魏氏核—眼神经—睫状神经节—节后纤维—瞳孔括约肌，径路上任何一处损害均可引起光反射丧失和瞳孔散大。

（4）调节反射：为注视近物时引起的两眼球内聚及瞳孔缩小的反应。

（四）面肌瘫痪

一侧周围性面神经麻痹时，患侧鼻唇沟变浅，口角下垂，额纹变浅或消失，眼裂变大，口角偏向健侧。不能做吹哨、露齿、皱额、皱眉、闭眼、鼓颊等动作。颅腔内病变侵及脑底内耳孔附近时，可伴有听神经等障碍。脑桥损害常伴有病侧Ⅴ、Ⅵ、Ⅶ等脑神经麻痹和对侧偏瘫或双侧受累，当损害面神经管等颞骨内结构时，可伴有味觉缺失（鼓索支损害）、听觉过敏（镫骨肌支损害）等。一侧面神经麻痹伴有外耳道疼痛和疱疹时，提示膝神经节的带状疱疹病毒感染，称亨特综合征。中央前回下部一侧性损害或皮质延髓束损害引起的中枢性面瘫仅有对侧眶部以下诸肌瘫痪，而额肌及眼轮匝肌不瘫痪。常并有同侧偏瘫，多见于中风或脑瘤。

（五）听觉障碍

蜗神经受损后，产生耳聋和耳鸣。

1. 耳聋

耳聋可分神经性和传导性两类，有时为混合性。传导性聋常见于外耳道和中耳疾病。神经性聋中，耳蜗病变引起的耳聋，重振试验阳性；蜗神经病变时，重振试验阴性。

2. 耳鸣

耳鸣是指患者主观地听到持续性声响，低音性耳鸣常提示传导路径病变；高音性耳鸣常为感音器病变；若同时存在，两者均有病变。

（六）前庭功能障碍

前庭功能障碍主要发生平衡失调、眩晕、眼球震颤等。内耳的急性损害可出现听觉和前庭两方面症状，但蜗神经和前庭神经进入脑干之后即彼此分开，故脑干病变的眩晕不常合并听力障碍。

1. 眩晕

眩晕为感觉周围物体或自身在旋转，常伴恶心呕吐，甚至不能起床，轻者仅有摇晃感或不稳感。前庭周围性病变所引起的眩晕常较重（旋转性），起病突然或周期性发作，持续时间多不太长（数小时、数天、数周），可因头位改变引起眩晕程度的波动，眼球震颤多有固定方向，可合并听觉症状。前庭中枢性病变所引起的眩晕常较轻（摇晃感、不稳感），但较持续，头位改变不影响眩晕的程度，眼球震颤方向不固定。

2. 平衡障碍

主要表现为步态不稳，易向患侧偏斜，有闭目难立征，误指试验时手指向患侧偏斜等。

3. 眼球震颤

冲动性眼球震颤有快相和慢相之分，习惯上以快相的方向作为眼震的方向来描述，它实际系大脑的纠正引起。

急性迷路病变引起冲动性眼震（有旋转性），慢相向病侧，快相向健侧，向健侧注视时重，向病侧注视时轻。同时伴随眩晕，时间多不超过数周。

中枢性前庭损害时眼震方向不一，可为水平、垂直或旋转性，两眼震颤也可不一致，快相向注视侧，垂直性眼震对于诊断脑干被盖部病变（常为脑桥）有特异性。

（七）延髓麻痹

舌咽神经和迷走神经受损引起声音嘶哑、吞咽困难、咽部感觉丧失、咽反射消失。一侧麻痹症状较轻，张口时可见到瘫痪一侧的软腭腭弓较低，悬雍垂向健侧偏，做"啊"的发音时健侧咽后壁及软腭上抬正常，病侧受限，悬雍垂向健侧偏，病侧咽部感觉丧失，咽反射消失。

一侧皮质延髓束损害不引起舌咽及迷走神经麻痹症状，因两者神经核接受双侧支配，双侧皮质延髓束损害才引起症状，称假性延髓性麻痹。

一侧舌下神经麻痹，伸舌时舌尖偏向患侧，两侧麻痹，则伸舌受限或不能。

（八）躯体感觉障碍

感觉是作用于各个感受器的各种形式的刺激在人脑中的直接反映。一般感觉包括：①浅感觉（来自皮肤和黏膜）：痛觉、温度觉和触觉。②深感觉（来自肌腱、肌肉、骨膜和关节）：运动觉、位置觉和振动觉。③复合感觉（皮质感觉）：形体觉、两点辨别觉、定位觉、图形觉、重量觉等。它是大脑顶叶皮质对深浅等各种感觉进行分析比较和综合而形成的。

感觉障碍的定位诊断包括以下几点：

（1）周围神经：受损周围神经所支配的皮肤区出现感觉障碍。神经干或神经丛受损时则引起一个肢体多数周围神经的各种感觉障碍。多发性神经炎时，感觉障碍多呈袜状或手套状分布。

（2）后根：脊髓后根受损后，常有相应后根的放射性疼痛，称根性疼痛。脊髓后角损害亦产生节段性分布的感觉障碍，但只影响痛觉，触觉和深感觉仍保存（分离性感觉障碍）。

（3）脊髓：横贯性脊髓病变，病变平面以下的全部感觉丧失，同时有截瘫或四肢瘫、大小便功能障碍。脊髓半切综合征，病变平面以下同侧上运动神经元瘫痪及深感觉丧失，对侧的痛、温觉丧失。脊髓中央部病变，病变节段支配区痛、温觉丧失而触觉保存。

（4）脑干：延髓外侧病变产生对侧身体和同侧面部痛温觉缺失，为交叉性的感觉障碍，见于延髓外侧综合征。一侧脑桥和中脑病变引起对侧偏身和面部的感觉障碍，但多有受损平面同侧脑神经下运动神经元性瘫痪。

（5）丘脑：病变引起对侧偏身感觉减退或消失。痛觉减退常较触觉、深感觉障碍为轻，可有比较严重的偏身自发性疼痛和感觉过度。

（6）内囊：内囊受损时对侧偏身（包括面部）感觉减退或消失。

（7）皮质：因皮质感觉区范围广，病变只损害其一部分，因而常表现为对侧的一个上肢或一个下肢分布的感觉减退，称单肢感觉缺失。皮质型感觉障碍的特点是出现精细性感觉（复合感觉）的障碍，如形体觉、两点辨别觉、定位觉、图形觉、对各种感觉强度的比较等。皮质感觉中枢的刺激性病灶可引起感觉型癫痫发作。

（九）躯体运动障碍

1. 下运动神经元

下运动神经元径路的损害引起的肌肉瘫痪，称下运动神经元瘫痪或周围性瘫痪，其特点为瘫痪肌肉肌张力降低（弛缓性瘫痪），肌肉有萎缩，腱反射减弱或消失，电测验有变性反应。

2. 上运动神经元（锥体系统）

（1）大脑皮质运动区或锥体束受损害即引起对侧肢体单瘫或偏瘫，称上运动神经元瘫痪或中枢性瘫痪。其主要特点为瘫痪肌肉张力增高，腱反射亢进，浅反射消失，出现病理反射，瘫痪肌肉不萎缩，电测验无变性反应。在急性严重的脑病变，由于神经休克作用，瘫痪开始是弛缓的，腱反射降低或消失，休克期过后即逐渐转为肌张力增高、腱反射亢进。

（2）上运动神经元瘫痪和下运动神经元瘫痪的比较，见表 2-3-1。

表 2-3-1 上、下运动神经元瘫痪的鉴别诊断

体征	上运动神经元瘫痪（中枢性瘫痪）	下运动神经元瘫痪（周围性瘫痪）
瘫痪分布	以整个肢体为主（单瘫、偏瘫、截瘫）	以肌群为主
肌张力	增高	减低
腱反射	增强	减低或消失
病理反射	有	无
肌萎缩	无或轻度失用性萎缩	明显
电检查	无变性反应	有变性反应

（3）上运动神经元瘫痪的定位诊断：①皮质：因皮质运动区呈一条长带，局限性的病变仅损伤其一部分，故多表现为一个上肢、下肢或面部的瘫痪，称单瘫。②内囊：锥体束纤维在内囊部最为集中，此处病变易使一侧锥体束全部受损害而引起对侧比较完全的偏瘫。内囊后肢锥体束之后为传导对侧半边身体感觉的丘脑辐射及传导两眼对侧视野的视辐射，故还可引起对侧

偏身感觉减退及对侧同向偏盲，称三偏综合征，临床上偏瘫及偏身感觉障碍比三偏更多见。③脑干：一侧脑干病变既损害本侧本平面的脑神经运动核，又可损害未交叉至对侧的皮质脊髓束及皮质延髓束。因此引起交叉性瘫痪，即本侧本平面的下运动神经元瘫痪及对侧身体的上运动神经元瘫痪。④脊髓：脊髓在延髓以下颈膨大以上的一侧性病变，产生脊髓性偏瘫，此时只有上下肢的瘫痪，没有脑神经瘫痪。由于脊髓位于椎管内，其面积小，故脊髓病变常损伤双侧锥体束，产生两侧肢体瘫痪，病变在胸髓时引起受损平面以下两下肢痉挛性瘫痪（截瘫），病变在颈膨大以上引起四肢及躯干的痉挛性瘫痪（四肢瘫）。

3. 锥体外系统

锥体外系统病变产生肌张力变化和不自主运动两大类症状。肌张力变化有增强（铅管样强直、齿轮样强直）、减低和游走性的增强及减低。不自主运动有舞蹈样运动、手足徐动症、扭转痉挛、静止性震颤（"搓丸样"动作）等。肌张力增高常伴运动减少，运动增多常伴肌张力减低。

4. 小脑

（1）小脑中线（蚓部）损害：临床表现为躯干及两下肢的共济失调，患者站立不稳，行走时两脚分开较宽，摇晃不定，步态蹒跚，状如醉汉，故又称醉汉步态或共济失调性步态。

（2）小脑半球损害：患者的头及身体可偏向病侧，病侧肩低些，行走时步态不稳，易向病侧歪斜或倾倒，同侧上、下肢的各种共济运动检查显示指鼻试验、跟膝胫试验不准，辨距不良，轮替运动差，反跳现象阳性，误指试验偏向病侧，有意向性震颤，眼球向病灶侧注视时有粗大震颤，一般上肢及手比下肢及足的共济失调重，对精细动作比粗糙动作影响显著。

（3）弥漫性小脑损害：言语含糊不清、缓慢或呈爆发式。眼震可发生于向任何方向注视时，快相向注视侧，慢相向眼球静止的位置。

二、诊断原则

（一）定位诊断

定位诊断是根据患者的症状、体征等临床资料提供的线索，确定神经系统疾病损害的部位。

1. 神经系统疾病定位诊断准则

在神经系统疾病的定位诊断过程中，通常应遵循下述原则：

（1）应确定病变损害水平。

（2）要明确病变空间分布，为局灶性、多灶性、弥漫性或系统性。

（3）定位诊断通常要遵循一元论的原则。

（4）定位诊断时应高度重视患者的首发症状。

2. 定位诊断应注意的问题

（1）并非临床上所有的定位体征均指示存在相应的病灶。

（2）有些神经系统疾病在发病之初或进展过程中出现的某些体征往往不能真正代表病灶的所在。

（3）应注意患者可能存在某些先天性异常。

（4）辅助检查对神经系统疾病的诊断是完全必要的，而且有些辅助检查对特定疾病的诊断具有特殊价值。

（二）定性诊断

目的是确定疾病的病因。神经系统疾病从病因学上可以分为以下类型：①血管性疾病；②感染性疾病；③脱髓鞘性疾病；④神经变性病；⑤外伤；⑥肿瘤；⑦遗传性疾病；⑧营养及代谢障碍；⑨中毒及环境相关性疾病；⑩产伤、发育异常和系统性疾病伴神经系统损害。

定性诊断应注意的问题：在神经系统疾病定性诊断中，要高度重视疾病的演进过程，患者的基础疾病也有助于疾病的定性诊断。定位诊断与定性诊断并非截然分开，常是密不可分地贯穿于疾病诊断全过程中。

第二节 神经系统疾病康复治疗

一、概述

（一）康复和康复医学的基本概念和范畴

康复是指患者或残疾人最大可能恢复其身体功能和生活与工作能力，重返社会的过程。世界卫生组织曾提出"康复是指综合地和协调地应用医学、社会、教育和职业措施，对患者进行训练或再训练，使其活动能力达到尽可能高的水平"。其后又进一步明确为"康复是指采用一切措施，以减轻致残因素或条件的影响，使残疾人重返社会"。康复医学是以康复为目的，研究各种功能障碍和整体能力损害的预防、评定、治疗和训练的一门新兴医学学科，又可简称为康复学。它与临床医学密切相关，但又不等同于临床医学。临床医学注重的是疾病的临床治愈过程，而康复医学强调的是进一步提高患者的生存质量、全面康复和重返社会，即恢复患者的全部生存权利。随着经济社会的进步，当代疾病结构与年龄谱都有了很大的变化，人们对健康的认识以及对医学模式的需求也有了更高的要求。新的医学模式应包括保健、预防、医疗和康复四个方面。从某种程度来说，人们已不再满足于临床治愈这种基本要求，而是更加重视现代康复医学中的新观念、新知识和新疗法。

神经康复是神经病学与康复医学相结合的一门新的分支学科，专门研究由神经系统疾病所致的功能障碍或残疾的预防、诊断、治疗和康复。早在20世纪初期，科学家在研究脊髓灰质炎所引起的周围神经麻痹和肌肉萎缩的程度时，就建立了评价功能障碍的肌力测定法和肌力训练原理，为现代康复医学的评定和训练奠定了科学的基础。20世纪中期，随着人均寿命的增高，脑卒中和脑性瘫痪逐渐成为康复医学的主要研究和治疗对象，进一步认识到中枢性运动功能障碍与周围性运动功能障碍的发生机制、康复原理和训练方法都有所不同，从此开创了以神经科学的方法来全面评定和训练的神经康复学。近年来，随着神经康复医学实践的发展，人们越来越认识到大脑的高级功能障碍如失语症、认知功能障碍等常常是阻碍脑卒中患者重返社会的一个重要因素，因此对大脑高级功能障碍的康复研究正逐步成为现代医学关注热点，同时也将是今后神经医学领域中重要的工作内容之一。

（二）神经疾病康复的对象和目标

神经康复医学的对象主要是因各种病因导致神经系统的损伤所带来的功能障碍者。神经系统的功能障碍除包括肢体瘫痪、肌肉萎缩、构音障碍、吞咽困难和大小便功能障碍等外，还应包括由高级中枢神经系统损害所带来的语言、认知、情感以及行为的异常。神经康复的最终目标应是预防残疾的发生，使功能障碍者最大限度地康复，恢复其日常生活和自理能力以及重返社会。另外，神经康复侧重于个体化治疗，应当针对每个患者疾病的不同时期和性质，制定不同阶段的预期康复目标，如在病变急性期或恢复早期可设定早期康复的预期目标，而在病变恢复后期或后遗症期可设定一个远期目标。不同时期的预期目标应有不同的训练方法。

（三）神经康复的基本理论

当前神经康复医学最重要的理论基础就是神经系统的可塑性，这是指中枢神经系统发生损伤时，通过启动潜在的代偿机制，使结构和功能发生改变以适应环境的能力。中枢神经系统的可塑性主要通过四种机制来实现。

1. 脑功能重组或转移

一种是同侧病灶周边替代。Glees 曾发现切除猴的拇指运动区后，瘫痪的拇指功能经训练可恢复，如果再切除其病灶周边的皮质，拇指瘫痪又可重现，证实病灶周边的皮质已代偿或替代了原失去的皮质运动功能。另一种是对侧半球替代。动物试验证实，切除一侧大脑运动区后，会逐渐出现健侧半球支配同侧肢体的现象。人也如此，如顽固性癫痫患者切除左侧大脑半球后出现右侧偏瘫，经 1 年训练右侧肢体功能部分恢复，说明右侧半球已代偿了左脑的功能。

2. 突触调整

中枢神经系统内神经细胞之间存在着广泛的突触连接，在正常生理情况下，多数连接通路均处于被抑制状态。当某处神经通路受损时，在短时间内潜在神经突触的活化或通过旁侧神经环路突触强度的调整，而达到替代受损主神经通路功能的作用。

3. 神经芽生

可分为再生性芽生、代偿性芽生和侧枝 / 反应性芽生 3 种。再生性芽生是指芽生取代已失去的轴突，是真正神经突触的再生，它主要见于周围神经系统中，产生需数周或数月。代偿性芽生指现存突触的终末端芽生，扩伸以支配目标，此过程对神经恢复有效，需数月才能形成。侧枝 / 反应性芽生是神经细胞轴突生成侧芽进而形成新的轴索支并与损伤的神经元轴突构成连接，以代替退变的轴突，此过程主要见于中枢神经系统的功能重组，亦可见于周围神经系统。神经芽生和神经突触环路的重组，是神经可塑性基本的物质结构基础。

4. 神经细胞的再生和修复

当神经组织损伤时，常伴随着出现不同程度的损伤反应和不同水平的修复过程。过去认为中枢神经细胞一旦死亡是不能再生的，但近年来的研究表明，只要提供适当的条件，中枢神经细胞也是可以再生的。神经元的修复和再生决定于局部微环境的变化，如神经元分解后释放的髓磷脂相关轴突生长抑制因子和少突胶质细胞分泌的神经轴突生长抑制因子，就是阻碍神经组织再生的重要因素，相反神经营养因子可以促进神经元的修复和再生。另外支持中枢神经组织再生的最大发现莫过于神经干细胞的作用。神经干细胞存在于胚胎期中枢神经的各部分，作为一种多能的细胞可分化为神经元或胶质细胞。新近在成年动物和人的室管膜下区及其脑叶都发现有这种潜在神经干细胞的存在，为中枢神经损伤后的修复和再生提供了理论依据。

二、神经康复的内容

神经康复的内容应包括神经功能的评定、康复的预防和康复的治疗。

（一）神经功能的评定

神经系统疾病的临床诊断往往注重定位诊断和定性诊断，即病变所涉及的神经解剖部位和疾病的性质和病因。而神经功能的评定除了包括上述临床诊断的过程外，更侧重功能的定量评定，以确定残疾的程度。功能评定的内容、种类很多，主要包括运动功能评定（如肌力的评定、关节活动度测定、步态分析、平衡和协调能力等）、日常生活活动能力的评定、言语功能评定、心理测定、心肺功能测定、神经肌肉的电生理检查、发育评定及职业能力评定等。康复功能评定的目的就在于掌握患者功能障碍的性质、程度，为设定康复目标制定治疗和训练的方案提供依据，同时可以客观地比较不同治疗方法的疗效和帮助判断预后。任何一种评定方法的选择必须标准化、定量化和重复性好。康复诊断的记录多采用量表的方式，逐项评分，既简明扼要又便于统计学处理。功能评定过程应注意既要全面，也要有针对性，对不同损害的患者应选择不同的评定方法。

（二）康复的预防

应当从残损、残疾和残障三个水平来进行三级预防。在前两个阶段的预防可避免残疾的发生或遗留残疾；在第三阶段，残疾在一定的时间内尚属可逆，经康复预防可避免发生永久性或严重的残障。

神经系统的多数疾病都表现致残率高的特点，因此康复措施强调早期的应用，应在疾病的急性期与临床治疗同时进行，而不仅仅是疾病恢复期临床治疗的补救。如截瘫的患者在疾病的早期不注意翻身很容易形成褥疮，甚至造成全身性感染，使病情加重。另外脑卒中偏瘫的患者如不及时进行关节活动度和肌力的训练，也容易形成关节的僵硬、挛缩和肌肉萎缩，延长肢体功能的恢复时间，进一步会影响日常生活活动。疾病的早期就采用康复预防和治疗的手段，则可避免残疾的发生或限制残疾的发展，使患者能早日康复，重返社会。

（三）康复的治疗

应在神经功能的评定基础上建立治疗的目标，选择治疗方法。康复治疗主要包括运动疗法、作业疗法、物理疗法、言语疗法、心理疗法、认知障碍的康复训练、外科矫形及矫形器的使用和中医传统康复如针灸、按摩、拔罐、推拿等。其中运动疗法是 20 世纪 60 年代后期应用神经促通技术发展起来的一种现代康复训练方法。具有代表性的技术方法包括：

1.Rood 方法

又称多感觉刺激法，利用各种感觉刺激来诱发肌梭运动反射以促通或抑制肌肉的收缩活动，主要用于小儿脑瘫和发育迟缓。

2.Bobath 法

利用正常的姿势反射和平衡反应来调节肌张力，抑制过高的肌张力和异常动作模式，主要用于治疗脑瘫和偏瘫。

3.Brunnstrom 技术

应用联合反应和紧张性反射来促通正常运动的恢复和促进姿势稳定。主要适用于中枢性偏瘫。

4. 本体感觉神经肌肉促通法（BNF）

通过刺激本体感受器和牵张反射来加强某些特定运动模式中肌肉的反应，从而使动作易于完成。适用于肌无力、中枢性瘫痪和骨关节及肌肉损伤的治疗。

5. 运动再学习技术

澳大利亚学者 Carr 提出，应把中枢神经系统损伤后的运动功能训练视为一种再学习或再训练过程。强调早期治疗和患者的主动参与。在运动再学习过程中，日常功能性动作和作业性活动相结合，按科学的训练方法使患者尽快恢复其运动功能。

上述运动疗法都是以神经促通技术为基础，按照神经发育学和生理学的原理，通过对身体体表的良性刺激，增加肌肉收缩力；抑制异常的运动模式，改善功能的稳定性，重新建立正常的运动模式。虽然这些技术方法发展都比较成熟，但临床适用范围有差异，不应拘泥于一种方法，应把各种方法结合起来。有针对性地选择最佳治疗方案。特别值得一提的是我国传统的一些康复疗法如针灸、推拿及按摩等，对神经系统疾病的康复也具有非常好的疗效，应作为综合康复治疗的重要组成部分加以重视和应用。

三、神经康复的方法

神经系统疾病包括各种致病因素所致的脑、脊髓和周围神经的损伤。脑和脊髓病损常导致中枢性的瘫痪（如偏瘫、截瘫、四肢瘫等），言语功能障碍，吞咽困难，神经源性膀胱和直肠功能障碍等。而周围神经的损害则表现为四肢弛缓性瘫痪、肌肉萎缩、腱反射低下等特点。由于病变部位、性质以及神经缺陷的表现不同，所以康复治疗的重点和采用的技术手段也不一致。现将一些常见神经系统疾病的康复方法举例如下：

（一）偏瘫的康复

偏瘫是脑卒中最常见的体征，也是患者迫切要求康复的神经功能障碍之一。

1. 早期康复

在临床治疗的基础上，原则提倡早期康复治疗，只要生命体征平稳，谨慎实施康复治疗是安全的。多数观点主张在病情稳定后的 24 ～ 72 h 即可以开始。早期康复可避免废用综合征的出现，如肌肉萎缩、关节强直、深静脉血栓形成、褥疮等，并促进神经功能的恢复。但也有观点认为严重的患者过早康复治疗，可增加耗氧量，加重脑水肿，反而使病情恶化。因此应根据病因和病情的具体情况而定，至少大量脑出血或蛛网膜下腔出血及进展性卒中的患者，呈深昏迷状态，并有严重的脑水肿或并发症者不宜做急性期的康复治疗。具体康复治疗方法包括：

（1）体位：应平卧或头低位，以保证脑部的供血。要注意患肢保持功能位，可用支架或夹板防止足下垂及内外旋转。

（2）防止并发症：定时翻身拍背，预防褥疮发生。有吞咽困难者应留置胃管，以加强营养，防止坠入性肺感染发生。小便潴留者应留置导尿，定期行膀胱冲洗。

（3）瘫痪肢体的被动活动：动作需轻柔，不要过度牵拉和超过关节的活动范围。被动运动的同时可轻按摩肌肉。

（4）诱发肢体运动：利用联合反应、共同运动和感觉刺激的方法来促发肢体的运动，常用的方法如 Brunnstrom 方法。

（5）患侧肢体的主动性训练：包括自助上肢被动运动；床上翻身训练；夹腿运动；桥式运动（患者仰卧位，双腿屈曲，双足或单足踏床，抬高臀部动作）和坐位平衡训练等。

2. 恢复期康复

一般指脑梗死后 2～3 周，脑出血或蛛网膜下腔出血后 1 个月，病情趋于好转和稳定。此期康复的目的在于促进肌力的恢复和功能的代偿，恢复生活自理，重返社会。

（1）运动疗法：包括被动和主动性运动训练，逐步恢复协调运动，在坐位平衡训练的基础上，进行站位和起立训练，在达到自动站位平衡后开始步行训练。早期训练量要小，从易到难循序渐进，并注意正确姿势和步态的练习。

（2）作业疗法：包括日常功能活动的训练、认知功能的训练和双手协调及精细活动的训练。

（3）神经肌肉电刺激疗法：以低中频的脉冲电流刺激治疗疾病。

（4）针灸或按摩的康复治疗。

（二）截瘫的康复

截瘫主要因脊髓病变所致，除了有严重的运动功能障碍外，还常有膀胱、直肠功能障碍和心理障碍。因此截瘫急性期的康复治疗应重点预防并发症的发生，包括褥疮、肺炎和尿路感染的预防及膀胱、直肠功能的康复，维持关节活动度、防止挛缩。恢复期着重改善活动能力，开始床上练习起坐、翻身及坐位平衡训练，对于脊髓完全性损伤的患者，应加强残存肌肉肌力的训练，促进关节活动度恢复，避免关节挛缩和肌肉萎缩，着重进行轮椅和支具训练。而对于截瘫不完全性损伤的患者，在肌肉系统训练的基础上，着重站立或步行训练，开始需借助器具或支具支撑站立，进而练习踏步及扶拐行走。作业疗法可在座位和轮椅上进行，锻炼肢体的肌力和耐力及手的灵活性。此外尚可选用温水浴、针灸、按摩、超声波疗法等。

（三）失语症的康复

失语症主要是指患者在无意识和精神障碍的情况下，对口语或书面语的理解和表达能力的丧失。临床上失语常根据病变部位和表现形式分为运动性、感觉性、传导性、命名性、经皮质性和混合性失语。目前国内外对失语症的评定方法很多，较为流行的失语症诊断测验有：

（1）Western 失语检测（WAS），由 BDAE 衍变而来，口语表达增加了自发语言、理解、复述和命名内容。检测结果可得出失语商，商值＜93.8 时可诊断失语症。另外还增加了阅读、书写、计算及运用等认知功能的测定。

（2）目前汉语的失语是参考 BDAE 和 WAB，并结合我国国情及临床修改编制而成。

（3）波士顿失语测验（BDAE），由 Goodglass 和 Kaplan 提供，包括 31 项检测内容，主要通过对患者听、说、读、写能力的评价，来判断失语的类型。

失语症的康复治疗着重于语言的再训练。Schuell 听觉刺激法是应用较广泛的方法，利用加强听力刺激来促使言语过程的完成。在操作时应控制刺激的难度，如选用常用词和短句反复刺激来提高反应性，并在听觉刺激的同时结合视觉、触觉、嗅觉和味觉的刺激强化语言的形成。其次为程序指导法和功能重组法，强调预先设计一个学习过程，由易到难，先要求患者复述，在反应时给予听力刺激，然后看物并说出其名称。或以未受障碍的功能来代偿受损功能的改善，例如对镜或模式图的训练，纠正口形，以视觉来帮助正确发音，应用手势来加强患者对语言的理解等。另外尚有实用法，强调语言功能转移到实用的交流技能，除使用残存语言外，还应用语言外的技能来达到信息交流的目的。如可以使用书面语、手势、图片和绘画等。其他的一些语言训练方法还包括发音转化训练，如令患者吹气来诱导发"p"音或张嘴发"h"音等；读写训练，嘱失写患者读字，听写和抄写；衔接或填充语句训练，让患者先听常用句的前半句，令其说后半句或填空。目前失语症的康复治疗在许多方面尚处于探索阶段，尤其汉语与欧美国家的语言存在许多不同之处，其康复理论和方法也可能存在差异，需进一步深入研究。

四、病残的评价与康复疗效的判定

神经系统疾病必然会产生不同程度神经功能缺陷，临床上常常需对患者的病残程度、性质做出客观的评定，以便为制定相应的治疗方案、判断预后和评定疗效提供依据。现国内外有关神经功能缺陷的评定量表很多，如 Brunnstrom 运动障碍评定法、斯堪的那维亚卒中评定量表（SSS）、加拿大神经功能量表（CNS）、美国国立卫生研究院卒中量表（NIHSS）、欧洲脑卒中量表（ESS）和中国神经功能缺陷评定量表。因这些评定量表所设置的项目各有不同，所以在敏感性、可信度和实用性上也各不相同。SSS 量表主要应用于脑卒中急性期的评定，省时和可信度高，现已广泛应用于临床治疗试验研究，但对于恢复期康复的评定受到限制。NHISS 量表内容和项目较全面，可信度和疗效度高，又是目前唯一含椎基底动脉系统评定项目的量表。中国卒中神经功能缺陷量表是 1995 年重新修正的评分标准，现已被我国神经病学工作者广泛应用。除上述神经功能缺陷的评定外，日常生活活动（activities of daily living，ADL）也是康复功能评定的重要内容，ADL 也可作为评定作业治疗效果的依据。例如美国物理和康复医学会提出的功能独立性评测（functional independence measure，FIM），不仅评价了日常运动功能活动，而且还评价了言语、认知和社会功能。

第四章 周围神经疾病

第一节 三叉神经痛

三叉神经痛是指三叉神经分布区内反复发作的短暂性剧痛。根据病因是否明确可分为原发性和继发性两种类型；前者病因未明，后者是由于肿瘤、炎症、血管性疾病、脱髓鞘性疾病或颅骨疾病等病因影响到三叉神经所致。三叉神经痛的年发病率为（5.5～15.5）/10万，患病率为45.5/10万。

原发性三叉神经痛病因不明，部分原因可能是伴行血管的异行扭曲压迫三叉神经后根，局部脱髓鞘改变致疼痛发作；继发性三叉神经痛是由于肿瘤、炎症、血管性疾病、自身免疫性疾病等引起三叉神经受累所致。

一、病因和发病机制

三叉神经痛的病因及发病机制至今尚无明确的定论，各学说均无法解释其临床症状。目前为大家所支持的是三叉神经微血管压迫导致神经脱髓鞘学说及癫痫样神经痛学说。

二、临床表现

（一）性别与年龄

年龄多在40岁以上，以中、老年人为多。女性多于男性，约为3：2。

（二）疼痛部位

右侧多于左侧，疼痛由面部、口腔或下颌的某一点开始扩散到三叉神经某一支或多支，以第二支、第三支发病最为常见，第一支者少见。其疼痛范围绝对不超越面部中线，亦不超过三叉神经分布区域。偶尔有双侧三叉神经痛者，占3%。

（三）疼痛性质

如刀割、针刺、撕裂、烧灼或电击样剧烈难忍的疼痛，甚至痛不欲生。

（四）疼痛的规律

三叉神经痛的发作常无预兆，而疼痛发作一般有规律。每次疼痛发作时间由仅持续数秒到1～2 min骤然停止。初期起病时发作次数较少，间歇期亦长，数分钟、数小时不等，随病情发展，发作逐渐频繁，间歇期逐渐缩短，疼痛亦逐渐加重而剧烈。夜晚疼痛发作减少。间歇期无任何不适。

诱发因素：说话、吃饭、洗脸、剃须、刷牙以及风吹等均可诱发疼痛发作，以致患者精神萎靡不振，行动谨小慎微，甚至不敢洗脸、刷牙、进食，说话也小心，唯恐引起发作。

（五）扳机点

扳机点亦称"触发点"，常位于上唇、鼻翼、齿龈、口角、舌、眉等处。轻触或刺激扳机点可激发疼痛发作。

（六）表情和颜面部变化

发作时常突然停止说话、进食等活动，疼痛侧面部可呈现痉挛，即"痛性痉挛"，皱眉咬牙、张口掩目，或用手掌用力揉搓颜面以致局部皮肤粗糙、增厚、眉毛脱落、结膜充血、流泪及流涎。表情呈精神紧张、焦虑状态。

（七）神经系统检查

无异常体征，少数有面部感觉减退。此类患者应进一步询问病史，尤其询问既往是否有高血压病史，进行全面的神经系统检查，必要时包括腰穿、颅底和内听道摄片、颅脑 CT、MRI 等检查，以助与继发性三叉神经痛鉴别。

三、诊断及鉴别诊断

（一）诊断

根据三叉神经支配区内的发作性疼痛及其临床特点，原发性及继发性三叉神经痛的诊断不难确定。

（1）三叉神经支配区内发作性剧痛：刀割样，烧灼样。

（2）临床特点：骤发，扳机点，阵发，反复；痛性抽搐。

（3）确定原发性及继发性：原发性三叉神经痛，客观检查多无三叉神经功能缺损表现及其他局限性神经体征。

（二）鉴别诊断

除继发性三叉神经痛外，应注意与以下几种疾病相鉴别。

1. 牙痛

牙痛也是一种非常疼痛的疾病，有时特别是发病的初期，常常到口腔科就诊，被误诊为牙痛，许多患者将牙齿拔掉，甚至患侧的牙齿全部拔除，疼痛仍不能缓解。一般牙痛特点为持续性钝痛或跳痛，局限在齿龈部，不放射到其他部位，无颜面部皮肤过敏区，不因外来的因素加剧，但患者不敢用牙齿咀嚼，应用 X 线检查或 CT 检查可明确牙痛。

2. 三叉神经炎

可因急性上颌窦炎、流感、额窦炎、下颌骨骨髓炎、糖尿病、梅毒、伤寒、乙醇中毒、铅中毒及食物中毒等疾病引起，多有炎性感染的历史，病史短，疼痛为持续性的，压迫感染的分支的局部时可使疼痛加剧，检查时有患侧三叉神经分区感觉减退或过敏，可伴有运动障碍。

3. 中间神经痛

中间神经痛患者表现特点：

（1）疼痛性质：为发作性烧灼痛，持续时间长，数小时，短者也数分钟。

（2）疼痛部位：主要位于一侧外耳道，耳郭及乳突等部位，严重者可向同侧面部、舌外侧、咽部以及枕部放射。

（3）伴随症状：局部常伴有带状疱疹，还可有周围性面瘫，味觉和听觉改变。

4. 蝶腭神经痛

本症病因不明，多数人认为由鼻旁窦炎侵及蝶腭神经节引起。

（1）疼痛部位：蝶腭神经节分支分布区域的鼻腔、蝶窦、筛窦、硬腭、齿龈及眼眶等颜面深部位，疼痛范围较广泛。

（2）疼痛性质：为烧灼或钻样比较剧烈的疼痛，呈持续性或阵发性加重或周期性、反复性发作，发作时一般持续数分钟到几小时，伴有患侧鼻黏膜肿胀，出现鼻塞，鼻腔分泌物增加，多呈浆液性或黏液性，可伴有耳鸣、耳聋、流眼泪、畏光及下颌皮肤灼热感和刺痛，疼痛可由牙部、鼻根、眼眶、眼球发生，而后扩展至齿龈、额、耳及乳突部，均为一侧性，严重者向同侧颈部、肩部及手部等处放射，眼眶部可有压痛。

（3）发病年龄：常在 40 ～ 60 岁之间，女性较多。

（4）本病可以用 1% 普鲁卡因做蝶腭神经封闭或用 2% ～ 4% 丁卡因经鼻腔对蝶腭神经节做表面麻醉，可使疼痛缓解，即可确诊。

5. 偏头痛

偏头痛也称丛集性头痛，它是一种以头部血管舒缩功能障碍为主要特征的临床综合征，病因较为复杂，至今尚未完全阐明，但与家族史、内分泌、变态反应及精神因素等有关，临床表现特点：

（1）青春期女性多见，多有家族史。

（2）诱发原因：多在疲劳、月经、情绪激动不安时诱发，每次发作前有先兆，如视物模糊、闪光、暗点、眼胀、幻视及偏盲等，先兆症状可持续数分钟至半小时之久。

（3）疼痛性质为剧烈性头痛，呈搏动性痛、刺痛及撕裂痛或胀痛，反复发作，每天或数周、数月甚至数年发作一次，伴随有恶心、呕吐、大便感、流眼泪、面色苍白或潮红、发作过后疲乏嗜睡。

（4）查体时颞浅动脉搏动明显增强，压迫时可使疼痛减轻，在先兆发作时应用抗组胺药可缓解症状。

（5）偏头痛还有普通型、特殊型（眼肌麻痹、腹型、基底动脉型）偏头痛，均需要进行鉴别。

6. 舌咽神经痛

本病分为原发性和继发性两大类，它是一种舌咽神经分布区域内的阵发性剧痛，发病年龄多在 40 岁以上，疼痛性质与三叉神经痛相似，临床表现有以下特点：

（1）病因可能与小脑后下动脉、椎动脉压迫神经进入区有关，除此之外，可见于小脑脑桥角处肿瘤、炎症、囊肿、鼻咽部肿瘤或茎突过长症等原因引起。

（2）疼痛部位在患侧舌根、咽喉、扁桃体、耳深部及下颌后部，有时以耳深部疼痛为主要表现。

（3）疼痛性质为突然发作，骤然停止，每次发作持续数秒或数十秒，很少超过 2 min，亦似针刺样、刀割样、烧灼样、撕裂样及电击样的剧烈性疼痛，若为继发性的，疼痛时间长或呈持续性，诱因和扳机点可不明显，且夜间较重。

（4）诱因常为吞咽、咀嚼、说话、咳嗽、打哈欠。

（5）50% 以上有扳机点，部位多在咽后壁、扁桃体舌根等处，少数在外耳道，若为继发性的，扳机点可不明显，同时有舌咽神经损害症状，如软腭麻痹、软腭及咽部感觉减退或消失等。

（6）其他症状：吞咽时常常引起疼痛发作，虽然发作间歇期无疼痛，但因惧怕诱发疼痛而不敢进食或小心进些流汁，患者因进食进水少而变得消瘦，甚至脱水，咽部不适感，心律失常及低血压性昏厥等。

（7）神经系统查体无阳性体征，若为继发性的，可有咽、腭、舌后 1/3 感觉减退，味觉减退或消失，腮腺分泌功能紊乱，也可有邻近脑神经受损症状，如第 9、10 及 11 对脑神经损害以及 Horner 征表现。

7. 副鼻窦炎或肿瘤

上颌窦、额窦、筛窦病患者均可引起头面部痛，鉴别时应特别注意。鼻腔检查，两侧是否一样通畅，细查各鼻窦的压痛点；鼻腔有无黏液或脓液史；疼痛的发作性不明显，此点在上额窦癌更为显著；患侧面部有时肿胀；上颌窦及额窦的透光检查；X 线检查可帮助明确诊断。

8. 半月神经节附近的肿瘤

半月神经节和小脑脑桥角处的肿瘤并不少见，如听神经瘤、胆脂瘤、血管瘤、脑膜瘤或皮样囊肿等，这些肿瘤引起的疼痛一般并不十分严重，不像三叉神经痛那样剧痛发作。另外，还可同时有外展神经麻痹、面神经麻痹、耳鸣、眩晕、听觉丧失、三叉神经支感觉丧失，以及其他颅内肿瘤的症状，如头痛、呕吐和视神经盘水肿等。颅底 X 线检查，岩骨尖区有时有骨质破坏或内耳道区有骨质破坏，CT、X 线造影检查可帮助诊断。

9. 膝状神经节痛

膝状神经节在发出鼓索神经之前，发出岩大浅神经，供给泪腺以副交感神经纤维，司理泪腺的分泌，中间神经主要司理舌前 2/3 的味觉和耳鼓膜及外耳道后壁的感觉，也有些纤维司理颌下腺、舌下腺及口、鼻腔黏液腺的分泌。膝状神经节神经痛为阵发性，但发作时痛在耳内深处，向其附近的眼、颊、鼻、唇等处放射，并多在外耳道后壁有个"扳机点"。这些患者多合并面神经麻痹或面部抽搐，并有时在软腭上、扁桃体窝内及外耳道处发生疱疹并味觉丧失。

10. 其他面部神经痛

如许多眼部疾病，青光眼、屈光不正及眼肌平衡失调等；颞颌关节疾病，颞下颌关节紊乱综合征及颞颌关节炎和茎突过长等，因其病因和表现不同，可以与三叉神经痛鉴别。

四、治疗

原发性三叉神经痛应首选药物治疗，无效时考虑神经阻滞疗法或手术治疗。

（一）药物治疗

（1）卡马西平为首选，初 0.1 g，每天 2 次，口服，以后每天增加 0.1 g，直到疼痛停止。但最大剂量不超过 1 g/d。以后逐渐减量，维持剂量为 0.2 g，每天 3 或 4 次。不良反应有眩晕、走路不稳、白细胞减少等。

（2）苯妥英钠：0.1 g，每天 3 次，口服，无效可增加剂量，但最大剂量一般不超过 0.6 g/d。不良反应有牙龈增生及共济失调等。

（3）氯硝西泮 6 ～ 8 mg/d，有一定疗效。

（4）巴氯芬 15 mg，每天 3 次。

（5）大剂量维生素 B_{12} 多数可缓解症状，但机制不清。每次 1 000 ～ 3 000 g，肌内注射，每周 2 或 3 次，4 ～ 8 周为一疗程。

（二）神经阻滞疗法

适用于药物治疗无效者。可用无水乙醇或甘油封闭三叉神经分支或半月神经节，使之破坏，造成局部感觉缺失而获得止痛效果。这种方法安全，但疗效不持久。

（三）半月神经节射频热凝疗法

用射频电极针插入半月神经节，产生热效应和热电凝，破坏痛觉纤维，保留触觉纤维，达到止痛作用，其疗效在 90% 以上。

（四）伽马刀治疗

能有效缓解疼痛发作，有条件者可采用此疗法。

（五）手术治疗

适用于顽固三叉神经痛患者，可行三叉神经感觉根部分切除术或三叉神经微血管减压术等。

第二节 特发性面神经麻痹

特发性面神经麻痹是指原因未明的、茎乳突孔内面神经非化脓性炎症引起的、急性发病的面神经麻痹。发病率为（20 ～ 42.5）/10 万，患病率为 258/10 万。

一、病因和发病机制

未明。可能因受到风寒、病毒感染或自主神经功能障碍，局部血管痉挛致骨性面神经管内的面神经缺血、水肿、受压而发病。

二、病理

早期为神经水肿和脱髓鞘，严重者可有轴突变性。

三、临床表现

任何年龄均可发病，但以 20 ～ 40 岁最为多见，男性多于女性，绝大多数患者发病在冬春季节，常为一侧性，左右侧发生的机会相近。起病迅速，一侧面部表情肌突然瘫痪，数小时内症状达高峰，部分患者起病前几日有同侧耳部、面部的轻微疼痛，数日即消失。患者常于清晨洗脸、漱口时突然发现一侧面颊动作不灵，口角㖞斜，病侧面部表情动作丧失，前额皱纹消失，眼裂扩大，鼻唇沟变浅，口角下垂，示齿时口角歪向健侧；病侧不能做皱额、蹙眉、闭目、鼓腮等动作；用力闭目时，因眼球向上外方，露出角膜下缘巩膜，称为 Bell 现象；鼓腮和吹口哨时，因患侧口唇不能闭合而漏气；常有食物残渣滞留于病侧齿颊之间及病侧流涎；泪点随下眼睑外翻而致泪液外溢；病侧眼轮匝肌反射减弱或消失。此外，因神经受损部位不同，可有以下表现：面神经管内的鼓索神经受累时，病侧舌前 2/3 味觉丧失和病侧唾液减少；病变位于面神经管以上有镫骨神经受累时，除味觉障碍外，伴有听觉过敏；于膝状神经节受累时，有耳内、耳后疼痛，耳郭区痛觉减退，耳郭或鼓膜出现疱疹，以及舌前 2/3 味觉迟钝和听觉过敏，又称亨特（Hunt）综合征。

特发性面神经麻痹如不恢复或不完全恢复时，常可遗留瘫痪肌的挛缩、面肌痉挛或连带运动。瘫痪肌的挛缩表现为病侧鼻唇沟加深，眼裂缩小，常将健侧误认为病侧，但若让患者做面部主动运动，如示齿时，即可发现挛缩的面肌收缩减弱，而健侧面肌收缩正常。面肌痉挛是病侧面肌发作性、无痛性不自主的抽动。连带运动是当患者瞬目，同时即出现病侧上唇轻微颤动；示齿时病侧眼裂不自主闭合；或试图闭目时，病侧额纹收缩；亦有于进食、咀嚼时，病侧眼有流泪征象（鳄泪征）；或出现颞部皮肤潮红、局部发热、多汗等现象（耳颞综合征）。

四、诊断

要点：①急性起病；②单侧周围性面瘫；③因面神经损害部位不同，可伴有味觉、听觉障碍等。

五、治疗

（一）急性期治疗

1. 药物治疗

①急性期可选用地塞米松 10～15 mg/d，静脉滴注，7～10 d；轻者可清晨顿服泼尼松 30～60 mg/d，2 周，以后逐渐减量停药；②维生素 B_1 100 mg/d 和维生素 B_{12} 500 g/d，肌内注射；③加兰他敏 3 mg/d，肌内注射；④地巴唑 10 mg，口服，每天 3 次；⑤外耳道有疱疹可用阿昔洛韦 5 mg/kg，每天 3 次。

2. 物理疗法

茎乳突孔附近红外线照射、超短波透热、局部热敷。

（二）恢复期治疗

1. 康复治疗

对面肌进行被动和主动锻炼，中药、针灸、理疗等。

2. 手术治疗

不能恢复者可考虑整容手术，面-舌下神经或面-副神经吻合术。

六、预后

电生理检查（兴奋阈值和复合肌肉动作电位测定）对面神经麻痹的预后评估有重要意义。不完全性面瘫，通常病后 1～2 周开始恢复，1～2 个月痊愈。完全性面瘫或双侧面神经兴奋阈值差 ≥ 10 mA 或病侧复合肌肉动作电位波幅下降超过健侧 30%，则预后较差，需 6 个月～1 年，常合并面肌痉挛、反常的味觉泪反射（进食咀嚼时，病侧眼泪流下或颞部皮肤潮红、发热、汗液分泌等）或连带运动（瞬目时口唇颤动，示齿时不自主闭眼等）后遗症。

第五章 脑血管疾病

第一节 短暂性脑缺血发作

短暂性脑缺血发作（transient ischemic attack，TIA）是指某一区域脑组织因一时血液供应不足导致其功能发生短暂的障碍，表现为突然发作的局灶性症状和短暂的脑血液循环障碍体征，大多持续数分钟至数十分钟，最多 24 h 内完全恢复，可反复发作。有人将 TIA 比喻为"大脑间歇性跛行"，TIA 被公认为缺血性卒中患者最重要的危险因素，近期频繁发作的 TIA 是脑梗死的特级警报，4% ~ 8% 完全性卒中患者发生于 TIA 之后。有人认为颈内动脉系统 TIA 和表现为一过性黑蒙的唯一基底动脉系统 TIA 最易发生脑梗死，心房纤颤合并的 TIA 易发生栓塞性脑梗死。

一、病因及发病机制

TIA 的病因尚不完全清楚可能与动脉粥样硬化、动脉狭窄、心脏病、血液成分改变及血流动力学变化等多种因素及多种途径有关。

（1）微血栓：颈内动脉和唯一基底动脉系统动脉硬化狭窄处的附壁血栓、硬化斑块及其中的血液分解物、血小板聚集物等游离脱落后，阻塞了脑部动脉，当栓子碎裂或向远端移动时，缺血症状消失。

（2）脑血管痉挛：颈内动脉或唯一基底动脉系统动脉硬化斑块使血管腔狭窄，该处产生血流旋涡流，当涡流加速时，刺激血管壁导致血管痉挛，出现短暂性脑缺血发作，涡流减速时，症状消失。

（3）脑血流动力学、血液成分改变：颈动脉和唯一基底动脉系统闭塞或狭窄时，如患者突然发生一过性血压过低，由于脑血流量减少，而导致本病发作；血压回升后，症状消失。血压波动时易出现本病发作。此外，心律不齐、房室传导阻滞、心肌损害亦可使脑局部血流量突然减少而发病。某些血液系统疾病如真性红细胞增多症、血小板增多症、白血病、异常蛋白血症和贫血等亦可引起 TIA。

（4）其他：如脑实质内的血管炎或小灶出血、脑外盗血综合征和颈部动脉扭曲、过长、打结或椎动脉受颈椎骨质增生骨刺压迫，当转头时都可引起本病发作。

二、临床表现

短暂性脑缺血发作好发于 50 ~ 70 岁老年人，男多于女。临床表现多种多样，发作的频度与形式个体差异很大。多在体位改变、活动过度、颈部突然转动或屈伸等情况下发病。本病临床表现具有突发性、反复性、短暂性和恢复完全等特点。常有高血压、糖尿病、心脏病和高脂血症病史。须与其他急性脑血管病和其他病因引起的眩晕、昏厥等鉴别。

（一）颈动脉系统的 TIA

较唯一基底动脉系统 TIA 发作较少，但持续时间较久，且易引起完全性卒中。最常见的症状为对侧单肢无力或轻偏瘫，可伴有对侧面部轻瘫、偏身感觉障碍和 Horner 征交叉瘫（病变侧 Horner 征、对侧偏瘫），主侧半球受累可出现失语症。可能出现的症状：①对侧单肢或半身感觉异常，如偏身麻木或感觉减退，为大脑中动脉供血区缺血的表现；②对侧同向性偏盲，较少见，为大脑中动脉与大脑后动脉皮质支或大脑前动脉、中动脉、后动脉皮质分水岭区缺血而使顶、枕、颞交界所致。③由于病变侧眼动脉缺血而出现同侧单眼一时性黑蒙，为颈内动脉系统 TIA 所特有。

（二）椎基底动脉系统 TIA

较颈动脉系统 TIA 多见，且发作次数也多，但时间较短。主要表现为脑干、小脑、枕叶、颞叶及脊髓近端缺血。神经缺损症状，常见为眩晕、眼震、站立或步态不稳、视物模糊或变形、视野缺损、复视、恶心或呕吐、听力下降、延髓性麻痹、交叉性瘫痪、轻偏瘫和双侧轻度瘫痪等。

（1）特征性症状：①跌倒：患者转头或仰头时，下肢突然失去张力而跌倒，无意识丧失，常可很快自行站起，系下部脑干网状结构缺血所致；②短暂性全面性遗忘症：发作时出现短时间记忆丧失，患者对此有自知力，持续数分钟至数十分钟；发作时对时间、地点定向障碍，但谈话、书写和计算能力保持，是大脑后动脉颞支缺血累及边缘系统的颞叶海马、海马旁回和穹隆所致；③双眼视力障碍：因双侧大脑后动脉距状支缺血而致枕叶视皮质受累，引起暂时性皮质盲。

（2）可能出现的症状：①吞咽障碍、构音不清：是脑干缺血所致延髓性麻痹或假性延髓性麻痹的表现；②共济失调：因椎动脉及基底动脉小脑分支缺血导致小脑功能障碍；③意识障碍伴或不伴瞳孔缩小：是高位脑干网状结构缺血累及网状激活系统及交感神经下行纤维所致；④一侧或双侧面、口周麻木或交叉性感觉障碍：是三叉神经脊束核及同侧脊髓丘脑束缺血的表现；⑤眼外肌麻痹和复视：为中脑或脑桥缺血的表现；⑥交叉性瘫痪：是一侧脑干缺血的典型表现，可因脑干缺血的部位不同而出现不同的综合征，表现为一侧动眼神经、外展神经或面神经麻痹，对侧肢体瘫痪。

（3）辅助检查：CT、MRI 检查大多正常，部分病例可见脑内有小梗死灶或缺血灶。神经心理学检查可能发现轻微的脑功能损害。

三、诊断与鉴别诊断

大多数 TIA 患者就诊时症状已消失，故其诊断主要依靠病史。有典型临床表现者诊断不难，但确定病因十分重要，应当进行某些辅助检查，有助于选择适当的治疗方法。TIA 的临床表现最常见的是运动障碍，如只出现肢体一部分或一侧面部感觉障碍、视觉丧失或失语发作，诊断必须慎重；有些症状如麻木、头昏也很常见，但不一定表明是 TIA。需与以下疾病鉴别：

（1）部分性癫痫：特别是单纯部分发作，常表现为持续数秒至数分钟的肢体抽搐，从躯体的一处开始，并向周围扩展，多有脑电图异常，CT 及 MRI 检查可发现脑内局灶病变。

（2）梅尼埃病：发作性眩晕、恶心呕吐与唯一基底动脉 TIA 相似，但每次发作持续时间往往超过 24 h，伴有耳鸣、耳阻塞感、听力减退等症状，除眼球震颤外，无其他神经系统定位体征，且无意识障碍。发病年龄多在 50 岁以下。

（3）心脏疾病：阿－斯综合征，严重心律失常如室上性心动过速、室性心动过速、心房扑动、多源性室性早搏、病态窦房结综合征等，可因阵发性全脑供血不足，出现头昏、晕倒和意识丧失，但常无神经系统局灶症状和体征，心电图、超声心动图和 X 线检查常有异常发现。

（4）其他：颅内肿瘤、脓肿、慢性硬膜下血肿、脑内寄生虫等亦可出现类 TIA 发作症状，原发或继发性自主神经功能不全亦可因血压或心律的急剧变化出现短暂性全脑供血不、发作性意识障碍，应加以鉴别。

四、治疗

治疗的目的是消除病因，减少及预防复发，保护脑功能。

（一）去除危险因素

如治疗高血压、戒烟、禁止过度饮酒，治疗冠心病、心律失常、心衰等；有效地控制糖尿病、高脂血症、血液系统疾病等。对颈动脉有明显动脉粥样硬化斑、狭窄或血栓形成，影响了脑供血并有反复 TIA 者，可行颈动脉内膜剥离术、血栓内膜切除术、颅内外动脉吻合术或血管介入治疗等。

（二）预防性药物治疗

（1）抗血小板聚集药物：首选阿司匹林，急性发作时可用 300 mg/d，晚餐后服用；2 周后改为 30 ～ 75 mg/d。

（2）抗凝血药物：当 TIA 发作频繁，特别是颈内动脉系统 TIA 较抗血小板药物效果好；对渐进性、反复发作和一过性黑蒙的 TIA 可起到预防卒中的作用。可用低分子肝素 4 000 IU 皮下注射，每日 1 或 2 次。

（3）其他：包括中医中药，如丹参、川芎、红花等。

（4）脑保护治疗：对频繁发作的 TIA，神经影像学检查显示有缺血或脑梗死病灶者，可给予钙拮抗剂脑保护治疗。

（5）颈椎病患者可用颈托，使椎体的活动受限，或做颈头部牵引治疗。

五、预防

（1）一级预防（指未发生卒中前预防发生动脉粥样硬化和小动脉硬化）。

（2）预防高血压和动脉硬化。戒烟，戒酒，有中风家族史和其他血管危险因素的人定期查血小板聚集功能。

（3）二级预防（指发生卒中后预防复发）。主要服用抗血小板聚集药物，同时仔细寻找患者中风的危险因素。

（4）适当控制脂肪的摄入，饮食忌过咸、过甜。

第二节 脑出血

脑出血是指原发非外伤性脑实质内出血，也称自发性脑出血。

我国近年来脑卒中患者数不断增加，根据 1991—2000 年世界卫生组织 MONICA 方案对我国 15 组人群（每组包括 10 万人口）脑卒中事件的监测，其年发病率由 90 年代初期的 98.5/10 万逐渐上升至 2000 年的 138.2/10 万，排除年龄增长因素，结果亦十分惊人。

一、病因

常见病因有高血压合并小动脉硬化，微动脉瘤或者微血管瘤，其他包括脑血管畸形、脑膜动静脉畸形、淀粉样脑血管病、囊性血管瘤、颅内静脉血栓形成、特异性动脉炎、真菌性动脉炎、烟雾病和动脉解剖变异、血管炎、瘤卒中等。

此外，血液因素有抗凝、抗血小板或溶栓治疗，嗜血杆菌感染，白血病，血栓性血小板减少症，以及颅内肿瘤、乙醇中毒及交感神经兴奋药物等。

用力过猛、气候变化、不良嗜好（吸烟、酗酒、食盐过多，体重过重）、血压波动、情绪激动、过度劳累等为诱发因素。

二、病理生理

（一）血肿扩大

血肿体积增大超过首次 CT 血肿体积的 33% 或 20 ml 为血肿扩大。血肿扩大是脑内出血病情进行性恶化的首要原因。

对于脑内出血发病后继续出血的时间，目前尚无一致意见，多数研究认为，6 h 以内继续出血者最多，6～24 h 部分患者可继续出血，24 h 后较少。有研究发现大约 26% 的患者血肿会在 CT 检查后 1 h 内继续扩大，12% 患者的血肿在接下来的 19 h 内继续扩大，临床上大约有 38% 的患者血肿会继续扩大。

血肿扩大多发生在以下情况：①年龄较轻；②病变部位较深，如丘脑、壳核和脑干等；③高血压未能得到有效控制；④急骤、过度的脱水治疗；⑤病前服用抗血小板药或抗凝药；⑥血肿不规则。目前认为，除血肿本身的占位性损害外，尚有周围脑组织血液循环障碍、电解质代谢紊乱（如酸中毒）、血管运动麻痹、血脑屏障受损和血液分解产物释放多种生物活性物质对脑组织的损害等原因。另外，其他如酗酒、肝功能损害和凝血机制异常也是血肿扩大的相关危险因素。

血肿扩大的机制尚不清楚，目前的观点是血肿扩大来自原血管已破裂部位的持续出血或再次出血，但有证据表明血肿扩大可以是出血灶周围坏死和水肿组织内的继发性出血。这一观点与 Fujii 等观察到外形不规则的血肿容易扩大的现象吻合，因为血肿不规则形状意味着多根血管的活动性出血。

（二）血肿周围脑损伤

脑内出血后血肿周围脑组织内存在复杂的病理生理过程，引起血肿周围脑组织损伤和水肿形成。

1. 血肿周围脑组织缺血

脑内出血后血肿周围脑组织局部血流量下降的原因有以下几种：①血肿直接压迫周围脑组织使血管床缩小；②血肿占位效应激活脑血流 - 容积自我调节系统，局部血流量下降；③血肿或血肿周围组织释放的血管活性物质引起血管痉挛等。该区域内的病理改变在一定时间内是可逆的，如果能在此时间窗内给予适当的治疗措施，可使受损组织恢复功能，因此该区域称血肿周边半影区或半暗带。

2. 血肿周围脑组织水肿

血肿周围脑组织水肿主要有间质性和细胞性两种。其产生原因分别为缺血性、渗透性、代谢性和神经内分泌性。缺血性水肿与机械压迫和血管活性物质异常升高有关。

血肿形成后很快开始溶解，血浆中的各种蛋白质、细胞膜性成分降解，即由细胞内逸出的各种大分子物质可经组织间隙向脑组织渗透，引起细胞外间隙的胶体渗透压升高，造成渗透性水肿。

血肿溶解可以释放细胞毒性物质引起细胞代谢紊乱，最终导致细胞死亡或细胞水肿。细胞毒性物质主要有血红蛋白、自由基、蛋白酶等，蛋白酶中以凝血酶和基质金属蛋白酶（MMPs）最重要。

近年来，在脑内出血后脑水肿形成的机制研究中，凝血酶可诱发脑水肿形成，凝血酶抑制剂则可阻止凝血酶诱发脑水肿形成，因此，凝血酶被认为是脑内出血后脑水肿形成中较为重要的物质。

研究发现，脑内出血后 MMPs 活性增高，血管基质破坏增加，血脑屏障完整性破坏，通透性增加，引起血管源性水肿，使用 MMPs 抑制剂可减轻水肿。

很多研究表明，在血肿形成和发展过程中，除同侧半球存在脑水肿外，其远隔部位如嗅脑、丘脑、对侧半球也存在脑水肿，尽管这种水肿程度较轻，恢复较快。有人认为高血压性脑内出血后血管加压素与心房利钠肽的水平失衡及由此产生的脑细胞体积调节障碍，可能引起细胞或组织水肿。

3. 颅内压增高

颅内压即颅腔内的压力，由脑组织、脑血管及脑脊液的压力及容积决定。脑内出血后因血肿的占位效应使颅内压增高，而且由于血肿压迫周围组织及血液中血管活性物质的释放引起的继发性脑缺血、脑水肿，可进一步使颅内压升高。颅内压的增高进展迅速，可达 $2.7 \sim 4.0$ kPa。

（1）血肿占位：血肿的占位效应是脑内出血导致颅内压增高的首要因素。颅腔内组织有一定的调节能力，可以使约 50 ml 血肿的压力得到缓冲。其代偿能力与患者脑容积有关，年龄大者或其他原因导致脑萎缩者代偿能力较强。脑内出血后可因血肿量的不断增大而使颅内压升高，多数患者神经系统缺损表现常在数分钟至数小时达高峰。

（2）局部脑血流变化：实验研究发现，脑内出血后血肿周围组织的血流量可短暂下降，其下降程度与血肿大小呈正相关。脑梗死的出现取决于脑局部缺血程度和持续时间。脑组织离血肿越近，水肿越重，且血肿的对侧脑半球的含水量也增加，故认为缺血性因素参与了脑内出血后水肿的形成。同时颅内血肿尚可压迫附近的静脉，使静脉压增高，以致脑体积增大，使颅内压增高。

（3）脑水肿：既往认为，脑血肿压迫微循环引起的周围组织缺血，在脑内出血后水肿的产生中起主要作用。近年来的研究更多地集中在脑内出血后局部血肿在脑水肿形成中的作用，血肿释放的某些活性物质或血液本身的成分可能是脑水肿产生的物质基础。

（4）脑脊液循环障碍：由于出血性卒中的血肿压迫或血液使蛛网膜颗粒受阻引起脑脊液循环通路受阻时，脑脊液不能发生置换以缓冲颅内病变造成的压力增高；同时脑脊液不断分泌，增加了颅内容积，造成颅内压增高。另一方面，血液可使脑脊液渗透压增高，引起脑脊液生成增多，造成颅内压升高。

三、临床表现

（一）脑出血共有的临床表现

（1）高血压性脑出血多见于 50～70 岁的高血压患者，男性略多见，冬春季发病较多。多有高血压病史。

（2）多在动态下发病，如情绪激动、过度兴奋、排便用力过猛时等。

（3）发病多突然急骤，一般均无明显的前驱症状表现。常在数分钟或数小时内致使患者病情发展到高峰。

（4）发病时常突然感到头痛剧烈，并伴频繁呕吐，重症者呕吐物呈咖啡色。继而表现意识模糊不清，很快出现昏迷。

（5）呼吸不规则或呈潮式呼吸，伴有鼾声，面色潮红、脉搏缓慢有力、血压升高、大汗淋漓、大小便失禁，偶见抽搐发作。

（6）若患者昏迷加深、脉搏快、体温升高、血压下降，则表示病情危重，有生命危险。

（二）基底节区出血

约占全部脑出血的 70%，壳核出血最常见。由于出血常累及内囊，并以内囊损害体征为突出表现，又称内囊区出血；壳核出血又称为内囊外侧型，丘脑出血又称内囊内侧型。本症除具有以上脑出血的一般表现外，患者还有头和眼转向病灶侧凝视和偏瘫、偏身感觉障碍及偏盲的表现。病损如在主侧半球可有运动性失语。个别患者可有癫痫发作。三偏的体征多见于发病早期或轻型患者，如病情严重意识呈深昏迷状，则无法测得偏盲，仔细检查可能发现偏瘫及偏身感觉障碍。因此，临床一定要结合其他症状与体征，切不可拘泥于三偏的表现。

（三）脑桥出血

约占脑出血的 10%，多由基底动脉脑桥支破裂所致。出血灶多位于脑桥基底与被盖部之间。大量出血（血肿＞5 ml）累及双侧被盖和基底部，常破入第四脑室。

（1）若开始于一侧脑桥出血，则表现交叉性瘫痪，即病变侧面瘫和对侧偏瘫。头和双眼同向凝视病变对侧。

（2）脑桥出血常迅速波及双侧，四肢弛缓性瘫痪（休克期）和双侧面瘫。个别病例有去大脑强直的表现。

（3）因双侧脑桥出血，头和双眼回到正中位置，双侧瞳孔极度缩小，呈针尖状，是脑桥出血的特征之一。此系脑桥内交感神经纤维受损所致。

（4）脑桥出血因阻断丘脑下部的正常体温调节功能，而使体温明显升高，呈持续高热状态，此是脑桥出血的又一特征。

（5）双侧脑桥出血由于破坏或阻断上行网状结构激活系统，常在数分钟内进入深昏迷。

（6）由于脑干呼吸中枢受到影响，表现呼吸不规则或呼吸困难。

（7）脑桥出血后，如出现两侧瞳孔散大、对光反射消失、脉搏血压失调、体温不断上升或突然下降、呼吸不规则等为病情危重的表现。

（四）小脑出血

小脑出血的临床表现较复杂，临床症状和体征多种多样，因此，常依其出血部位、出血量、出血速度，以及对邻近脑组织的影响来判断。小脑出血的临床特点如下：

（1）患者多有高血压、动脉硬化史，部分患者有卒中史。

（2）起病凶猛，首发症状多为眩晕、头痛、呕吐、步态不稳等小脑共济失调的表现，可有垂直性或水平性眼球震颤。

（3）早期患者四肢常无明显的瘫痪，或有的患者仅感到肢体软弱无力，可有一侧或双侧肢体肌张力低下。

（4）双侧瞳孔缩小或不等大，双侧眼球不同轴，角膜反射早期消失，展神经和面神经麻痹。

（5）脑脊液可为血性，脑膜刺激征较明显。

（6）多数患者发病初期并无明显的意识障碍，随着病情的加重而出现不同程度的意识障碍，甚至迅速昏迷、瞳孔散大、眼-前庭反射消失、呼吸功能障碍、高热、强直性或痉挛性抽搐。

根据小脑出血的临床表现将其分为3型。

（1）暴发型（闪电型或突然死亡型）：约占20%，患者暴发起病，呈闪电样经过，常为小脑蚓部出血破入第四脑室，并以手抓头或颈部，表示头痛剧烈，意识随即丧失而昏迷，亦常出现双侧脑干受压的表现，如出现四肢瘫、肌张力低下、双侧周围性面瘫、发绀、脉细、呼吸节律失调、瞳孔散大、对光反射消失。由于昏迷深，不易发现其他体征。可于数分钟至 1～2 h 内死亡，病程最长不超过 24 h。

（2）恶化型（渐进型或逐渐恶化型或昏迷型）：此型约占60%，是发病最多的一型。常以严重头痛、不易控制的呕吐、眩晕等症状开始，一般均不能站立行走，逐渐出现脑干受压三联征：瞳孔明显缩小，时而又呈不等大，对光反射存在；双眼偏向病灶对侧凝视；周期性异常呼吸。更有临床意义的三联征：肢体共济失调、双眼向病灶侧凝视麻痹、周围性面瘫。迅速发生不同程度的意识障碍，直至昏迷。此时患者瞳孔散大、去大脑强直，常在 48 h 或数日内死亡。

（3）良性型（缓慢进展型）：此型约占20%，多数为小脑半球中心部小量出血，病情进展缓慢，早期小脑体征表现突出，如头痛、眩晕、呕吐、共济失调、眼震、角膜反射早期消失。如出血停止，血液可逐渐被吸收，使之完全恢复，或遗留一定程度的后遗症；如继续出血，病情发展转化为恶化型。

自从 CT 和 MRI 检查技术问世以来，该病的病死率明显下降，尤其以上前二型，如能及时就诊并做影像学检查，经手术治疗常能挽救生命。

（五）脑室出血

一般为脑实质内的出血灶破入脑室，引起继发性脑室出血。由脑室内脉络丛血管破裂引起原发性脑室出血非常罕见。较常见的是由内囊、基底节出血破入侧脑室或第三脑室，脑干或小脑出血则可破入第四脑室。出血可限于一侧脑室，但以双侧侧脑室及第三、四脑室即整个脑室系统都充满了血液者多见。脑室出血的临床表现通常是在原发出血的基础上突然昏迷加深，阵发性四肢强直，脑膜刺激征阳性，高热，呕吐，呼吸不规则，或呈潮式呼吸，脉弱且速，眼球固定，四肢瘫，肌张力增高或减低，腱反射亢进或引不出，浅反射消失，双侧病理反射阳性，脑脊液为血性。如仅一侧脑室出血，临床症状缓慢或较轻。

四、辅助检查

脑出血属于神经科急诊，需要在短时间内立刻明确诊断。目前辅助检查主要分为实验室检查和影像学检查两种，随着目前医疗水平的逐渐提高，影像学检查因其具有时间短、无创、结果准确等优点，已逐渐成为首选的检查方法。

（一）头颅 CT 检查

临床疑诊脑出血时首选 CT 检查，可显示圆形或卵圆形均匀高密度血肿，发病后即可显示边界清楚的新鲜血肿，并可确定血肿部位、大小、形态，以及是否破入脑室，血肿周围水肿带和占位效应等；如脑室大量积血可见高密度铸型，脑室扩张，1 周后血肿周围可见环形增强，血肿吸收后变为低密度或囊性变，CT 动态观察可发现脑出血的病理演变过程，并在疾病治疗过程中的病情变化时第一时间指导临床治疗。目前头颅 CT 已成为应用较为广泛的检查方法。

（二）MRI 检查

可发现 CT 不能确定的脑干或小脑小量出血，能分辨病程 4～5 周后 CT 不能辨认的脑出血，区别陈旧性脑出血与脑梗死，显示血管畸形流空现象，还可以大致判断出血时间，是否多次反复出血等，但 MRI 检查需要患者较长时间（10 min 以上）静止不动躺在扫描机内，对已有意识障碍的患者较难做到，一般不及 CT 检查应用广泛。

（三）DSA 全脑血管造影检查

脑血管造影曾经是脑出血的重要诊断手段，因其不能显示血肿本身，仅能根据血肿周围相关血管的移位来推测血肿的部位及大小，且 DSA 检查为一项有创检查，目前一线应用已明显减少。值得一提的是，DSA 在脑出血原因的鉴别上仍意义重大，因其可直观地看到脑血管的走行及形态，当怀疑有脑血管畸形或动脉瘤破裂的患者应该做 DSA 检查明确诊断。

（四）脑脊液检查

脑出血诊断明确者一般不做脑脊液检查，以防脑疝发生，但在无条件做脑 CT 或脑 MRI 检查时，腰穿仍有一定诊断价值。脑出血后由于脑组织水肿，颅内压力一般较高，80% 患者在发病 6 h 后，由于血液可自脑实质破入脑室或蛛网膜下隙而呈血性脑脊液，所以脑脊液多数呈血性或黄色，少数脑脊液清亮。因此，腰穿脑脊液清亮时，不能完全排除脑出血的可能，术前应给脱水剂降低颅内压，有颅内压增高或有脑疝的可能时，应禁忌做腰穿。

五、诊断

50 岁以上中老年患者，有长期高血压病史，活动中或情绪激动时起病，血压明显升高，出现头痛、恶心、呕吐等高颅压的表现，有偏瘫、失语等局灶神经功能缺损症状，可伴有意识障碍，应高度怀疑脑出血。头部 CT 有助于诊断。MRI、CTA、DSA 检查有助于明确病因。

六、鉴别诊断

脑出血的发病较为危急，部分症状与脑梗死极为相似，在 CT 普及之前，脑梗死与脑出血的误诊率较高，随着目前诊疗水平的提高，CT 检查后基本能明确诊断，但仍需要进行仔细慎重的鉴别诊断。

（1）与其他脑血管病鉴别如脑梗死、蛛网膜下腔出血：根据发病过程、症状、体征及影像学检查确诊。脑梗死是由于脑组织缺血造成，常见病因是脑动脉粥样硬化，起病一般较缓，出现轻度的意识障碍，血压稍有升高，可见 CT 出现脑内低密度病灶。

（2）颅内占位病变、颅脑外伤、脑膜炎等疾病：根据发病急缓程度，外伤史、发烧等其他临床表现以及 CT、MRI、脑脊液等检查做出诊断。脑内原发性肿瘤可出现脑出血相类似的症状，如头痛、呕吐及肢体症状等，增强的影像学检查可有助于诊断。

（3）其他疾病：昏迷患者应与一氧化碳中毒、肝昏迷，尿毒症、低血糖等引起的意识障碍相鉴别。须详细询问病史，观察体征以及进行 CT、脑脊液等检查。血液系统疾病如白血病、血小板减少性紫癜、再生障碍性贫血等，可以出现颅内出血，当怀疑有这些原因的时候需要仔细检查，排除其他原因引起的类似症状。

七、治疗与预后

在急性期，特别是已昏迷的危重患者应采取积极的抢救措施，其中主要是控制脑水肿，调整血压，防止内脏综合征及考虑是否采取手术消除血肿。采取积极合理的治疗，以挽救患者的生命，减少神经功能残废程度和降低复发率。

（一）稳妥运送

发病后应绝对休息，保持安静，避免频繁搬运。在送往医院途中，可轻轻搬动，头部适当抬高 15°，有利于缓解脑水肿及保持呼吸道通畅，并利于口腔和呼吸道分泌物的流出。患者可仰卧在担架上，也可视情况使患者头稍偏一侧，使呕吐物及分泌物易于流出，途中避免颠簸，并注意观察患者的一般状态包括呼吸、脉搏、血压及瞳孔等变化，视病情采取应急处理。

（二）控制脑水肿

由于血肿在颅内占一定的空间，其周围脑组织又因受压及缺氧而迅速发生水肿，致颅内压急剧升高，甚至引起脑疝，因此，在治疗上控制脑水肿成为关键。常用的脱水药有甘露醇、呋塞米及皮质激素等。临床上为加强脱水效果，减少药物的不良反应，一般均采取上述药物联合应用。常用者为甘露醇＋激素、甘露醇＋呋塞米或甘露醇＋呋塞米＋激素等方式，但用量及用药间隔时间均应视病情轻重及全身情况，尤其是心脏功能及有否高血糖等而定。20% 甘露醇为高渗脱水药，体内不易代谢且不能进入细胞，其降颅内压作用迅速，一般用量成人为 1 g/kg 体重，每 6 h 静脉快速滴注 1 次。呋塞米有渗透性利尿作用，可减少循环血容量，对心功能不全者可改善后负荷，用量 20～40 mg/ 次，每日静注 1 或 2 次。皮质激素多采用地塞米松，用量 15～20 mg 静脉滴注，每日 1 次。有糖尿病史或高血糖反应和严重胃出血者不宜使用激素。激素除能协助脱水外，还可改善血管通透性，防止受压组织在缺氧下自由基的连锁反应，避免使细胞膜受到过氧化损害。在发病最初几天脱水过程中，因颅内压力可急速波动上升，密切观察瞳孔变化及昏迷深度非常重要，遇有脑疝前期表现如一侧瞳孔散大或角膜反射突然消失，或因脑干受压症状明显加剧，可及时静脉滴注 1 次甘露醇，一般滴后 20 min 左右即可见效，故初期不可拘泥于常规时间用。一般水肿于 3～7 d 内达高峰，多持续 2 周～1 个月之久方能完全消散，故脱水药的应用要根据病情逐渐减量，再减少用药次数，最后终止，由于高渗葡萄糖溶液静注的降颅内压时间短，反跳现象重，注入高渗糖对缺血的脑组织有害，故目前已不再使用。

（三）调整血压

脑出血后，常发生血压骤升或降低的表现，这是由于直接或间接损害丘脑下部等处所致。此外，低氧血症也可引起脑血管自动调节障碍，导致脑血流减少，使症状加重。临床上观察血压，常采用平均动脉压，即收缩压加舒张压之和的半数（或舒张压加 1/3 脉压）来计算。正常人平均动脉压的上限是 20.0 ～ 26.9 kPa（150 ～ 200 mmHg），下限为 8.00 kPa（60 mmHg），只要在这个范围内波动，脑血管的自动调节功能正常，脑血流量基本稳定。如果平均动脉压降到 6.67 kPa（50 mmHg），脑血流就降至正常时的 60%，出现脑缺血缺氧的症状。对高血压患者来讲，如果平均动脉压降到平常的 30%，就会引起脑血流的减少；如血压太高，上限虽可上移，但同样破坏自动调节，引起血管收缩，出现缺血现象。发病后血压过高或过低，均提示预后不良，故调整血压甚为重要。一般可将发病后的血压控制在发病前血压数值略高一些的水平。如原有高血压，发病后血压又上升至更高水平者，所降低的数值也可按上升数值的 30% 左右控制。常用的降压药物如利舍平 0.5 ～ 1.0 mg/ 次肌内注射或 25% 硫酸镁 10 ～ 20 mg/ 次肌内注射。注意不应使血压降得太快和过低。血压过低者可适量用间羟胺或多巴胺静脉滴注，使之缓慢回升。

（四）肾上腺皮质激素的应用

脑出血患者应用激素治疗，其价值除前述可有改善脑水肿作用外，还可增加脑脊液的吸收，减少脑脊液的生成，对细胞内溶酶体有稳定作用，能抑制抗利尿激素的分泌，促进利尿作用，具有抗脂质过氧化反应，而减少自由基的生成。此外，尚有改善细胞内外离子通透性的作用，故激素已普遍用于临床治疗脑出血。但也有认为激素不利于破裂血管的修复，可诱发感染，加重消化道出血及引起血糖升高，而这些因素均可促使病情加重或延误恢复时间。故激素应用与否，应视患者具体情况而定。如无显著消化道出血、高血糖及血压过高，可在急性期及早应用。常用的激素有地塞米松静脉滴注 10 ～ 20 mg，1 次 /d；或氢化可的松静脉滴注 100 ～ 200 mg，1 次 /d。一般应用 2 周左右，视病情好转程度而逐渐减量和终止。

（五）关于止血药的应用

脑出血是由于血管破裂所致，凝血机制并无障碍，且多种止血药可以诱发心肌梗死，甚至弥漫性血管内凝血。另外，实验室研究发现高血压性脑出血患者凝血、抗凝及纤溶系统的变化与脑梗死患者无差异，均呈高凝状态；再者，高血压性脑出血血管破裂出血一般在 4 ～ 6 h 内停止，几乎没有超过 24 h 者；还有研究发现应用止血药者，血肿吸收比不用者慢，故目前多数学者不同意用止血药。

（六）急性脑出血致内脏综合征的处理

包括脑心综合征、急性消化道出血、中枢性呼吸形式异常、中枢性肺水肿及中枢性呃逆等。这些综合征的出现，常常直接影响预后，严重者导致患者死亡。综合征主要是由于脑干或丘脑下部发生原发性或继发性损害之故。脑出血后急性脑水肿而使颅压迅速增高，压力经小脑幕中央游离所形成的"孔道"向颅后窝传导，此时，脑干背部被迫向尾推移，但脑干腹侧，由于基底动脉上端的两侧大脑后动脉和 Willis 动脉环相互联结而难以移动，致使脑干向后呈弯曲状态。如果同时还有颞叶钩回疝存在，则将脑干上部的丘脑下部向对侧推移。继而中脑血管也被挤压变窄，引起脑脊液循环受阻，加重了脑积水，使颅内压进一步增高，这样颅压升高形成恶性循环，脑干也随之扭曲不断加重而受到严重损害，可导致脑干内继发性出血或梗死，引起一系列严重的内脏综合征。

1. 脑心综合征

发病后 1 周内做心电图检查，常发现 S-T 段延长或下移，T 波低平倒置，以及 Q-T 间期延长等缺血性变化。此外，也可出现室性期前收缩，窦性心动过缓、过速或心律不齐以及房室传导阻滞等改变。这种异常可以持续数周之久，有人称作"脑源性"心电图变化。其性质是功能性的还是器质性的，尚有不同的认识，临床上最好按器质性病变处理，应根据心电图变化，给予氧气吸入，服用异山梨酯、门冬酸钾镁，甚至毛花苷 C 及利多卡因等治疗，同时密切随访观察心电图的变化，以便及时处理。

2. 急性消化道出血

经胃镜检查，半数以上出血来自胃部，其次为食管，少数为十二指肠或小肠。胃部病变呈急性溃疡，多发性糜烂及黏膜下点状出血。损害多见于胃窦部、胃底腺区或幽门腺区。临床上出血多见于发病后 1 周之内，重者可在发病后数小时内就发生大量呕血，呈咖啡样液体。为了了解胃内情况，对昏迷患者应在发病后 24 ～ 48 h 置胃管，每日定时观察胃液 pH 值及有否潜血。若胃液 pH 值在 5 以下，即给予氢氧化铝凝胶 15 ～ 20 ml，使 pH 值保持在 6 ～ 7，此外，给予西咪替丁鼻饲或静脉滴注，以减少胃酸分泌。如已发生胃出血，应局部止血，可给予卡巴克洛每次 20 ～ 30 ml 与生理盐水 50 ～ 80 ml，3 次 /d，此外，云南白药也可应用。大量出血者应及时输血或补液，以防发生贫血及休克。

3. 中枢性呼吸异常

多见于昏迷患者。呼吸快、浅、弱及呼吸节律不规则，潮式呼吸，中枢性过度换气和呼吸暂停。应及时给予氧气吸入，人工呼吸器进行辅助呼吸。可适量给予呼吸兴奋药如洛贝林或二甲弗林等，一般从小剂量开始静脉滴注。为观察有否酸碱平衡及电解质紊乱，应及时送检血气分析，若有异常，即应纠正。

4. 中枢性肺水肿

多见于严重患者的急性期，在发病后 36 h 即可出现，少数发生较晚。肺水肿常随脑部变化加重或减轻，又常为病情轻重的重要标志。应及时吸出呼吸道中的分泌物，甚至行气管切开，以便给氧和保持呼吸通畅。部分患者可酌情给予强心药物。此类患者呼吸道颇易继发感染，故可给予抗生素，并注意呼吸道的雾化和湿化。

5. 中枢性呃逆

呃逆可见于病程的急性期或慢性期，轻者偶尔发生几次，并可自行缓解；重者可呈顽固持续性发作，后者干扰患者的呼吸节律，消耗体力，以致影响预后。一般可采用针灸处理，药物可肌内注射哌甲酯，每次 10 ～ 20 mg，也可试服奋乃静，氯硝西泮 1 ～ 2 mg/ 次也有一定的作用，但可使睡眠加深或影响对昏迷患者的观察。膈神经刺激常对顽固性呃逆有缓解作用。部分患者可试用中药治疗如柿蒂、丁香及代硝石等。

近来又发现脑出血患者可引起肾脏损害，多表现为血中尿素氮升高等症状，甚至可引起肾衰竭。脑出血患者出现两种以上内脏功能衰竭又称为多器官功能衰竭，常为导致死亡的重要原因。

（七）维持营养

注意酸碱平衡及水、电解质平衡，防治高渗性昏迷。初期脱水治疗时就应考虑这些问题，特别对昏迷患者，发病后 24 ～ 48 h 即可置鼻饲以便补充营养及液体。在脱水过程中，每日入量一般控制在 1 000 ～ 2 000 ml，其中包括从静脉给予的液体。因需要脱水，故每日应是负平衡，一般水分以 –800 ～ –500 ml 为宜，初期每日热量至少为 6 276 kJ，以后逐渐增至每日至少 8 368 kJ，且脂肪、蛋白质及糖等应配比合理，必要时应及时补充复合氨基酸、人血白蛋白及冻干血浆等。对于高热者尚应适当提高入水量。由于初期加强脱水治疗，或同时有呼吸功能障碍，故多数严重患者可出现酸碱平衡紊乱及水、电解质失衡，常见者为酸中毒、低钾及高钠血症等，均应及时纠正。应用大量脱水药和皮质激素，特别是对有糖尿病者应防止诱发高渗性昏迷，表现为意识障碍程度加重、血压下降、有不同程度的脱水症，可出现癫痫发作。高渗性昏迷的确诊还要检查是否有血浆渗透压增高提示血液浓缩。此外，高血糖、尿素氮及血清钠升高、尿比重增加也均提示有高渗性昏迷的可能。另外，低渗液不宜输入过多，过快；血糖高者应尽早应用胰岛素，避免静注高渗葡萄糖溶液。此外，应经常观察血浆渗透压及水、电解质的变化。

（八）手术治疗

当确诊为脑出血后，应根据血肿的大小、部位及患者的全身情况，尽早考虑是否需要外科手术治疗。如需要手术治疗，又应考虑采用何种手术方法为宜。常用的手术方法有开颅血肿清除术、立体定向血肿清除术以及脑室血液引流术等。

关于脑出血血肿清除治疗的适应证：

1. 非手术治疗的适应证

（1）清醒伴小血肿（血肿直径 < 3 cm 或出血量 < 20 ml），常无手术治疗的必要。

（2）少量出血的患者，或较少神经缺损。

（3）格拉斯哥昏迷指数（GCS）≤ 4 分的患者，由于手术后无一例外的死亡或手术结果非常差，手术不能改变临床结局。但是，GCS ≤ 4 分的小脑出血患者伴有脑干受压，在特定的情况下，手术仍有挽救患者生命的可能。

2. 手术治疗的适应证

（1）手术的最佳适应证是清醒的患者，最大的血肿。

（2）小脑出血量 > 3 ml，神经功能恶化、脑干受压和梗阻性脑积水的患者，尽可能快地清除血肿或行脑室引流，可以挽救生命，预后良好。即使昏迷的患者也应如此。

（3）脑出血合并动脉瘤、动静脉畸形或海绵状血管瘤，如果患者有机会获得良好的预后并且手术能达到血管部位，应当行手术治疗。

（4）年轻人中等到大量的脑叶出血，临床恶化的应积极行手术治疗。

立体定向血肿清除术与以往开颅血肿清除术比较更有优越性。采用 CT 引导立体定向技术将血肿排空器置入血肿腔内，采用各种方法将血肿粉碎并吸出体外。该方法定位准确，减少脑组织损伤，对急性期患者也适用。立体定向血肿抽吸术治疗壳核血肿效果较好。但一般位于大脑深部的血肿，包括基底节及丘脑部位的血肿，手术虽可挽救生命，但后遗瘫痪较重。脑干及丘脑出血也可手术治疗，但危险性较大。脑叶及尾状核区域出血，手术治疗效果较佳。

血肿清除后临床效果不理想的原因很多，但目前注意到脑出血后引起的脑缺血体积可以超过血肿体积的几倍，可能是重要原因之一，缺血机制包括直接机械压迫、血液中血管收缩物质的参与及出血后血液呈高凝状态等。因此，血肿清除后应同时应用神经保护药、钙通道阻滞药等，以提高临床疗效。

第三节 脑血栓

脑血栓形成是急性缺血性脑血管病中常见的类型，是脑梗死中最常见的类型。在颅内外供应脑部的动脉壁病变的基础上形成血栓，引起其供血范围内的脑梗死性坏死，因而产生相应的神经系统症状及体征。

一、病因

脑血栓形成最常见的病因是动脉粥样硬化，常伴有高血压，高脂血症或糖尿病可加速动脉硬化的发展。其他较少见的病因有各种脑动脉炎、结缔组织病、先天性血管畸形、真性红细胞增多症、血高凝状态等。其好发部位为大脑中动脉、颈内动脉、椎-基底动脉交界处。动脉粥样硬化多侵犯较大或中等管腔的动脉。主要病理改变为动脉内膜深层的脂肪变性和胆固醇沉积，形成粥样硬化斑块及各种继发病变，使管腔狭窄。粥样硬化斑块逐渐发展则内膜破裂，形成内膜溃疡，内膜溃疡处易于引发血栓形成。而动脉内膜炎使内膜粗糙不平，动脉弹性减退，也易于形成血栓。形成血栓的动脉血流障碍，其供应范围内的脑组织因得不到充分的血、氧供应而发生软化、坏死。临床表现为大脑局部功能障碍的症状和体征，如瘫痪、感觉障碍、失语甚至意识障碍等。

脑血管内的动脉粥样硬化斑块使得血管狭窄，表面粗糙不平，而后斑块破裂出血，激活体内的血液凝固系统形成血栓。血流动力学改变，血压下降使血流速度缓慢，血液中的固体成分易于沉积在血管壁形成血栓。血液黏稠度改变，脂质过多、脱水、纤维蛋白原增多使血液黏稠，血小板容易聚集而促进脑血栓形成。

吸烟酗酒、摄入高脂高糖饮食、缺乏体育运动等均易加重动脉粥样硬化，促进血栓形成。因此，人们常通过降低血液胆固醇等脂类物质来预防动脉粥样硬化。促使血黏度增加的因素有摄入脂质过多；出汗过多、严重腹泻等造成脱水；饮水不足、缺乏运动及服用凝血止血药物等。

二、类型

（1）大面积脑梗死：通常是颈内动脉主干、大脑中动脉主干或皮质支的完全性卒中，患者表现为病灶对侧完全性偏瘫、偏身感觉障碍及向病灶对侧的凝视麻痹，可有头痛和意识障碍，并呈进行性加重。

（2）分水岭脑梗死：是指相邻血管供血区之间分水岭区或边缘带的局部缺血。分水岭梗死多由于血流动力学障碍所致；典型者发生颈内动脉严重狭窄或闭塞伴全身血压降低时，亦可由心源性或动脉源性栓塞引起。临床常呈卒中样发病，多无意识障碍，症状较轻，恢复较快。

（3）出血性脑梗死：是由于脑梗死供血区内动脉坏死后血液漏出继发出血，常发生于大面积脑梗死之后。

（4）多发性脑梗死：是指两个或两个以上不同的供血系统脑血管闭塞引起的梗死，多为反复发生脑梗死的后果。

三、临床表现

本病多见于 50 岁以上患有动脉硬化的患者，多伴有高血压、冠心病或糖尿病。男性稍多于女性。可有某些未加注意的前驱症状，如头昏、头痛等。常于睡眠中或安静休息时发病。多数典型病例症状经数小时甚至 1～3 d 达高峰，通常意识清楚，生命体征平稳，少数患者可有不同程度的意识障碍，甚至出现脑疝，引起死亡。

（一）临床类型

（1）完全型：指起病 6 h 内病情即达高峰者，常为完全性偏瘫，病情一般较严重，甚至昏迷。

（2）进展型：局限性脑缺血症状逐渐进展，呈阶梯式加重，可持续 6 h 至数天。

（3）缓慢进展型：起病 2 周后症状仍进展，常与全身或局部因素所致的脑灌流减少、侧支循环代偿不良、血栓向近心端逐渐扩展等有关，此型应与颅内占位性病变如肿瘤或硬膜下血肿等鉴别。可逆性脑缺血发作或称可逆性缺血性神经功能缺损，缺血出现的神经症状一般在24～72 h 才恢复，最长可持续 3 周，不留后遗症。实际上是一种较轻的梗死。

（二）脑梗死的临床综合征

（1）颈内动脉闭塞综合征：病灶侧单眼一过性黑蒙，偶可为永久性视力障碍，或病灶侧Horner 征；颈动脉搏动减弱，眼或颈部血管杂音；对侧偏瘫、偏身感觉障碍和偏盲等；主侧半球受累可有失语症，非主侧半球受累可出现体象障碍；亦可出现晕厥发作或痴呆。

（2）大脑中动脉闭塞综合征：①主干闭塞：三偏症状，病灶对侧中枢性面舌瘫、偏身感觉障碍和偏盲或象限盲，上下肢瘫痪程度基本相等，可有不同程度的意识障碍，主侧半球受累可出现失语症，非主侧半球受累可出现体象障碍。②皮质支闭塞：上分支包括至眶额部、额部、中央回、前中央回及顶前部的分支，闭塞时可出现病灶对侧偏瘫和感觉缺失，面部及上肢重于下肢；下分支包括至颞极及颞枕部，颞叶前、中、后部的分支，闭塞时常出现失语和行为障碍，无偏瘫。

（3）椎-基底动脉闭塞综合征：常出现眩晕、眼震、复视、构音障碍、吞咽困难，共济失调、交叉性瘫痪等症状。主干闭塞时出现四肢瘫、延髓性麻痹、意识障碍，常迅速死亡。脑桥基底部梗死可出现闭锁综合征，患者意识清楚，四肢瘫痪、延髓性麻痹等，不能言语，不能进食，不能做各种动作，只能以眼球上下来表达自己的意愿。

四、辅助检查

除一般血、尿常规，血沉外，还应检查血糖、血脂、尿素氮、肝、肾功能以及心电图等。必要时可做有关血液流变学检查等。脑脊液化验：压力、细胞数、生化大致正常。但在少数出血性梗死者可出现红细胞，一般出现在发病 24 h 后。大面积梗死时压力、蛋白、细胞数可在发病数天后轻度增高。

CT 在 24～48 h 后可见低密度梗死区，如梗死灶体积较大则可有占位效应，出血性脑梗死呈混杂密度改变。如病灶较小，或脑干、小脑梗死 CT 检查可不显示。脑血管造影可显示血栓形成的部位、程度及侧支供血情况。部分患者在发病一月后血管可再通，脑血管造影可恢复正常。

五、诊断要点

具有本病致病危险因素者，在安静状态下发病，于 1～3 d 内达高峰，其症状和体征可归纳为某一脑动脉供血区的脑功能缺损，多无明显头痛、呕吐、意识障碍及脑膜刺激征，发病多逐渐或呈阶梯性进行。发病后 1～2 d 内意识清楚或轻度障碍。有条件时可首选 CT 或 MRI 检查。脑脊液正常，一般不应含有血。

六、鉴别诊断

（1）脑出血：临床上脑梗死主要应与脑出血相鉴别。有时脑梗死与小量脑出血的临床表现颇为相似。在所有的鉴别要点中，起病状态和起病速度最具有临床意义，但大面积脑梗死的临床症状可与脑出血类似，起病状态及速度等病史资料会有很大的差异，因此要高度重视，CT 及 MRI 检查均可提供确定的诊断。

（2）脑栓塞：起病急骤，一般缺血范围较广泛，常有心脏病史，尤其是有心房纤颤、细菌性心内膜炎、心肌梗死时更应该考虑脑栓塞。

（3）颅内占位性病变：某些颅内血肿、颅内肿瘤、颅内脓肿也可呈卒中表现，出现偏瘫等症状，颅内压增高与脑梗死相混淆，CT 及 MRI 可鉴别。

七、防治措施

（一）急性期治疗

治疗原则是调整血压，防治并发症，防止血栓进展及减少梗死范围，对大面积梗死应减轻脑水肿或手术治疗防治脑疝。由于脑血栓患者病情轻重及就诊时期不同，用药品种及方法亦应因人而异。

1. 一般处理

患者需卧床休息，注意防治褥疮及呼吸道感染，维持水、电解质平衡及心肾功能，起病 24～48 h 后仍不能自行进食者，应鼻饲，以保证入量及营养。

2. 调整血压

一般不应使用降血压药物，如血压过低，应补液或给予适当的药物如多巴胺、间羟胺等以升高血压。

3. 溶栓治疗

适用于超早期患者及进展型卒中，在起病 6 h 内、年龄 75 岁以下者进行。应用此类药物，首先需经 CT 证实无出血灶。患者无出血素质，并应检查出凝血时间、凝血酶原时间等。尿激酶是最早应用的溶栓药物，常用 1 万～2 万 IU 溶于生理盐水 20 ml，静脉注射，每日 1 次，7～10 d 为一疗程。或 2 万～10 万 IU 用生理盐水溶解后加入 5% 葡萄糖 500 ml 中静滴，每日 1 次，连续 5～10 d，近来有用 50 万～150 万 IU 进行冲击治疗，效果尚需观察。亦可用链激酶治疗。

4. 抗凝治疗

主要为防止血栓继续进展，适用于进展型卒中。抗凝治疗短期内频繁发作者可立即静注肝素 50 mg，然后将肝素 50 mg 加入 5% 葡萄糖或生理盐水 500 ml 中静滴，每分钟 20 滴左右，维持 24 ～ 48 h；如发作次数较少者，开始静滴即可。

5. 血液稀释疗法

（1）高容性稀释疗法：直接输入较大量扩容剂，常用低分子右旋糖酐 500 ml 静滴，每日 1 次，共 7 ～ 10 d。

（2）等容性稀释疗法：放出的血量与补充的液体量相等。

（3）低容性稀释疗法：放出的血量大于补充的液体量。

6. 防治脑水肿

梗死面积大且病情严重时，常用 20% 甘露醇 125 ～ 250 ml 静滴，每日 2 ～ 4 次，连用 7 ～ 10 d，在应用甘露醇数日后，可改用或交替使用 10% 复方甘油 250 ～ 500 ml，每日 1 ～ 2 次。

7. 抗血小板聚集剂

抗血小板聚集剂最佳剂量尚未统一，每日 50 ～ 300 mg 不等，多数认为以小剂量为宜，还可与双嘧达莫联合应用。噻氯吡啶是一种新型的血小板聚集抑制剂，疗效显著。用量 200 ～ 250 mg，每日 1 ～ 2 次。

8. 钙拮抗剂

常用的有尼莫地平或盐酸氟桂利嗪每晚 1 次，此药更适用于椎 - 基底动脉系统病变。

9. 脑代谢活化剂

可用三酸磷腺苷、细胞色素 C、胞磷胆碱、辅酶 A 等。

10. 中医药治疗

一般采取活血化瘀、通经活络治则，可用丹参、川芎、红花、鸡血藤、地龙等。

11. 手术治疗

大面积脑梗死内科治疗困难时，为了防止脑疝，可行大骨瓣减压和坏死脑组织吸出术；对急性小脑梗死产生明显肿胀及脑积水患者，可行脑室引流术或去除坏死组织以挽救生命。

（二）恢复期治疗

一旦病情稳定，即应进行运动康复治疗，早期对瘫痪肢体进行按摩及被动运动，开始有主动运动时即应按康复要求按阶段进行训练，对失语患者需加强言语康复训练，以促进神经功能恢复。同时可用针灸、理疗，服用促神经代谢药物如 ATP、吡拉西坦、吡硫醇等，服用血管扩张剂、钙离子拮抗剂、抗血小板聚集剂以防复发。

易患脑血栓的人群：首先是有家族史，尤其是父母和祖父母患脑血栓的人。其次是患有高血压病的中老年人，尤其是患有严重高血压病的人。三是患有冠心病、风湿性心脏病、心律失常的中老年人，如果发生心房纤颤，更易形成脑血栓。四是患有糖尿病及高脂血症的中老年人。五是曾经有过短暂性脑缺血发作没有充分重视及时治疗的中老年人。六是血液黏稠度增高，血流动检查不正常的中老年人。七是经常发生头痛、头晕、四肢麻木无力或感觉异常以及有烟酒嗜好的中老年人。

第四节 蛛网膜下腔出血

蛛网膜下腔出血（subarachnoid hemorrhage，SAH）是指颅内血管破裂后，血液流入蛛网膜下腔而致。颅脑损伤引起的称为外伤性蛛网膜下腔出血。因脑实质出血血液穿破脑组织而进入蛛网膜下腔者，称为继发性蛛网膜下腔出血。本节只介绍原发性蛛网膜下腔出血，简称SAH。蛛网膜下腔出血的病因有颅内动脉瘤、颅内血管畸形和高血压性动脉硬化。少见的病因有肿瘤、血液病、脑动脉炎、结缔组织病、抗凝治疗并发症等。

一、病因病理

（一）病因

凡能引起脑出血的病因均能引起本病。常见的病因有：

（1）颅内动脉瘤：占50%～85%，好发于脑底动脉环的大动脉分支处，以该环的前半部较多见。

（2）脑血管畸形：主要是动静脉畸形，多见于青少年，占2%左右，动静脉畸形多位于大脑半球大脑中动脉分布区；

（3）脑底异常血管网病（moyamoya病）：约占1%。

（4）其他：夹层动脉瘤、血管炎、颅内静脉系统血栓形成、结缔组织病、血液病、颅内肿瘤、凝血障碍性疾病、抗凝治疗并发症等。

（5）部分患者出血原因不明，如原发性中脑周围出血。

蛛网膜下腔出血的危险因素主要是导致颅内动脉瘤破裂的因素，包括高血压、吸烟、大量饮酒、既往有动脉瘤破裂病史、动脉瘤体积较大、多发性动脉瘤等。与不吸烟者相比，吸烟者的动脉瘤体积更大，且更常出现多发性动脉瘤。

（二）发病机制

动脉瘤是动脉壁因局部病变（可因薄弱或结构破坏）而向外膨出，形成永久性的局限性扩张。动脉瘤的形成可能是由动脉壁先天性肌层缺陷或后天获得性内弹力层变性或两者联合作用导致，所以动脉瘤的发生一定程度上有遗传倾向和家族聚集性。在蛛网膜下腔出血患者的一级亲属中，约4%患有动脉瘤。但颅内动脉瘤不完全是先天异常造成的，相当一部分是后天生活中发展而来的，随着年龄增长，动脉壁的弹性逐渐减弱，在血流冲击等因素下向外突出形成动脉瘤。

无论是动脉瘤破裂、动静脉畸形病变血管破裂还是血压突然增高使血管破裂，均导致血流入脑蛛网膜下腔，通过围绕在脑和脊髓周围的脑脊液迅速扩散，刺激脑膜，引起头痛和颈强直等脑膜刺激征。血液进入蛛网膜下腔后还会使颅腔内容物增加，压力增高，并继发脑血管痉挛。后者系因出血后血凝块和围绕血管壁的纤维索之牵引（机械因素），血管壁平滑肌细胞间形成的神经肌肉接头产生广泛缺血性损害和水肿。另外大量积血或凝血块沉积于颅底，部分凝集的红细胞还可堵塞蛛网膜绒毛间的小沟，使脑脊液的回吸收被阻，因而可发生急性交通性脑积水或蛛网膜粘连，使颅内压急骤升高，进一步减少了脑血流量，加重了脑水肿，甚至导致脑疝形成。以上均可使患者病情稳定好转后，再次出现意识障碍或局限性神经症状。后交通动脉瘤的扩张、出血可压迫邻近动眼神经，产生不同程度的动眼神经麻痹（表现为眼球活动障碍）。也可能因血液刺激下丘脑，引起血糖升高、发热等内分泌和自主神经功能紊乱。

（三）病理

血液进入蛛网膜下腔后，使血液与脑脊液混合，肉眼可见相应部位或整个脑表面呈鲜红或紫红色，在脑沟、脑池内血细胞沉积较多呈紫色。如出血量大，脑表面被一薄层的血凝块覆盖着，这血块有时可穿破蛛网膜而进入硬膜下腔，引起继发性硬膜下腔出血；尚可涌入脑室，血凝块堵塞侧孔及正中孔，脑脊液回流受阻，引起急性阻塞性脑积水、颅内压增高，甚至脑疝形成。颅底部的脑池、桥小脑角、小脑延髓池及终池可见明显的血凝块积贮，甚至将该区的血管神经埋没，仔细分离该处血块后才可找到破裂的动脉瘤或破损的血管。出血 48 h 后，蛛网膜下腔的大量血细胞出现不同程度的溶解，破裂释放出大量的含铁血黄素，使脑皮质、软硬脑膜呈现不同程度的铁锈色，同时可见不同程度的局部粘连。部分红细胞随脑脊液进入蛛网膜颗粒，使其堵塞，引起脑脊液的吸收减慢，产生交通性脑积水。

显微镜下，出血数小时后可见软脑膜血管周围有多核白细胞渗出，24 h 后，有大量的白细胞浸润和吞噬细胞起吞噬作用，72 h 后各种炎性细胞反应达高峰，尤其淋巴细胞和吞噬细胞，以及含有铁血黄素颗粒的多核白细胞，1 周时，多核白细胞基本消失，而淋巴细胞浸润明显，大多数红细胞破裂，10 d 左右，出现机化现象。

此外，血液进入蛛网膜后，直接刺激血管或血细胞破坏释放各种炎性物质，诱发血管痉挛导致脑缺血或梗死。

二、临床表现

部分患者发病前有一定的诱发因素，如体力劳动、咳嗽、排便、奔跑、饮酒、情绪激动、性生活等。

（一）急性起病者

多为急骤起病，主诉剧烈头痛，位于前额、后枕或整个头痛，并可延及颈、肩、背、腰等部位，头痛发生率为 70%～100%。老年人头痛较轻，偶可主诉头昏或眩晕。半数以上患者伴恶心及呕吐，多为喷射性呕吐。33%～81% 的患者有意识障碍，多为起病后立即发生，程度可从轻度意识模糊至昏迷。持续时间可自数分钟至数天。老年人意识障碍较重。可有淡漠、畏光、少动、言语减少等，有的患者出现谵妄、幻觉、妄想躁动等。

部分患者有癫痫发作，可发生在出血时或出血后，表现为全身性或部分性发作。个别患者可以癫痫发作为首发症状。

体格检查时可见颈项强直，Kernig 征和 Brudzinski 征阳性。少数患者在发病早期 Kernig 征可以阴性。

眼底检查可见一侧或双侧玻璃体下出血，在发病数小时内发现，约于 2 周内逐渐吸收和消失。玻璃体下出血的发现有诊断价值。可见到一侧或双侧视盘水肿。

此外，在体格检查中，可以见到不同程度的局限性神经系统体征。如颅神经麻痹：以一侧动眼神经最多见，可有面神经麻痹、视和听神经麻痹、三叉神经和展神经麻痹。偏瘫和偏身感觉障碍：可出现短暂或持久的肢体单瘫、偏瘫、四肢瘫、偏身感觉障碍等局限性症状和体征。

亦可见到自主神经和内脏功能紊乱，如体温升高、血压升高、心电图 ST 段降低、巨大 θ 波改变以及应激性溃疡、呼吸功能紊乱或急性肺水肿等。

（二）迟发性神经功能缺损

迟发性神经功能缺损或称作后期并发症，包括再出血、脑血管痉挛、急性非交通性脑积水和正常颅压脑积水等。再出血以 5～11 d 为高峰，81% 发生在 1 个月内。临床表现为在病情稳定好转的情况下，突然发生剧烈头痛、恶心呕吐，意识障碍加重，原有局灶症状和体征亦可重新出现。血管痉挛通常在出血后 3～5 d 发生，持续 1～2 周，表现为病情稳定后又出现神经系统定位体征和意识障碍。脑血管痉挛严重时可导致脑梗死，主要表现为蛛网膜下腔出血症状好转后又出现恶化或进行性加重；意识状态好转后又加重至嗜睡或昏迷；出现偏瘫、偏身感觉障碍、失语等神经系统局灶体征；出现头痛、呕吐等颅内压升高症状；腰椎穿刺无再出血等。蛛网膜下腔出血后 1 周左右可见脑室开始扩大，发生急性或亚急性脑室扩大和脑积水。晚期可出现正常颅压脑积水，表现为精神障碍、步态异常和尿失禁。

三、辅助检查

（一）影像学检查

1. 头颅 CT

是诊断 SAH 的首选方法，CT 显示蛛网膜下腔内高密度影可以确诊 SAH。根据 CT 结果可以初步判断或提示颅内动脉瘤的位置：如位于颈内动脉段常是鞍上池不对称积血；大脑中动脉段多见外侧裂积血；前交通动脉段则是前间裂基底部积血；而出血在脚间池和环池，一般无动脉瘤。动态 CT 检查还有助于了解出血的吸收情况，有无再出血、继发脑梗死、脑积水及其程度等。CT 对于蛛网膜下腔出血诊断的敏感性在 24 h 内为 90%～95%，3 天为 80%，1 周为 50%。

2. 头 MRI

当病后数天 CT 的敏感性降低时，MRI 可发挥较大作用。4 d 后 T1 像能清楚地显示外渗的血液，血液高信号可持续至少 2 周，在 FLAIR 像则持续更长时间。因此，当病后 1～2 周，CT 不能提供蛛网膜下腔出血的证据时，MRI 可作为诊断蛛网膜下腔出血和了解破裂动脉瘤部位的一种重要方法。

（二）脑脊液（CSF）检查

通常 CT 检查已确诊者，腰穿不作为临床常规检查。如果出血量少或者起病时间较长，CT 检查可无阳性发现，而临床可疑下腔出血需要行腰穿检查 CSF。最好于发病 12 h 后进行腰椎穿刺，以便于穿刺误伤鉴别。均匀血性脑脊液是蛛网膜下腔出血的特征性表现，且示新鲜出血，如 CSF 黄变或者发现吞噬红细胞、含铁血黄素或胆红素结晶的吞噬细胞等，则提示已存在不同时间的 SAH。

（三）脑血管影像学检查

1. 脑血管造影（DSA）

是诊断颅内动脉瘤最有价值的方法，阳性率达 95%，可以清楚显示动脉瘤的位置、大小、与载瘤动脉的关系、有无血管痉挛等，血管畸形和烟雾病也能清楚显示。条件具备、病情许可时应争取尽早行全脑 DSA 检查以确定出血原因和决定治疗方法、判断预后。但由于血管造影可加重神经功能损害，如脑缺血、动脉瘤再次破裂出血等，因此造影时机宜避开脑血管痉挛和再出血的高峰期，即出血 3 d 内或 3～4 周后进行为宜。

2.CT 血管成像（CTA）和 MR 血管成像（MRA）

CTA 和 MRA 是无创性的脑血管显影方法，但敏感性、准确性不如 DSA。主要用于动脉瘤患者的随访以及急性期不能耐受 DSA 检查的患者。

3. 其他

经颅超声多普勒（TCD）动态检测颅内主要动脉流速是及时发现脑血管痉挛（CVS）倾向和痉挛程度的最灵敏的方法。

（四）实验室检查

血常规、凝血功能、肝功能及免疫学检查有助于寻找出血的其他原因。

四、诊断与鉴别诊断

（一）诊断

突然发生的剧烈头痛、恶心、呕吐和脑膜刺激征阳性的患者，无局灶性神经缺损体征，伴或不伴意识障碍，应高度怀疑本病，结合 CT 证实脑池与蛛网膜下腔内有高密度征象可诊断为蛛网膜下腔出血。如果 CT 检查未发现异常或没有条件进行 CT 检查时，可根据临床表现结合腰穿 CSF 呈均匀一致血性、压力增高等特点做出蛛网膜下腔出血的诊断。

（二）鉴别诊断

1. 脑出血

深昏迷时与 SAH 不易鉴别，脑出血多于高血压，伴有偏瘫、失语等局灶性神经功能缺失症状和体征。原发性脑室出血与重症 SAH 临床难以鉴别，小脑出血、尾状核头出血等因无明显肢体瘫痪易与 SAH 混淆，仔细的神经功能检查、头颅 CT 和 DSA 检查可资鉴别。

2. 颅内感染

各种类型的脑膜炎如结核性、真菌性、细菌性和病毒性脑膜炎等，虽有头痛、呕吐和脑膜刺激征，但常先有发热，发病不如 SAH 急骤，CSF 形状提示感染而非出血，头 CT 无蛛网膜下腔出血表现等特点可以鉴别。

3. 瘤卒中或颅内转移瘤

约 1.5% 脑肿瘤可发生瘤卒中，形成瘤内或瘤旁血肿合并 SAH，癌瘤颅内转移、脑膜癌病或 CNS 白血病有时可为血性 CSF，但根据详细的病史、CSF 检出瘤／癌细胞及头部 CT 可以鉴别。

4. 其他

有些老年人 SAH 起病以精神症状为主，起病较缓慢，头痛、颈强直等脑膜刺激征不明显，或表现意识障碍和脑实质损害症状较重，容易漏诊或误诊，应注意询问病史及体格检查，并行头颅 CT 或 CSF 检查以明确诊断。

五、治疗

治疗原则为尽早明确病因，对因治疗，防止继发性血管痉挛，降低颅内压，减轻脑水肿，防止再出血和并发症等。

（一）一般治疗

绝对卧床休息，避免情绪激动和用力，维持生命体征稳定，维持水、电解质平衡，保持大小便通畅。应尽早请神经外科会诊，完成病因检查和积极早期介入或手术治疗。没有条件的地区和医院应当立即告知病情的危险性，并绝对卧床 3 ～ 4 周。

（二）控制血压

血压过高是再出血的危险因素之一，过低可致脑缺血，故应使血压控制在正常偏低（参考脑出血章节）。

（三）控制颅内压

可予 20% 甘露醇 125 ～ 250 ml，静脉滴注，每 6 ～ 8 h 1 次，注意尿量、血钾及心、肾功能。也可应用甘油果糖 250 ～ 500 ml 缓慢静脉滴注，每 8 ～ 12 h 1 次，注意血糖和血钠。也可适量应用呋塞米。

（四）抗纤溶药物

为防止血块溶解引起的再出血，应用较大剂量的抗纤溶药物，常用包括：6- 氨基己酸、氨甲苯酸、氨甲环酸等。但抗纤溶药物易引起深静脉血栓形成、肺动脉栓塞和脑积水，以及诱发和加重脑血管痉挛等。近年来，对该类药物的应用尚有争议。

（五）预防和治疗脑血管痉挛

可应用钙通道拮抗剂如尼莫地平缓慢静滴治疗 14 d。手术处理动脉瘤后，在保证无再出血的情况下，可在严密观察下进行短期扩容、增高血压和增加心排出量的治疗。

（六）对症处理

止痛，控制烦躁不安，改善睡眠和防止便秘等。

（七）外科处理

动脉瘤应外科处理，包括外科手术或介入治疗，应在发病 72 h 或在 2 ～ 3 周后进行。脑内血肿应手术清除。急性非交通性脑积水严重时，可行脑室穿刺引流术，正常颅压脑积水可行脑室腹腔分流术。

第六章 脊髓疾病

第一节 急性脊髓炎

急性脊髓炎，即非特异性脊髓炎，系一组病因未明的、以累及数个节段的脊髓横贯性损害为主的急性脊髓病，也称为急性横贯性脊髓炎，为神经科常见疾病之一。主要病理改变为脊髓的炎症、脱髓鞘及坏死，临床表现为脊髓病变水平以下的肢体瘫痪，传导束性感觉障碍和以膀胱、直肠功能为主的自主神经功能损害。

本病的病因不清。目前认为，部分由病毒感染引起，多组研究资料表明病毒感染最常见于Ⅱ型单纯疱疹病毒、水痘 - 带状疱疹病毒及肠道病毒，提示病毒对脊髓的直接损害可能是主要原因。另外部分患者出现脊髓症状前 1～4 周有上呼吸道感染、发热、腹泻或疫苗接种史，可能与感染后引发的自身免疫性改变有关。此外，由于脊髓供血障碍导致的脊髓炎又称为坏死性脊髓炎，常见继发于结缔组织病、结节病等的血管炎性损害以及其他如脱髓鞘性脊髓炎（急性多发性硬化）、副肿瘤性脊髓炎等不同的临床综合征。

一、病因

本病的病因不清，包括不同的临床综合征，如感染后脊髓炎和疫苗接种后脊髓炎，脱髓鞘性脊髓炎（急性多发性硬化），坏死性脊髓炎和副肿瘤性脊髓炎等，多数患者在出现脊髓症状前 1～4 周有上呼吸道感染、发热、腹泻等病毒感染症状，但脑脊液未检出抗体，脊髓和脑脊液中未分离出病毒，可能与病毒感染后变态反应有关，并非直接感染所致，为非感染性炎症型脊髓炎。

二、临床表现

临床多为急性，症状在数小时或数日内进展至高峰；或呈亚急性，症状在 1～2 周内达高峰。本病可发生于任何年龄，以青壮年多见。男女发病无明显差异，全年散在发病，以冬末春初或秋末冬初较为常见。

（一）先驱症状

病前 1～4 周常有发热、全身不适等上呼吸道或消化道感染病史，或有外伤、疲劳、受凉等诱因。部分患者先有腰背痛、束带感或根性疼痛、下肢麻木、无力等先驱症状。

（二）脊髓症状

因脊髓病变累及的节段和范围不同，其症状和体征各异。脊髓全长的任何节段均可受累，以胸段最常见（74.5%），其次为颈段（12.7%）和腰段（11.7%）。胸段尤其 $T_{3～5}$ 节段最易受损，因其处于血管供应末端。病变范围多侵犯脊髓几个节段的全部结构，称为横贯性脊髓炎；亦可为局灶性，病损只累及部分脊髓结构，呈半侧脊髓分布，出现脊髓半侧综合征（Brown-Sequard综合征）、脊髓前动脉分布或脊髓后柱分布。病变逐步向上发展者称为上升性脊髓炎。以胸段损伤为例，急性脊髓炎的常见症状有以下几点。

1. 运动障碍

起病初期为两下肢无力，行走困难，迅速发展成完全性截瘫，两下肢弛缓性瘫痪，肌张力降低，腱反射减弱或消失，腹壁反射、提睾反射、足跖反射消失，病理反射阴性，此现象称为脊髓休克。脊髓休克的发生机制尚不十分清楚。脊髓休克期的长短取决于脊髓损害的程度、速度和有否并发症。尿路和肺部感染、压疮以及营养不良等并发症可使脊髓休克期延长。休克期一般持续 3～4 周，随着脊髓休克期的消失，腱反射、肌张力和肌力逐渐恢复；痉挛状态也随之出现，表现为肌张力增高、腱反射亢进、浅反射消失（腹壁和提睾反射）和出现病理反射。严重脊髓全横断患者于外界或内在（如膀胱充盈）受刺激时可出现屈曲反射，或称脊髓总体反射。长期的脊髓休克状态，常常提示预后不良。

2. 感觉障碍

常是急性脊髓炎的首发症状，或与运动障碍同时发生，表现为病变水平以下所有深、浅感觉减退或消失，以痛觉障碍最为明显，部分患者在感觉缺失区上缘 1～2 个节段皮肤有感觉过敏区，在病变节段皮肤有束带样感觉异常。少数脊髓损害较轻者，感觉障碍水平可不明显。脊髓损害限于半侧者可表现为脊髓半切综合征，即病灶水平以下同侧深感觉障碍和锥体束征以及对侧浅感觉障碍。

3. 自主神经功能障碍

（1）膀胱功能障碍：在脊髓休克期，一切反射均消失，膀胱无充盈感，逼尿肌松弛，表现为无张力性膀胱和尿潴留，此时膀胱充盈可达 1 000 ml 以上仍无尿意，但当膀胱继续过度充盈，将出现充盈性尿失禁，又称假性尿失禁。随着脊髓休克期消失，逐渐出现反射性膀胱，其膀胱容量小和膀胱张力亢进，临床表现为反射性和周期性排尿，但无尿意，尿急但残余尿少。

（2）肠道功能障碍：脊髓休克期常出现便秘或大便潴留，也可因肛门括约肌松弛而出现大便失禁；此外，肠道蠕动功能减弱或消失还可出现腹胀等肠麻痹现象。恢复期患者排便功能可逐渐恢复正常，但病情严重的痉挛性屈曲性截瘫患者还常有便秘；长期弛缓性瘫痪者括约肌松弛，肠蠕动减少而无排便反射和排便能力。

（3）其他：脊髓自主神经系统受损，可引起病变平面以下皮肤干燥、菲薄、无汗，热天可因无汗影响散热而出现体温升高，瘫痪肢体还可出现浮肿、水疱形成、趾甲脆裂以及性功能障碍。

（三）临床表现

不同脊髓节段的临床表现各有特点。

1. 颈段脊髓炎

颈上段（颈 4 以上）病变，运动障碍表现为四肢上运动神经元瘫痪，伴有呼吸肌和膈肌麻痹，出现呼吸困难。颈膨大病变表现为两上肢弛缓性瘫痪和两下肢上运动神经元性瘫痪，也可伴有颈 8～胸 1 侧角细胞受损的 Horner 综合征，表现为同侧瞳孔缩小、眼球内陷、眼裂变小和同侧面部少汗。

2. 腰段脊髓炎

两下肢弛缓性瘫痪、腱反射消失、肌肉萎缩和两下肢感觉障碍，而胸腹部正常。

3. 骶段脊髓炎

马鞍区（会阴部）感觉障碍，肛门及提睾反射消失，无肢体运动功能障碍和锥体束征。

4. 上升性脊髓炎

病变由脊髓低节段向上迅速发展至颈段及延髓，瘫痪和感觉障碍亦从足向上扩展，出现颈以下感觉障碍、四肢瘫痪、呼吸肌麻痹、吞咽困难和发声障碍。

三、诊断要点

（一）诊断

急性起病，迅速出现脊髓横贯性损害症状，病变平面以下深、浅感觉障碍，运动瘫痪和自主神经功能障碍。

（二）脑脊液检查

大多数患者脊髓腔通畅，脑脊液无色、透明，白细胞数正常或轻度增高 $[(1 \sim 10) \times 10^7/L]$，以淋巴细胞为主；蛋白含量正常或轻度增高（0.5 ～ 1.0 g/J），糖及氯化物正常。

（三）脊髓 MRI

正常或病变脊髓节段水肿、略增粗，脊髓内显示斑片状长 T_1、长 T_2 异常信号，T_1 加权像呈不太清晰的长 T_1（低）信号，T_2 加权像呈清晰的长 T_2 信号（高），信号比较均匀，GD-DTPA 增强扫描呈斑片状强化。

（四）诊断标准和排除标准

1. 诊断标准

（1）急性发病的脊髓运动、感觉和自主神经功能障碍。

（2）症状和体征累及双侧，但不一定对称。

（3）有明确的感觉平面。

（4）能排除脊髓外压迫疾病。

（5）脊髓内炎症的证据，包括脑脊液白细胞增高或 IgG 指数增高以及 MRI 的脊髓内增强影像。

（6）若发病早期无炎性证据，必要时可于病后 2 ～ 7 d 内复查腰椎穿刺和 MRI。

（7）发病后病情进展在 4 h ～ 7 d 达到顶峰。

2. 排除标准

（1）10 年内有脊髓放射治疗史。

（2）临床表现呈脊髓前动脉血栓形成。

（3）MRI 于脊髓表面显示异常的流空现象，符合动静脉畸形。

（4）有结缔组织疾病的血清学或临床证据（类肉瘤病、Behcet 病、干燥综合征、系统性红斑狼疮、混合性结缔组织病等）。

（5）有感染性疾病的神经系统表现：梅毒、Lyme 病、HIV、人 T- 细胞亲淋巴病毒 -1（HTLV-1）、支原体感染以及病毒感染如单纯疱疹病毒 -1、单纯疱疹病毒 -2、水痘 - 带状疱疹病毒、Epstein-Barr 病毒、巨细胞病毒、人疱疹病毒 -6 和肠道病毒。

（6）脑 MRI 异常，提示多发性硬化。

（7）临床视神经炎的历史。

（五）鉴别诊断

本病应与急性硬脊膜外脓肿、脊髓出血、急性脊髓压迫症、吉兰－巴雷综合征及其他原因的脊髓病或脊髓炎相鉴别（见排除标准）。

四、治疗方案及原则

本病尚无病因治疗，治疗原则为减轻脊髓损害，防治继发感染和并发症，早期康复训练。

（1）调整免疫功能，减轻脊髓水肿和炎性反应，可用皮质类固醇激素（甲强龙或地塞米松）静脉滴注，或应用静脉注射 IgG 治疗。

（2）抗感染：预防呼吸道、泌尿系感染和压疮的发生。

（3）康复和物理治疗：应早期进行，针刺、推拿均可应用。

第二节 脊髓压迫症

脊髓压迫症是由于椎管内不同原因的占位性病变致脊髓或供应脊髓的血管受压而引起受累节段以下脊髓功能障碍的一组临床病症。根据疾病来源的部位不同，可为脊柱疾病、脊膜疾病、脊髓和神经根疾病 3 类。导致脊髓压迫症的常见原因有脊柱外伤、椎间盘突出以及髓内外肿瘤等，在包括我国在内的世界某些地区，脊椎结核也是一个常见原因。除此而外，一些临床少见但很重要的原因还有化脓病灶血行播散造成的硬膜外脓肿、血管畸形破裂所致的硬膜外或硬膜下血肿等。

一、病因

不论肿瘤性质如何，均可通过直接压迫脊髓、继发于动脉或静脉阻塞的缺血，或髓内肿瘤情况下的侵袭性浸润，导致脊髓组织的神经功能受损。临床上，根据所在部位不同，引起脊髓压迫症的肿瘤可以分成两大类：髓外和髓内肿瘤。髓外肿瘤占 90% 左右。根据部位又可进一步分为硬膜外肿瘤和硬膜内肿瘤。在原发性髓外肿瘤中，以神经纤维瘤和脑脊膜瘤相对较为常见，偶尔有脊索瘤、脂肪瘤、皮样囊肿等，多为良性，可在硬膜外或硬膜内生长。对于成年人，髓外肿瘤大多数为硬膜外来源。尽管乳腺癌、肺癌、前列腺癌、肾癌、淋巴瘤和浆细胞恶性增殖较为常见，但几乎所有恶性肿瘤都可转移到脊髓腔。受累脊髓节段以胸髓最为常见，但前列腺癌和卵巢癌转移则主要为腰骶髓，可能系经 Batson 丛沿硬膜外脊髓前表面的静脉网扩散所致。髓内肿瘤占 10% 左右，以室管膜细胞瘤最为常见，其余则为成血管细胞瘤或各类胶质细胞瘤。髓内肿瘤由于直接侵犯脊髓神经组织，所致脊髓压迫症状一般出现较早。

二、临床表现

1. 症状与体征

根据病程的发展可分为三类：

（1）急性脊髓压迫症数小时至数日出现脊髓横贯性损害，表现为病变平面以下迟缓性截瘫或四肢瘫。

（2）亚急性脊髓压迫症介于急性与慢性之间，出现持续性神经根痛，侧索受压出现锥体束征、感觉障碍及括约肌功能障碍。

（3）慢性脊髓压迫症缓慢进展，临床上髓外与髓内病变表现不同。髓外压迫病变通常表现根痛期、脊髓部分受压期及脊髓完全受压期，三期出现的症状体征常相互叠加。髓内压迫病变神经根刺激不明显，可早期出现尿便障碍和受损节段以下分离性感觉障碍。

2. 主要症状

（1）神经根症状：神经根性疼痛或局限性运动障碍，具有定位价值。早期病变刺激引起的根性痛，沿受损的后根分布的自发性疼痛，有时可表现相应节段"束带感"。随病变可由一侧、间歇性进展为双侧、持续性；前根受压可出现支配肌群束颤、肌无力和萎缩。

（2）感觉障碍：

①脊髓丘脑束受损出现受损平面以下对侧躯体痛温觉减退或消失；后索受压出现受损平面以下同侧深感觉缺失；横贯性损害上述两束均受损，表现为受损节段平面以下一切感觉均丧失。

②感觉传导纤维在脊髓内存在一定的排列顺序，使髓内与髓外病变感觉障碍水平及循序不同。髓外压迫的感觉障碍是由下肢向上发展；而髓内压迫的感觉障碍是自病变节段向下发展，鞍区感觉保留至最后才受累，称为马鞍回避。

③脊膜刺激症状表现为与病灶对应的椎体叩痛、压痛和活动受限，多由硬脊膜外病变引起。因此，感觉障碍对判断髓内外病变及脊髓压迫平面有重要参考价值。

（3）运动障碍：急性脊髓损害早期表现为脊髓休克，2～4周后表现为痉挛性瘫痪。慢性脊髓损伤，当单侧锥体束受压时，引起病变以下同侧肢体痉挛性瘫痪；双侧锥体束受压，则引起双侧肢体痉挛性瘫痪。初期为伸直性痉挛瘫，后期为屈曲性痉挛瘫。

（4）反射异常：脊髓休克时各种反射均不能引出。受压节段因后根、前根或前角受损出现相应节段的腱反射减弱或消失，锥体束受损则损害水平以下同侧腱反射亢进、病理反射阳性、腹壁反射及提睾反射消失。

（5）括约肌功能障碍：髓内病变早期出现括约肌功能障碍，圆锥以上病变双侧锥体束受累，早期出现尿潴留和便秘，晚期为反射性膀胱，而马尾及圆锥病变则出现尿、便失禁。

（6）自主神经症状：自主神经低级中枢位于脊髓侧角，病变节段已出现泌汗障碍、皮肤划痕试验异常、皮肤营养障碍、直立性低血压等表现为特征，若病变波及脊髓 C8-T1 节段则出现 Horner 征。

三、检查

（一）脑脊液检查

脑脊液动力改变、常规生化检查对判定脊髓受压程度很有价值。椎管严重梗阻时脑脊液蛋白 - 细胞分离，细胞数正常，蛋白含量超过 10 g/L 时黄色的脑脊液流出后自动凝结成为 Froin 征。通常梗阻越完全，时间越长，梗阻平面越低，蛋白含量愈高。

（二）放射性检查

1. 脊柱 X 线平片

脊柱损伤重点观察有无骨折、脱位、错位等。肿瘤压迫可使椎弓根变形或间距增宽、椎间孔扩大、椎体后缘凹陷等。

2. 脊髓造影

髓外硬膜内肿瘤显示蛛网膜下腔内充盈缺损，出现杯口征或帽样征，脊髓受压移位；髓外硬膜外占位显示脊髓旁蛛网膜下腔随占位的推移而受压变形，出现尖角征；髓内占位显示脊髓明显增宽增大，蛛网膜下腔明显变窄，呈梭形充盈缺损，完全阻塞时呈柱形充盈缺损。

3. CT 及 MRI

可显示脊髓受压，MRI 能清晰显示椎管内病变的性质和周围结构变化。

四、诊断及鉴别诊断

（一）诊断

（1）有创伤、椎间盘脱出、结核以及肿瘤、血管畸形等病史，皮肤可有结节、窦道等。

（2）急性脊髓压迫多数表现为脊髓横贯损害，即病变节段平面以下运动障碍、感觉障碍和自主神经症状，常伴有脊髓休克。

（3）慢性脊髓压迫先表现神经根和脊膜刺激症状，然后脊髓部分受压，再后脊髓完全性横贯损害。

（4）脊髓压迫症病变节段平面定位诊断的同时，应确定病变在横断面上位于髓内、髓外、硬膜内或硬脊膜外。髓内病变神经根刺激症状较少见，症状多为双侧性，感觉障碍通常呈下行性进展，常出现分离性感觉障碍，受累节段支配的肌肉萎缩明显，括约肌功能障碍较早出现。髓外硬脊膜内病变时神经根刺激或压迫症状发生率甚高，早期多表现为脊髓半侧损害综合征，感觉障碍呈上行性进展，受压节段支配的肌肉萎缩相对不明显，括约肌功能障碍出现较晚。硬脊膜外病变有神经根刺激症状，脊髓损害的症状较晚发生，感觉障碍呈上行进展，受压节段支配的肌肉萎缩不明显，括约肌功能障碍出现较晚。

（二）鉴别诊断

脊髓压迫症早期常有根痛症状，需与能引起疼痛症状的某些内脏疾病相鉴别，例如心绞痛、胸膜炎、胆囊炎、胃及十二指肠溃疡以及肾结石等。当出现脊髓受压体征之后则需进一步与非压迫性脊髓病变相鉴别。

1. 急性脊髓炎

急性起病，病前常有感冒或腹泻等全身的炎症症状，脊髓损害症状骤然出现，数小时至数天内发展达高峰，受累平面较清楚易检出，肢体多呈松弛性瘫痪，常合并有感觉和括约肌功能障碍，脑脊液白细胞数增多，以单核及淋巴细胞为主，蛋白质含量亦有轻度增高。若细菌性所致者以中性白细胞增多为主，脑脊液的蛋白质含量亦明显增高，MRI 可见病变脊髓水肿，髓内异常信号可有增强。

2. 脊髓蛛网膜炎

本病起病缓慢病程长，症状时起时伏，亦可有根痛，但范围常较广泛，缓解期内症状可明显减轻甚至完全消失，脊柱 X 线平片多正，脑脊液动力试验多呈现部分阻塞，伴有囊肿形成者，可完全阻塞脑脊液，脑脊液的白细胞增多，蛋白质可明显增高，脊髓造影可见造影剂在蛛网膜下隙分散成不规则点滴状、串珠状，或分叉成数道而互不关联。

3. 脊髓空洞症

起病隐匿，早期症状常为阶段性的局部分离性感觉障碍、手部小肌肉的萎缩及无力，病变多见于下颈段及上胸段，亦有伸展至延髓者，脑脊液检查一般正常，MRI 可见髓内长 T_1 长 T_2 信号。

4. 肌萎缩侧索硬化症

为一种神经元变性疾病，主要累及脊髓前角细胞、延髓运动神经核及锥体束，无感觉障碍，多以手部起病，伴肌肉萎缩和束颤，查体可有腱反射亢进、病理征阳性，电生理显示广泛神经源性损害，脑脊液检查一般无异常，MRI 检查无明显异常。

五、治疗

（一）一般治疗

患者应适当休息，吃含纤维素多的蔬菜，防止出现粪便干燥，排便困难；脊柱破坏性病变，应睡硬板床；适当进行体育锻炼，有肢体功能障碍者，应鼓励进行肢体运动。

（二）手术治疗

治疗原则是去除压迫病因，手术是有效的治疗方法，要早期诊断，及早手术。手术效果与肿瘤的性质、生长部位、病程、术前一般情况及神经功能状态、手术操作技巧等有关。

除髓内肿瘤浸润性生长、界限不清难以完全切除外，大多数肿瘤均可手术切除，对晚期患者或肿瘤难以全切除者，行椎板减压术常可获得近期疗效。先天畸形或脊柱损伤引起的脊髓压迫，前入路行椎间盘切除或后入路行椎板切除。炎症所致的压迫，应在切除前后给予抗生素治疗。

（三）药物治疗

恶性肿瘤手术前后或非手术者都可进行化疗；脊柱结核性压迫，应在手术前后给予抗结核药物治疗；炎症所致的压迫应针对性地使用抗生素治疗；非肿瘤性质的压迫症，给予 B 族维生素及改善循环药物治疗。

（四）其他疗法

1. 离子导入疗法

在脊髓患病区域的上下或前后放置大小合适的电极，进行钙或碘离子导入，电流强度根据电极面积大小而定，每次 15～20 min，每日或隔日 1 次，15～20 次为 1 个疗程。

2. 中波 - 直流电离子导入法

选用适当的电极，在受损脊髓区域前后对置，脊柱部位电极加 10% 碘化钾溶液阴极导入，前面电极衬垫加 10% 氯化钠溶液，先通中波电流，几分钟后通直流电流，每次 15～30 min，电流强度根据电极面积而定，直流电密度比单用时略小。每日 1 次。

3. 超声波疗法

以脉冲超声波在脊柱区域采取转动法，声强 0.75～1.25 W/cm²，每次 10～20 min，每日 1 次，10～15 次为 1 个疗程。

第七章 癫痫

癫痫是一组慢性临床综合征，以在长期病程中有反复发作的神经元异常放电所致的暂时性脑功能失常为特征。按照有关神经元的部位和放电扩散的范围，功能失常可能表现为运动、感觉、意识、行为、自主神经等不同障碍，或兼有之，每次发作或每种发作称为痫性发作，癫痫患者可有一种或数种痫性发作，在另一方面，由于偶然的或短期的原因而发生的一次或数次痫性发作者并不构成癫痫。

一、病因与发病机制

（一）病因

按照病因可将癫痫分为两大类。①原发性癫痫：也称隐源性癫痫，在脑部并未发现可以解释疾病的结构变化，发病多在儿童或青春期。②继发性癫痫：也称症状性癫痫，见于多种脑部病变和代谢疾病，占癫痫病例的大多数。

此外，许多代谢失常、药物中毒以及突然停止服用镇静剂等导致的痫性发作，由于过程短暂或不再复发，一般不纳入癫痫症的范畴。

影响癫痫的因素可分遗传和环境两个方面：①遗传：在原发性癫痫患者的近亲中，癫痫的患病率高于一般人口的患病率，甚至在继发性癫痫中，近亲患病率也略高于一般人口；②环境：许多内、外环境因素也和癫痫发作有关。

（二）发病机制

（1）痫性活动的发生：例如一个大脑皮质锥体细胞的放电频率，一般保持在 $1 \sim 10$ 次/s。然而在痫性发作时，神经元的放电频率可高达每秒数百次乃至千次，并迅速导致许多神经元同步放电。

（2）痫性活动的传播：病理放电活动可能仅牵涉一个区域的大脑皮质细胞而不再扩散，它偶然在局部突触环内长期运转，造成连续性部分性癫痫，或由皮质通过输出纤维传布到丘脑和中脑网状结构，引致意志丧失，再由弥散性丘脑系统传播至整个大脑皮质，产生继发性大发作。

发作的停止有多方面的因素，包括细胞能量的消耗、膜电位的去极性阻断、毒性代谢物的累积和更多的抑制性活动等。

二、临床表现

癫痫发作的形式很多，最常见的为大发作、小发作、局限性发作与精神运动性发作四种以及个别特殊类型。

（一）大发作

以意识丧失和全身抽搐为特征，分为三个阶段。

1. 惊厥前期

指发生全身抽搐以前的片刻。原发性癫痫常先有双侧肢体短暂肌阵挛，导致倾跌，当时意识已经丧失。继发性癫痫一般从局限性发作开始，在进展至双侧抽搐的同时意识丧失。如果局部发作是感觉性的，而事后尚能回忆，即称为先兆。

2. 惊厥期

又可划为强直期和阵挛期。

（1）强直期：所有的骨骼肌呈现持续性收缩。上眼上牵，眼球上窜，在继发性大发作中眼球有时转向一侧。喉部痉挛，发出叫声。口部先强张而后突闭，可能咬破舌头。颈部和躯干先屈曲而后反张，上肢自上举、后旋转变为内收、前旋，下肢自屈曲转变为强烈伸直。强直期持续 10～20 s 后，在肢端逐渐出现微细的震颤。

（2）阵挛期：待至震颤幅度增大并延及全身，成为间歇的痉挛，即进入阵挛期。每次痉挛都继有短促的肌张力松弛。阵挛频率逐渐减慢，松弛期逐渐延长。本期持续 0.5～1.0 min 最后一次强烈痉挛后，抽搐突然停止。

此期中，出现心率增快，血压升高，汗、唾液和支气管分泌物增加、瞳孔放大等自主神经征象。呼吸暂时中断，皮肤自苍白转为青紫。瞳孔对光反射和深、浅反射消失。

3. 惊厥后期

阵挛期以后，尚有短暂的散在的强直痉挛，造成牙关紧闭和两便失禁。呼吸首先恢复，口鼻喷出泡沫或血沫。心率、血压、瞳孔等回至正常，肌张力松弛，跖反射阳性。意识逐渐清醒，自发作开始至意识恢复历时 5～15 min，醒后感到头痛、全身酸痛和疲乏，对抽搐全无记忆，不少患者在意识障碍减轻后进入昏睡，时程不定。个别患者在完全清醒前有自动动作或情感变化，如暴怒、惊恐等。发作频率不定，自数年一次至一日十余次不等。在药物不全控制下，发作的强度和时程可能减少。

大发作若在短期内频繁发生，以致发作间隙意识持续昏迷者，称为癫痫持续状态。常伴有高热、脱水、血白细胞增多和酸中毒。

（二）小发作

以短暂意识障碍为特征，多见于儿童和少年。

1. 失神小发作

表现为突然发生和突然休止的意识障碍，一次仅持续 5～30 s，但每日常有十余次至百余次发作，患者当时停止活动，呼之不应，两眼瞪视或上窜，眼睑、颈部和上肢可能发生 3 次 / s 的轻微颤抖，也可伴有苍白、潮红、流涎、失禁等自主神经症状，手持物件可能落下，但偶然仍能机械地继续原来做的简单动作，也极少倾跌。事后立即清醒，对发作并无记忆。

2. 肌阵挛性小发作

表现为短促（1～2 s）的双侧肌阵挛，多见于上肢、颈部和躯干的屈肌；偶亦遍及全身，导致倾跌。大多数患者并发大发作，少数且杂有失神小发作。

3. 非典型小发作

病孩大多患有弥散性脑病，或自婴儿痉挛症转化而成。发作很像失神小发作，但时程较短，意识障碍较轻，开始和恢复也较缓慢，因肌张力松弛而跌倒或撞伤。半数以上有明显智能障碍，也常伴大发作。

（三）局限性发作

以局部症状为特征，除良性中央回癫痫外，仅见于继发性癫痫。局限性发作大多短促，自数秒至数十秒，如不扩展成大发作，则意识并无障碍。

1. 运动性发作

（1）阵挛性发作：为一系列的局部重复抽搐动作，大多见于一侧口角、眼睑、手指或足趾，也可能涉及整个一侧面部或一个肢体的远端。偶然自一处开始，按大脑皮质运动区的分布顺序缓慢地移动，例如自一侧拇指经手指、腕部、肘部、肩部扩展，称为杰克逊癫痫。较严重的痉挛性发作后，常在发作部位遗留下暂时性的瘫痪（Todd 氏瘫），该处如原已瘫痪也可有暂时性的加重。局部抽搐偶然持续数小时、数日，甚至数周，称为连续性部分性癫痫。

（2）失语性发作：表现为短暂的运动性失语，当时患者突然不能用言语表达其意念。

（3）旋转性发作：眼球突然向一侧偏斜，也可包括头部和躯干，偶然造成全身旋转。这类发作大多扩展成大发作。

2. 感觉性发作

（1）体觉性发作：大多发生在口角、舌部、手指或足趾，为麻感、针刺感、冷感和触电感等，可以按大脑皮质感觉区的分布顺序扩散，也可能继以局限性运动性发作或大发作。

（2）特殊感觉性发作：表现为简单的五官觉、幻觉，如闪光、噪声、眩晕感等。

（四）精神运动性发作

也称颞叶癫痫。

1. 特殊感觉性发作

比一般局限性发作广泛而且复杂，包括多种幻觉和错觉。嗅觉者如焦臭或难以形容的气味；味觉者如苦味；视觉者有星光、图案、人物以至复杂的景象，也可有视物变形、视物移位等错觉；听觉者可有噪声、语声甚至音乐声；前庭觉者如移动感、旋转感。

2. 内脏感觉性发作

最常见为胃气上升感，也可有心悸、腹痛、里急后重感等。

3. 精神感觉性发作

常见者为似曾相识感，即对生疏事物感到曾经经历；似不相识感，即对熟悉事物感到陌生，环境失真感，即对环境感到不真实，如在梦境。

4. 思维障碍发作

常见者为强迫思维，即被迫思想某件事物；双重思维，即感到有两种思维同时进行。

5. 情感障碍发作

多数感到无名恐惧，也有感到抑郁、焦急、欣快或愤怒者。

6. 自动症

患者往往先瞪视不动，然后做出无意识的动作，例如机械地重复原做的动作，或出现其他动作如吸吮、咀嚼、舔唇、清喉，或是搓手、拂面、解扣、脱衣、摸索衣袋、挪动桌椅，甚至游走、奔跑、乘坐车辆；也可有自动言语如简单词句的重复或叫喊、歌唱等。

除继有大发作者外，精神运动性发作一般持续数分钟至半小时，仅偶然发生持续状态时可以长达数小时至数日。患者在自动症中意识模糊，事后对其行为毫无记忆。

（五）特殊类型

1. 婴儿痉挛症

为婴儿期的一种特殊癫痫类型，发病多在 3～7 个月婴儿，但亦可自出生开始或迟至 2 岁。

多数为继发性，即在病前已呈现发育迟缓或有神经体征。其病因包括先天性疾病、产伤、窒息、新生儿脑感染或出血、结节硬化症、脂肪沉积病等等。少数为原发性，在病前未显异常，预后亦较好。发作表现为短促的强直性痉挛，以屈肌为较多见，常呈突然的屈颈、弯腰动作，也可涉及四肢，每次痉挛 1～15 s，常断续地连发十至数十次，以睡前和醒后最为密集。所有继发性者，和一部分原发性者，均逐渐发生智能发育障碍。发作一般在 2～5 岁间停止，但半数以上转化为大发作、非典型小发作或精神运动发作。

2. 良性中央回癫痫

为原发性癫痫表现为局限性发作的唯一类型。遗传现象和原发性大、小发作相似，约 20% 近亲有相同的脑电图异常。发病多在 4～10 岁间，表现为口部、咽部和一侧面部的痉挛性抽搐，常伴有舌部僵硬感、吞咽困难、言语困难和唾液分泌增加，偶然涉及同侧上肢，意识完全清晰，但可以扩散成大发作。发作常在夜间，使患者惊醒。发作比较稀疏，一般隔数月或数年发作一次，青春期后自愈。

（六）其他症状

原发性癫痫在发作间歇期间并无异常，仅有多年和频繁大发作的患者，可能呈现精神衰退现象如记忆减退、反应迟钝等。继发性癫痫的体征和其他症状首先决定于原发的病变。约半数的精神运动性发作病例，在平日有不同程度的精神异常，典型表现为思维迟钝，言语烦琐，情感淡漠，活动减少，可伴有间歇的暴怒和冲动行为。另一些病例呈现焦急、疑病症、忧郁或类似精神分裂症的症状。儿童患先天性脑畸形、代谢失常以及弥散性脑病者，都呈现智能发育障碍，并可有一些神经体征。

三、脑电图变化

大发作的强直期表现为振幅逐渐增强的弥漫性 10 周 / s 波，阵挛期表现为逐渐变慢的弥漫性慢波，附有间歇发生的成群棘波，惊厥后期则呈低平记录。失神小发作、非典型小发作和肌阵挛性小发作，分别表现为长段的阵发性 3 周 / s 棘 - 慢波，1～2.5 周 / s 尖 - 慢波和不规则多棘 - 慢波，局限性发作，包括良性中央回癫痫，表现为局限的节律棘波、尖波或棘 - 慢波。精神运动性发作表现为大脑单侧或双侧而一侧偏胜的长段 δ 波或 θ 波，杂有个别局限的棘波或尖波，婴儿痉挛症经常有弥漫性高幅度慢活动，杂以散见的棘波，发作时则呈短促低平电位。

在通常情况下，描记时并无发作。除婴儿痉挛症持续异常外，仅部分患者呈现短促、零落的痫性电活动，如棘波、棘 - 慢波、阵发性慢波等。若应用多种激发方法，例如过度换气、闪光刺激、药物、睡眠等，则癫痫性电活动的发生率可提高至 80% 上下。对精神运动性发作，还需应用脑底部电极如蝶骨电极、鼻咽电极等。

由此可见，正常脑电图记录，尤其是一两次常规检查所见者，并不能排除癫痫。在另一方面，正常人中约 15% 可有不正常脑电图，其中少数显癫痫性电活动。后者与遗传素质有关。因此，单凭脑电图检查也不能做出癫痫的诊断，而必须结合临床现象考虑。

脑电图描记在癫痫患者中的另一作用为在继发性癫痫中发现病因本身所致的变化，例如脑瘤、脑部感染等所引致的异常活动。

四、诊断和鉴别诊断

在医学上，癫痫的诊断是个严峻的问题。因为诊断以后，不但大多数患者需要长期服药和随访，还可能影响患者的其他生活方面，如工作和学习等。医务人员必须认真对待。

（一）确定是否癫痫

在大多数情况下，要依据详细的病史。但除局限性发作外，患者本人仅能诉说发作前后的主观感受。因此，还需要向目睹者了解整个发作过程，包括当时环境，发作时程，发作时的姿态、面色、声音，有无肢体抽搐和其大致的程度，有无怪异行为和精神失常等。了解发作时有无意识丧失对诊断大发作是关键性的，间接的依据是咬舌、尿失禁和可能发生的跌伤。有条件时对可疑对象要做脑电图检查。

这一步也牵涉到和其他常见疾病的鉴别。

1. 癔症

癔症有时表现为全身肌肉的不规则收缩，且常反复发生，需要和大发作鉴别。查询病史可以发现发作皆在有人在场和受到情感刺激时。发作时程一般较长，持续数十分钟或数小时，甚至整日整夜地发作；常杂有哭泣和喊叫，意识丧失并不存在，也无撞伤或两便失禁，若在发作中检查，则可看到肌肉收缩并不符合强直期和阵挛期的规律，瞳孔和跖反射并无改变。

2. 晕厥

晕厥也是短暂的意识障碍，要和小发作鉴别。血管抑制性晕厥前大多有情感刺激或疼痛刺激史，由于静脉回流减少的晕厥多在持久站立、脱水、出血或排尿时出现；直立性低血压晕厥皆在突然站立时发作；心源性晕厥多在用力或奔跑时发生。多数的晕厥在发生前先有头昏、胸闷、眼前黑蒙等症状，不似小发作的突然发生，意识和体力的恢复也远较缓慢。

3. 偏头痛

偏头痛的视觉先兆和偶然出现的肢体感觉异常要与局限性发作鉴别。这些先兆的持续时程都比较长，至少数分钟。每次都伴有一段时间的头痛，常伴恶心、呕吐，却又无颅压增高的征象。值得注意的是，在儿童中有一种少见的头痛性痫性发作，以发作性头痛和意识障碍为特征，后者可能短促而不明显。此症的头痛时程比常见的偏头痛时程短。脑电图描记可见阵发性棘波。疑惑时可试给抗癫痫药物治疗。

（二）判断癫痫的病因

判断癫痫的病因包括以下三个部分。

1. 区别原发性和继发性癫痫

原发性癫痫的脑电图可能正常，也可能有双侧对称的散见阵发性活动。如果检查发现神经征象或脑电图发现局灶性异常，则明确指向继发性癫痫。对于发病年龄在中年以上的患者，即使体检和脑电图均未发现异常，也还不能完全排除继发性癫痫，尚需随访复查，必要时做其他辅助检查。

2. 鉴别脑部与全身性疾病

（1）低血糖症：发作时间多在早餐前或强烈动作后，一般先有心悸、头昏、出汗、恶心、烦躁等症状，甚至行为失常。病史中有此类情况时要做空腹血糖测定。

（2）低血钙症：对有手足抽搐、脂肪粒或甲状腺手术史，或在体检中发现佝偻病畸形的患者，需做血钙、磷测定。

（3）氨基酸尿症：对于智能发育不良、肤色发色偏淡，肌张力增高，或伴有震颤和手足徐动的患儿，要怀疑有苯丙酮尿症，可做尿液测验。其他较少见的类型多有尿的异色、臭味，有条件时做相应的生化检查。

3. 探讨脑部疾病的性质

病史和发病年龄可以提供一些依据。体检中若发现如颅内肿瘤的定位体征和视神经盘水肿、脑动静脉畸形的头部杂音，囊虫病的皮下结节等，则病因已有线索。病因未明者，除有明显弥散性脑病现象者外，一般常需做进一步检查如脑血管造影、核素脑扫描、CT 等。

五、预后

发作当时对生命的威胁很小，仅个别的大发作因窒息或吸入性肺炎而发生危险。大发作也偶然导致骨折、脱臼或严重跌伤。癫痫持续状态则是严重情况，如不能及时控制，将引起脑水肿、酸中毒、电解质紊乱、循环衰竭和肺部感染。对于反复发作能否控制，取决于发作类型、病变性质、病程长短和药物效能等多种因素。概括而论，原发性者比继发性者预后较好，继发性癫痫中发病较早、病程较长、发作频繁、形式多样、伴有精神症状以及脑电图长期有明显异常的患者预后较差。

六、防治

（一）预防措施

预防各种已知的致病因素，例如产伤和颅脑外伤以及多种牵涉脑部的感染性疾病如结核、乙型脑炎、寄生虫病等，可以降低癫痫的发病率。对于新生儿和婴儿期可能导致脑缺氧的情况，如新生儿抽搐和高热惊厥，务必及时控制。严重的或频繁的高热惊厥，宜长期服用抗癫痫药物，如苯巴比妥 3 mg/（kg·d），分 2 次服，至 5 岁为止。

（二）病因治疗

低血糖、低血钙等代谢紊乱的治疗应针对病因。对颅内占位性病变首先考虑手术治疗。但即使在顺利割除的病例中，残余的病灶和手术瘢痕形成仍可使约半数患者在术后继续发作，仍需药物治疗。

属于对因治疗的尚有另外一些手术，以割除癫痫灶为直接目的，例如针对大脑凸面皮质上病灶的切除术，和针对精神运动性发作的前颞叶切除术等。一般仅在药物治疗无效时方始进行，如果病灶范围不太广泛，则约 60% 可望获得控制。

（三）对症治疗

1. 抗癫痫药物的应用

一旦癫痫的诊断成立，而又无对因治疗的指征时，即需进行药物治疗；但发作稀疏，如一年或数年一次者，可能属于例外。由于服药是长期的，可能发生副作用，并常需配合定期的临床和化验检查，在开始前即须向患者或其家属解释清楚，以获得其充分合作。

（1）药物的选择：药物的选择主要决定于发作类型，也要考虑药物的毒性（表 2-7-1）：①原发性大发作和良性中央回癫痫的首选药物是丙戊酸钠，其次为苯妥英钠或苯巴比妥。②继发性大发作和局限性发作的首选药物为苯妥英钠，其次为卡马西平或苯巴比妥。③精神运动性发作的首选药物是卡马西平，其次为苯妥英钠或麦苏林（扑米酮）。④失神小发作的首选药物为乙琥胺，其次为丙戊酸钠。⑤肌阵挛性小发作首选药物为丙戊酸钠，其次为氯硝西泮或苯妥英钠。⑥非典型小发作的首选药物为氯硝西泮，其次为硝基安定或苯巴比妥。⑦婴儿痉挛症的首选药物是 ACTH，其次为泼尼松或氯硝西泮。

表 2-7-1 常用抗癫痫药物

药物名称	适应量	每日剂量 / ml		成人	副作用		
		儿童			轻	中	重 *
		3～6岁	>6岁				
苯妥英钠	大发作 局限性发作 精神运动性发作 肌阵挛性小发作	100～150	150～300	300～500	胃肠道反应、齿龈增生、毛发增长、失眠、头痛	皮疹、眼震、复视、呐吃、共济失调、贫血、低血钙、高血糖	剥脱性皮炎、粒细胞缺乏症、淋巴结肿大、脑病
卡马西平	精神运动性发作 大发作 局限性发作	200～400	400～800	600～1 200	胃肠道反应、头痛、嗜睡	眼震、共济失调、复视、皮疹、眩晕、粒细胞减少	剥脱性皮炎、再生障碍性贫血、精神症状
扑米酮	同上	–	250～1 000	750～1 500	嗜睡、烦躁	共济失调、皮疹、眩晕、贫血、抑郁	剥脱性皮炎
苯巴比妥	大发作 局限性发作	30～120	60～180	90～300	嗜睡、烦躁	皮疹、共济失调	剥脱性皮炎
丙戊酸钠	失神小发作 大发作 肌阵挛性小发作	400～600	600～1 000	600～1 800	胃肠道反应、嗜睡、眼震、头痛、脱发、体重加重	皮疹、共济失调	肝损害、血小板减少
乙琥胺	失神小发作	250～750	500～1 000	750～1 500	胃肠道反应、头痛、眩晕	皮疹	血小板减少、精神症状、粒细胞缺乏
氯硝西泮	肌阵挛性小发作 非典型小发作 婴儿痉挛症 精神运动性发作	1～3	2～4	4～6	嗜睡、不宁、便秘、唾液增多	皮疹、呐吃、共济失调、精神症状	

（2）药物剂量：口服药剂量均自低限开始，如不能控制，再逐渐增加。有些药物初服时反应较大，更需先试小量，例如卡马西平用 100 mg/d，丙戊酸钠用 150 mg/d，氯硝西泮用 0.5 mg/d，麦苏林用 62.5 mg/d，增量无效则撤换或加给第二种药物。撤换时不能突然停止，否则容易引起癫痫持续状态，须在 3～5 d 内递减，同时递增第二种药物。

由于个体对药物的代谢速度和排泄速度的差异，在少数病例中，口服剂量和所得的血浓度并不相称，难以估计有效剂量和中毒剂量。有条件时，用检查药物血浓度来控制用药剂量是比较可靠的方法，例如苯妥英钠的有效血浓度为 10～25 μg/ml，卡马西平为 4～10 μg/ml，苯巴比妥为 15～30 μg/ml，丙戊酸钠为 50～100 μg/ml，乙琥胺为 40～120 μg/ml，不足时须增量。已达到而临床效果不显则宜撤换。理想的剂量是既能完全控制又不产生严重的毒性反应。但如两者不能兼得，而又无其他有效药物，则宁可满足于部分控制。达到效果后剂量务求稳定，但在有影响发作的因素如发热、疲劳、睡眠不足和妇女经期时，则可暂时酌加。

（3）合并用药：①在效果不够满意时，也可暂不增量，即合并使用第二种药物，如苯妥英钠加苯巴比妥，即是一种常用的方法。②合并用药的另一个指征是拮抗第一种药物的副作用，例如用乙琥胺医治失神小发作时，可能诱发大发作，可配用苯巴比妥；扑米酮或苯巴比妥引起过度嗜睡时，可酌量加给苯丙胺或咖啡因。③此外，发作常被情绪激动诱发者，可加地西泮。④妇女仅在经期发病者，可以临时加给乙酰唑胺。⑤合并用药时要避免使用药理相同的药物，如扑米酮和苯巴比妥以及副作用相似的药物，如氯硝西泮和苯巴比妥等。除上述合并用药的指征外，用药务求精简，切忌杂药乱投，以致无法掌握其作用和副作用。

（4）服用方法：由于大多数药物产生胃肠道反应，每日剂量一般均分数次服用。苯妥英钠有强碱性，更宜在饭后吞服，苯巴比妥则可做一次服。对于发作多在夜晚和清晨的患者，用药可以集中在下午和入睡前。

（5）副作用：各种药物都有多项副作用，以苯妥英钠为例，可有早期过敏反应如皮疹伴发热，可以暂时停服，待反应消退后再谨慎试用一次。如发生脱屑性皮炎或出血性紫癜则需撤换；也可有胃肠道反应如恶心、呕吐、厌食、便秘和皮肤黏膜反应如齿龈增生、皮下组织增生和毛发增长等，一般不影响治疗。眼球震颤、呐吃和共济失调等是用药过量引致的神经系统中毒现象，减量即可消失。偶然发生的严重副作用，如有精神症状和不自主动作的中毒性脑病、粒细胞缺乏和淋巴结肿大者则迫使撤换；对其他药物的副作用也同样需要根据情况轻重及时处理。因此，在整个治疗期内，医生须保持警惕；给药以前即须做血、尿常规和肝、肾功能检查以备对照。以后除定期体检外，每月复查血常规，每季做生化检查。对可能损害骨髓功能的卡马西平和可能损害肝功能的丙戊酸钠尤须注意。

（6）治疗的终止：大发作和局限性发作在完全控制 2～5 年后，小发作在完全控制 1 年以后，可以考虑终止治疗。停药必须通过缓慢减量，其过程在大发作和局限性发作不少于 1 年，在小发作不少于 6 个月；病程越长，剂量越大，停药越要缓慢。停药后如果复发，则重新给药如前。精神运动性发作很少能完全控制，即使有也须长期维持于较小剂量。婴儿痉挛症用长效 ACTH 25～40 IU/d，4～8 周，然后改泼尼松 1 mg/（kg·d）用 2～3 个月，未控制者长期服氯硝西泮。

2. 发作时的治疗

（1）大发作和精神运动性发作：对大发作患者要扶持其卧倒，防止跌伤或撞伤。衣领和腰带必须解松，以利于呼吸通畅。将毛巾或手帕（在医院则用外裹纱布的压舌板）塞入齿间，可以防止舌部咬伤。惊厥时不可按压患者的肢体，以免发生骨折或脱臼。在背后垫以一卷衣被之类的软物，可以防止椎骨骨折。惊厥停止后，将头部旋向一侧，让分泌液流出，避免窒息。如果惊厥时程偏长，或当日已有过发作，可给苯巴比妥钠 0.2 g，肌内注射，否则不需特殊处理。对精神运动性发作的自动症，要注意防护，避免自伤或伤人。

（2）癫痫持续状态：在给氧、防护的同时，应从速制止发作，可依次选用下列药物：①地西泮 10 ～ 20 mg 静脉注射，其速度不超过 2 mg/min，无效则改用其他药物；有效而复发者可在半小时后重复注射，或给 100 ～ 200 mg 地西泮溶解于 5% 葡萄糖或生理盐水 500 ml 中，于 12 h 内缓慢静脉滴注，同时抽血检查糖、钙、尿素氮及电解质。儿童一次静注量为 0.25 ～ 1.00 mg/kg 不超过 10 mg，需要时可重复。地西泮偶然抑制呼吸，则须停止注射。②异戊巴比妥钠 0.5 g 溶解于注射用水 10 ml 静脉注射，其速度不超过每分钟 0.1 g，注意呼吸抑制和血压下降。儿童剂量 1 岁为 0.1 g，5 岁为 0.2 g。③副醛 8 ～ 10 ml（儿童 0.3 ml/kg）用植物油稀释做保留灌肠。④ 10% 水合氯醛 20 ～ 30 ml（儿童 0.5 ml/kg）保留灌肠。

在给药同时，须保持呼吸道通畅，防止缺氧的加重。昏迷中给予口咽通气管，经常吸引痰液，必要时做气管切开术，发现换气不足时即给人工呼吸。高热可给体表降温，血酸碱度和电解质变化要及时纠正，发生脑水肿迹象时，给甘露醇注射，也需给广谱抗生素以针对肺部感染。在检查中如发现脑瘤、低血糖、糖尿病、尿毒症等情况则做相应处理。抽搐停止后，可给苯巴比妥钠 0.2 g 肌内注射 1 次 /（8 ～ 12）h，以控制症状，清醒后改口服抗癫痫药物。

七、预防

患者应有良好的生活规律和饮食习惯，避免过饱、过劳、便秘、睡眠不足和情感冲动。食物以清淡为宜，不用辛辣，烟酒也须戒除。适当的体力和脑力活动对健康有利，应予鼓励。除带有危险性的工作和活动，如攀高、游泳、驾驶车辆以及在炉火旁或高压电机旁的作业外，不宜过分限制。更重要的是要解除其精神上的负担，不要因自卑感而脱离群众。医生常需对患者耐心解释，使其对疾病有正确的认识。在长期治疗过程中，树立战胜疾病的坚强信心，是康复的重要条件。

第八章 牙体非龋性疾病

第一节 牙齿发育异常

牙齿发育异常是指牙齿数目异常、牙齿形态异常、牙齿结构异常和牙齿萌出异常，是儿童牙病中重要的一部分。牙齿发育异常的病因目前还不十分明确，有的来自遗传或家族性的，有的来自环境或局部性的。其中，遗传因素显然在牙齿发育异常中起着重要的作用，如畸形中央尖又称东方人前磨牙，主要发生在蒙古族血统的人，非蒙古族血统的人极少发生；又如抗维生素D佝偻病是一种遗传性磷代谢障碍，可造成儿童骨骼和牙本质发育不良。有一些牙齿发育异常，既有明显的家族遗传倾向，还有环境因素的作用。如小牙畸形、唇腭裂等，在调查中可以发现同胞中的发生率明显高于随机群体中的发生率，反映了这些发育异常的家族遗传倾向。有一些牙齿发育异常，是牙胚发育时期各种外来有害因素影响的结果。如乳牙外伤时的机械外力，可造成正在发育中的继承恒牙弯曲畸形。新生儿溶血性黄疸产生的病理性代谢产物，可使乳牙呈现绿色。牙胚周围的细菌感染、梅毒螺旋体等可引起牙齿的结构和形态异常等。

一、牙齿形态异常

牙齿形态异常如同肌体形貌一样，受遗传因素的影响，但环境因素也起一定的作用，如机械压力也可造成牙齿形态的变异。

临床常见的牙齿形态异常有畸形牙尖、畸形牙窝、牙过小、牙过大、双牙畸形、弯曲牙和牙髓腔异常等。

（一）过大牙、过小牙及锥形牙

1.过大牙

过大牙是指大于正常牙的牙齿，又称为牙过大。

（1）病因：过大牙有个别牙过大和普遍性牙过大。个别牙过大的病因尚不清楚。普遍性牙过大多见于脑垂体功能亢进的巨人症。环境因素与遗传因素共同决定牙的大小。Townsend（1985）报告47例XYY男性，其牙齿大小一般较大，Y染色体似能直接作用于牙齿的大小。

（2）临床表现：过大牙的形态与正常牙相似，但体积较正常牙显著过大。个别牙过大多见于上颌中切牙和下颌第三磨牙。普遍性牙过大表现为全口所有牙齿都较正常的牙齿大。Diner与Chou（1980）报告一例全口巨牙症，伴有牙齿缺数、埋伏牙及牙髓钙化等多种异常，巨牙的髓腔中大多有髓石。融合牙的牙冠宽大但不能称为过大牙。

（3）治疗：个别牙过大对身体健康无任何影响，可不做处理，或可进行适当调磨，调磨应以不引起骨髓敏感症状为原则。

2.过小牙

过小牙是指小于正常牙的牙齿，又称为牙过小，过小牙的形态常呈圆锥形，又称锥形牙。过小牙或锥形牙统称牙过小畸形。

（1）病因：过小牙有个别牙过小和普遍性牙过小，其病因多与遗传有关。普遍性牙过小多见于脑垂体功能低下的侏儒症，临床比较罕见。有的牙过小与缺牙症同时存在，或伴随一些结构异常与萌出异常，有的是综合征的一个表现。绝大多数外胚叶发育不全的遗传病都会累及牙齿，例如无牙型或少牙型外胚叶发育不全，除无汗、缺汗等外还出现部分或全部无牙、牙齿过小并呈锥形等异常现象。

（2）临床表现：过小牙的体积较正常牙显著过小，与邻牙之间有间隙，但钙化正常。个别牙过小多见于上颌侧切牙和上颌第三磨牙。额外牙也常呈锥形小牙。若为综合征的一种表现，除某些牙齿过小之外，还有口腔或全身的其他异常现象。

（3）治疗：牙过小影响美观，可做树脂冠修复，或做光固化树脂修复外形。有的认为对身体健康无何影响，可不做处理。

3. 双牙畸形

双牙畸形是指牙齿在发育时期，由于机械压力因素的影响，使两个正在发育的牙胚融合或结合为一体的牙齿形态异常。压力发生的时间不同，造成的异常形态不同，或是因一个牙胚分裂为二，牙冠呈两个牙的异常形态。这种形态为双牙形态。根据形态和来源，可分为融合牙、结合牙和双生牙。

（1）融合牙：融合牙是由两个正常牙胚的牙釉质或牙本质融合在一起而成。除牙齿发育受压力因素影响外，还有遗传倾向。有文献报告亲代有融合牙，子代也出现融合牙。

1）临床表现：根据融合时间的早晚，可以形成冠根完全融合，也可以形成冠部融合而根部分离，或冠部分离而根部融合，临床上看到的多是冠部融合。根管可以是一个，也可以是两个。

乳、恒牙均可以出现融合，乳牙列的融合牙比恒牙列为多。可乳牙与乳牙融合，也可恒牙与恒牙融合。乳牙多见于下颌乳中切牙和乳侧切牙，或乳侧切牙和乳尖牙融合。恒牙多见于额外牙和正常牙融合，也见有恒侧切牙和恒尖牙融合，双侧下颌额外牙与恒前牙融合较少见。石四箴等（1985）调查上海地区 4 290 名儿童乳牙融合牙的发生率为 2.31%，其中发生于下颌的约 88.9%。侧切牙和尖牙融合占 60.61%，中切牙和侧切牙融合占 39.39%。乳牙的融合多发生于单侧（88%），也可在双侧对称出现（12%）。融合牙一般均为两个牙的融合，黑须一夫等曾报道一例为下颌一侧的乳中切牙、侧切牙与尖牙的融合，实属少见。

石四箴等报告述及乳牙融合牙常并发继承恒牙先天缺牙现象，其先天缺失率为 61.71%。缺失者均为侧切牙，原因不明。融合牙的近远中径均明显小于非融合的两个同名牙近远中径之和。若继承恒牙牙胚都存在的话，待恒牙萌出时其间隙就不够。而且，由于融合牙的存在还会影响牙列的大小，尤其当双侧出现融合牙时，对牙列大小影响更大，融合牙所在颌之牙列长度、牙弓宽度和长径均小于牙正常者。所以待乳、恒牙替换时，应予以观察并做好预防性矫治。

2）治疗：融合牙对牙列无任何影响，可不做处理。但由于形态异常，或融合处呈沟状、脊状，或在切缘处有不同程度的局限性分离，有碍美观，并容易罹患龋病，故对此应早做窝沟封闭或光固化树脂修复。

发生在乳前牙区的融合牙，可能影响后继恒牙萌出，应定期观察。参考 X 线片，已达到后继恒牙萌出时间，但融合牙仍滞留，可考虑拔除。

（2）结合牙：是两个或两个以上基本发育完成的牙齿，由于牙齿拥挤或创伤，使两个牙根靠拢，由增生的牙骨质将其结合在一起而成。可发生在牙齿萌出前或萌出后。任何两个相邻的牙都可能发生结合，通常为两个牙的结合，也有三个牙的结合。结合牙的牙本质是完全分开的，与融合牙不同。结合牙造成菌斑滞留，引起龋病或牙周组织炎症，必要时可考虑切割分离并拔除一非功能牙。

（3）双生牙：是牙胚在发育期间，成釉器内陷将牙胚分开而形成的畸形牙，表现为牙冠的完全或不完全分开，但自一个共同牙根和根管。双生牙是由一个牙胚发育而来，牙曲数目不少。乳牙列和恒牙列均可发生，双生乳牙常伴有其继承恒牙的先天缺失。双生牙与融合牙，尤其是与牙列中正常牙和额外牙之间形成的融合牙难以区分，故有的分类已取消双生牙。双生牙引起功能障碍时可做根管治疗并切除非功能牙。

（二）畸形牙尖与畸形窝

1. 畸形舌尖和畸形舌窝

畸形舌尖为切牙的牙齿发育畸形，是牙齿发育时期成釉器出现皱折向内陷入牙乳头所致，当向内陷入牙乳头形成窝状畸形时称畸形舌窝，又称牙内陷。当舌隆突呈圆锥形突起而形成牙尖畸形时称畸形舌尖。临床根据舌窝深浅程度和舌窝形态变异，又分为畸形舌沟、畸形舌尖和牙中牙。

畸形舌尖可发生于恒牙也可发生于乳牙，恒牙多见上颌侧切牙，其次是上颌中切牙，偶见尖牙。乳牙多见乳中切牙，其次是乳侧切牙。牙中牙只发生于恒牙。

（1）临床表现：畸形舌尖有的完全无害，有的高达咬合面妨碍咬合，有的尖内有髓角突入，折断后易使牙髓感染。有的畸形舌尖伴有畸形舌窝。

畸形舌窝是内陷较轻的一种，牙齿形态无明显变异，只是舌窝较深。有的舌窝内覆盖一层釉质，并与牙表面的釉质相连续，窝的开口通向口腔，容易滞留食物和堆积菌斑而患龋病。有的由于窝内缺乏釉质覆盖，只有一层薄的牙本质与髓室相隔，患龋后进展较快，并易引起牙髓和根尖周病变。

畸形舌沟是釉质内陷的裂沟，裂沟可越过舌隆突，将其一分为二，并可继续延伸至牙颈部或根中部，长者甚至可达根尖部。若裂沟达根尖部，感染即可由此通过而引起牙周或根尖周炎症。

牙中牙是釉质内陷较严重的一种，由于内陷深入的部分有牙釉质和牙本质，在X线片上可以看到牙冠中央内陷的空腔，好似包含在牙中的一个小牙，故称牙中牙。此类畸形也易发生牙髓根尖周炎症。

（2）治疗：乳中切牙畸形舌尖若较圆钝不妨碍咬合，可以不处理。如舌尖较高妨碍咬合，可采用分次磨除法，早期可在局麻下去除舌尖，做间接盖髓或直接盖髓术。如牙尖已折断，根据牙髓感染程度，选择冠髓切断术或根管治疗术。年轻恒牙的畸形舌尖，若牙髓感染坏死，需选择根尖诱导成形术。

畸形舌窝的牙齿，早期应进行窝沟封闭或预防性充填，以预防龋病发生。若窝沟口处已经出现脱钙或呈墨浸状时，需及时充填治疗，以防牙髓炎和根尖周炎的发生。畸形舌沟引起牙周和根尖周炎症者，一般应拔除。

2. 上颌第一乳磨牙颊侧畸形结节

上颌第一乳磨牙颊侧畸形结节是发生于上颌第一乳磨牙颊侧颈部的结节状突起，又称臼齿旁结节。

（1）临床表现：上颌第一乳磨牙颊侧畸形结节位于颊侧的颈部，大者可由颈部至咬合面，可呈结节状，也可呈圆锥状，上颌第一乳磨牙多见，且突起明显，其次为上颌第二乳磨牙，突起较小，发生率较低。

有一种发生于下颌磨牙颊面的结节状突起，称 protostylid。下颌第一恒磨牙的发生率为10%，第二恒磨牙为1%，下颌乳磨牙的发生率较低。

由于位置关系，上颌第一乳磨牙颊侧畸形结节一般无明显症状表现，但结节过高时结节与牙面所形成的窝沟也易发生龋病。

（2）治疗：上颌第一乳磨牙颊侧畸形结节不妨碍咬合，可以不处理。如结节过高可进行调磨，如窝沟过深可进行窝沟封闭或预防性充填，以预防龋病发生；如已发生龋病则需及时充填修复。

3. 上颌第二乳磨牙舌侧畸形结节

上颌第二乳磨牙舌侧畸形结节是发生于上颌第二乳磨牙近中舌尖舌侧的结节状或尖状的突起。由 Carabelli 于1842年首次报道，故又称卡氏尖。

（1）临床表现：上颌第二乳磨牙舌侧畸形结节位于近中舌尖的舌侧，可以呈结带状也可以呈尖状，绝大多数为左右侧同名牙对称性分布。上颌第一乳磨牙也可发生舌侧畸形结节，但极为罕见。

恒磨牙也有舌侧畸形结节现象，但几乎都出现于上颌第一磨牙，绝大多数也为左右侧同名牙对称性分布。

上颌第二乳磨牙出现舌侧畸形结节现象的儿童，可能有一小部分的上颌第一恒磨牙也出现此畸形结节，而大部分的恒磨牙可能不出现。上颌第二乳磨牙无舌侧畸形结节的儿童，有的第一恒磨牙也可能发生此类畸形结节。

由于上颌第二乳磨牙舌侧畸形结节的位置关系，一般无明显异常和症状表现，但结节的尖高沟深时也能发生龋病和牙髓病。

（2）治疗：上颌第二乳磨牙舌侧畸形结节不妨碍咬合，可以不处理，如结节的尖过高妨碍咬合则进行调磨，或进行窝沟封闭、预防性充填，以预防龋病发生。如已发生龋，则需及时充填治疗。

4. 畸形中央尖

畸形中央尖是指在前磨牙的中央窝处，或接近中央窝的颊尖三角嵴上，突起一个圆锥形的牙尖。大多数中央尖是左右侧同名牙对称性发生。最多出现于下颌第二前磨牙，其次为下颌第一前磨牙、上颌第二前磨牙、上颌第一前磨牙，磨牙也偶有所见。

畸形中央尖又称东方人或蒙古人前磨牙，发生率为1%～5%，女性高于男性。中央尖为常染色体显性遗传。

（1）临床表现：中央尖的高低不等，一般1～3 mm，结构不一，大部分为釉质组成，中央部为薄层牙本质，并有髓角突入。基底部直径约2 mm，而游离端尖细，或为圆钝，或为结节状。当此尖磨损或折断后，可见底部的环状痕迹，颜色较深的中心为突入到尖内的髓角或形成的继发性牙本质。细而高的中央尖极易折断，折断后牙髓暴露而易引起牙髓感染、坏死以至根尖周炎症，属无龋性根尖周感染。当牙根未发育完成而中央尖折断使牙髓和根尖周组织发生炎症时,牙根即停止发育,此时X线片上显示的患牙牙根短、根管粗、根尖孔敞开或呈喇叭口状。因此,在就诊的患儿中,如发现无龋坏或其他硬组织缺损的前磨牙有根尖周炎症表现时,或出现脓肿、瘘管时,则应考虑中央尖的可能。当仔细检查时,可找到中央尖折断的痕迹。

近年报道,下颌乳磨牙尚未脱落,前磨牙尚未萌出即发生畸形中央尖折断并导致根尖周炎的病例。因此,对接近替换期的无龋损或牙体缺损的乳磨牙出现明显肿胀时,应考虑其下方的后继恒牙有无畸形中央尖等牙齿发育异常的可能,如有可能,成立即拔除乳磨牙,并暴露后继恒牙的中央窝详细检查,以免漏诊延误治疗。

畸形中央尖患者一般无临床症状,常在口腔检查时偶然发现,多数患者是在中央尖折断并发牙髓和根尖周炎症后而就诊。

(2)治疗:低而圆钝的中央尖可不做处理,让其自行磨损。

为防止中央尖折断和并发症发生,可采用分次磨除法或充填法。分次磨除法每次磨除厚度不超过0.5 mm,磨去后涂以75%氟化钠甘油,间隔4～6周一次,直到完全磨去。逐渐磨除有利于刺激修复性牙本质形成,避免牙髓暴露,但髓角高的中央尖则有露髓的危险,不宜采用此法。

充填法是在局部麻醉下一次磨去中央尖,制备洞形,洞底覆盖氢氧化钙制剂,然后充填修复。制洞时露髓,可行直接盖髓术。充填法和盖髓术比较可靠,能使牙髓保存活力,牙根继续发育。

中央尖折断并出现轻度牙髓炎症时可行活髓切断术。此法可保存部分生活牙髓,有利于牙根继续发育。

牙根尚未发育完成而牙髓已经感染坏死或伴有根尖周病变者则应进行根尖诱导成形术,诱导牙根继续发育完成。牙根过短且根尖周病变范围过大的患牙,可予以拔除。

(三)弯曲牙

弯曲牙是牙冠和牙根形成一定弯曲角度的牙齿,多指的是前牙弯曲。

1. 病因

弯曲牙形成的原因主要是乳牙外伤,特别是乳切牙的嵌入使正在形成和矿化的恒牙改变方向,其余的牙胚组织继续发生而与改变方向的部分形成一定的弯曲角度。其次是乳牙慢性根尖周炎症影响了恒牙胚的发育,而造成恒牙根弯曲。偶尔可见额外牙造成邻近恒牙的弯曲畸形,或在拔除额外牙过程中的手术创伤,尤其是埋藏额外牙的拔除过程中,若损害到牙胚也可导致牙齿弯曲。

2. 临床表现

弯曲牙多见于上颌中切牙。发生弯曲的部位取决于先行乳牙受伤的时间,可在牙冠部弯曲,也可在牙根中部或近根尖处弯曲。

因弯曲牙的冠根形成一定角度,多数出现萌出困难或不能自动萌出。患儿往往因乳牙未脱落,或脱落多时恒牙仍未能萌出而就诊。少数患儿因牙冠萌出方向异常,或唇黏膜被异常方向的牙冠造成创伤性溃疡而就诊。弯曲牙需通过X线片才能确诊。

3. 治疗

弯曲牙的治疗取决于弯曲程度、牙根形态、牙齿发育程度和牙齿位置等。对牙根尚未发育完成的弯曲牙,可手术开窗助萌,待牙冠萌出后,再行牙齿牵引复位法,使患牙排入牙列的功能位置上。牙的弯曲度小、牙位靠近牙槽嵴顶者牵引复位较好。弯曲严重者不宜保留而需拔除，拔牙后的间隙是否保留，可根据患儿牙列的具体情况而决定。

（四）牙髓腔异常

牙髓腔异常的牙齿是指牙体长而牙根短小，牙髓腔大而长，或髓室顶至髓室底的高度高于正常，根分歧移向根尖处的牙齿，Keith（1913）认为此种牙形似有蹄类牙，故称为牛牙样牙。Show（1928）根据牙体和髓室延长的程度将牛牙样牙分为 3 度，即比正常牙的髓室稍长的为轻度牛牙样牙，分歧接近根尖的为重度牛牙样牙，处于这两者之间的为中度。

1. 病因

出现牛牙样牙的病因尚不清楚。因人的牙齿牙冠部短，牙根部长，牙髓腔较小，牙骨质与牙釉质交界处出现明显的颈部，多根牙从根分歧到颈部交界的距离小于从𬌗面到颈部的距离。而牛牙样牙则恰相反，故有人推测可能是一种原始型。也有人推测可能与遗传有关，例如口面指综合征Ⅱ型、无汗腺型外胚叶发育异常、毛牙骨综合征和多发性肾功能障碍性难治佝偻病等都有可能出现生牙样牙的现象。

2. 临床表现

牛牙样牙的特征是牙体长牙根短，根分歧到牙颈部的距离大于𬌗面到牙颈部的距离，髓室底的位置比正常牙齿明显移向根尖处。

乳恒牙均可发生。恒牙多见于下颌第二磨牙，乳牙多见于下颌第二乳磨牙。此异常牙在日本，乳牙的发生率约为 0.54%，以色列恒牙的发生率约为 5.6%。有的报道患病为 4.37%。牛牙样牙无明显临床状况，通常在摄取 X 线片时方发现该牙牙髓腔的异常表现。

3. 治疗

髓腔异常牙齿对身体健康无明显影响，可不做处理。在需做根管治疗时由于髓室底位置低，根管口定位较困难，在有条件的情况下，可利用显微镜探寻根管口进行治疗。

二、弯曲牙

弯曲牙是牙冠和牙根形成一定弯曲角度的牙齿，多指的是前牙弯曲。

（一）病因

弯曲牙形成的原因主要是乳牙外伤，特别是乳切牙的嵌入使正在形成和矿化的恒牙改变方向，其余的成牙组织继续发生而与改变方向的部分形成一定的弯曲角度。其次是乳牙慢性根尖周炎症影响了恒牙胚的发育，而造成恒牙根弯曲。偶尔可见多生牙造成邻近恒牙的弯曲畸形，或在拔除多生牙过程中的手术创伤，尤其是埋藏多生牙的拔除过程中，若损害恒牙胚也可导致牙齿弯曲。

（二）临床表现

弯曲牙多见于上恒中切牙。发生弯曲的部位取决于乳牙受伤的时间，可在牙冠部弯曲，也可在牙根中部或近根尖处弯曲。

因弯曲牙的冠根形成一定角度，多数出现萌出困难或不能自动萌出。患儿往往因乳牙未脱落，或脱落多时恒牙仍未能萌出而就诊。少数患儿因牙冠萌出方向异常，或唇黏膜被异常方向的牙冠造成创伤性溃疡而就诊。弯曲牙需通过 X 线片才能确诊。

（三）治疗

弯曲牙的治疗取决于弯曲程度。弯曲严重者不宜保留而需拔除，拔牙后的间隙是否保留，可根据患儿牙列的具体情况而决定。对牙根尚未发育完成的弯曲牙，可手术开窗助萌，待牙冠萌出后，再行牙齿牵引复位法，使患牙排入牙列的功能位置上。

三、牙齿数目异常

主要指多生牙（额外牙）和先天性缺额牙（无牙症）。

（一）多生牙

（1）正常牙数之外多生的牙称多生牙（额外牙）。

（2）可能来自牙胚发育时形成的过多的牙蕾，也可能由于牙胚分裂而成。

（3）可发生在颌骨的任何部位，但最常见的是"正中牙"，位于上颌两中切牙之间。

（4）可单个，也可成对。

（5）体积小，冠呈锥形，根短。

（6）上颌第四磨牙（副磨牙）也较常见，位于第三磨牙远中。此外，多生牙还可在前磨牙或上颌侧切牙区出现。

（7）常合并其他发育畸形，如腭裂、锁骨及头颅发育不良等。多生牙可萌出或阻生在颌骨内。也可阻碍正常牙萌出导致牙移位或邻牙吸收等，恒牙列多生牙发生率为 1%～3%，乳牙列少见。

（二）无牙症

（1）先天性无牙症（缺额牙）指根本未曾发生的牙。无牙症可个别或数个牙缺额或全部无牙。

（2）个别牙缺额多见于恒牙列，最常见第三磨牙缺额，其次为上颌侧切牙或下颌第二双尖牙缺额，且常对称出现。

（3）多数或全口牙缺额称无牙畸形，常为全身性发育畸形的部分表现。

①如 Riger's 综合征，除牙齿数目减少外，还有上颌前份发育不足、虹膜发育不良、先天性脐疝、尿道下裂等。

② Riger's 综合征为常染色体显性遗传（即与遗传性状或遗传病有关的基因位于常染色体上，其性质是显性的）。经查有多种染色体组型的异常，但是位点尚未确定。

③又如少牙性外胚叶发育不良（Hypohi-drotic ectodermal dysplasia）表现皮肤黏膜发育不良，毛发稀少，皮肤附件及涎腺缺如，皮肤黏膜干燥、无汗、发热、吞咽困难等。在口腔较恒定地表现为大部分乳牙及恒牙缺额，上颌中切牙及尖牙牙冠呈圆锥形。此综合征为 X 染色体隐性遗传（即遗传性状或遗传病有关的基因位于性染色体上，其性质是隐性的）。实验室检查证实其基因位于 X 染色体长臂 13 位点至 21 位点。

四、牙齿结构异常

牙齿结构异常通常指的是在牙齿发育期间，在牙基质形成或钙化时，受到各种障碍造成牙齿发育的不正常，并在牙体组织留下永久性的缺陷或痕迹。临床常见的牙齿结构异常有牙釉质发育不全、牙本质发育不全、氟牙症和四环素牙等。

（一）牙釉质发育不全

1. 概述

牙釉质发育不全是在牙齿发育期间，由于全身疾患、营养障碍或严重的乳牙根尖周感染导致的釉质结构异常。根据致病的性质不同，有釉质发育不全和釉质矿化不全2种类型。前者是釉质基质形成障碍所致，临床上常有实质缺损；后者则为基质形成正常而矿化不良所致，临床上一般无实质缺损。发育不良和矿化不良可单独发病，也可同时存在。

（1）病因：主要原因有营养缺乏因素，尤其以维生素C、维生素D影响最大；内分泌因素、婴儿和母体的疾病，如小儿麻疹、猩红热等。怀孕期母亲所患风疹、毒血症等也可使在此期间形成的牙釉质不全。

①全身疾病：母体在妊娠期患风疹、毒血症、婴儿期患高热疾病（肺炎、麻疹、猩红热、白喉等）。可根据发生的位推算出病变时期。

②营养不良、佝偻病、维生素A、维生素C、维生素D及钙缺乏，以及遗传因素。

③乳牙根尖周感染：任何继承恒牙都可能由于乳牙根尖周感染而导致釉质发育不全。

（2）临床表现：①牙面颜色有改变，呈棕色。②牙可有带状、窝状凹陷。③牙面可见平行横线。④切缘变薄。⑤后牙牙尖缺损或消失。⑥对称性发生。⑦多发性缺损。

2. 治疗

（1）轻度釉质发育不全，可用氟化物涂擦凹陷部位。

（2）中、重度釉质发育不全，可用复合树脂覆盖或成品塑胶牙面覆盖。

（3）对已发生龋坏者或凹陷较深者可用银汞充填或复合树脂光固化治疗。

（4）严重者可做烤瓷牙修复。

（二）牙本质发育不全

1. 概述

牙本质发育不全是一种牙本质发育异常的常染色体显性遗传疾病，根据临床表现可分为3种亚型。①Ⅰ型：伴有全身骨骼发育不全的牙本质发育不全；②Ⅱ型：又名遗传性乳光牙本质；③Ⅲ型：被称为"壳状牙"的牙本质发育不全。本节仅讨论Ⅱ型，即遗传性乳光牙本质。因具有遗传性，牙外观有一种特殊的半透明乳光色而得名。其发病率在1/8 000～1/6 000之间。

（1）病因：本病属常染色体显性遗传。

（2）临床表现：牙冠呈半透明乳光色，可为浅黄色，也可为棕黄色。釉质很易折失，特别是切牙切缘和磨牙的殆面极易发生釉质折失，牙本质暴露。牙本质暴露后极易被磨损，表现为重度磨耗后的牙本质平面的出现。

X线片可见早期髓腔较大，釉质磨除后，髓腔和根管内逐渐出现钙化闭锁。牙周支持组织正常。有时可见壳状牙，表现为髓腔大，牙本质层薄，牙根异常短，但无根吸收的表现。

（3）诊断要点：①遗传与性别：本病属常染色体显性遗传，可连续出现几代或隔代遗传。男、女患病率均等。②乳、恒牙均可受累：乳牙列病损更严重。③牙冠色泽：牙冠呈微黄色或半透明，光照下呈现乳光。④病损表现：釉质易从牙本质表面脱落使牙本质暴露，牙齿出现严重的咀嚼磨损。⑤X线特征：X线片显示牙根短，牙萌出不久髓室和根管完全闭锁。

2. 治疗

治疗的原则是防止牙齿的病理性磨耗，保护牙冠。前牙可用罩冠或光固化复合树脂，后牙可用金属冠修复。由于牙本质本身硬度不足，故单独的局部修复治疗效果不佳。患牙不宜做桥基牙或做正畸矫治，因为患牙在承受压力时极易根折。

（三）氟牙症

1. 概述

氟牙症又称斑釉或氟斑牙，是一种特殊类型和原因明确的釉质发育不全，也是一种地方性的慢性氟中毒症状。

（1）病因：氟摄入过多是造成氟牙症的主要原因。氟牙症与个体发育时期、生活习惯、食物种类和加工方法等有关。

（2）临床表现：

①发育同时期对称性。

②萌出时即可见到损害轻者为白垩色改变，严重者为横线、带状或斑块状的釉质缺损。萌出后逐渐变为黄褐色，变色的程度与患者的饮食习惯、牙面受损程度有关，釉质孔隙越多，则染色越重。

③多见于恒牙患者 6～8 岁前有在高氟地区的生活史或有其他摄入过量氟化物的历史。

④氟化釉质耐磨性差，但抗酸蚀力强，患牙可出现牙本质过敏的症状，但极少发生龋病。

⑤慢性氟中毒症状：氟牙症是慢性氟中毒在口腔的表征，它同时可在全身其他系统表现出不同程度的损害，主要影响骨骼的发育，骨膜、韧带可出现钙化，影响全身关节的正常功能。

（3）诊断和鉴别诊断

①根据患者有无在高氟地区的生活史、患牙的对称性和色泽等易于诊断。

②本病主要与釉质发育不全相鉴别：a. 釉质发育不全的釉质损害一般周界清楚，氟牙症的釉质缺损区与正常釉质之间界限不清，为云雾状的移行区域。b. 釉质发育不全是龋易感因素之一，氟牙症则很少发生龋病。c. 氟牙症患者有在高氟区的生活史或其他摄入过多的氟化物的历史。

2. 治疗

对已经出现氟牙症者，临床一般采用以下对症处理的治疗方法：

（1）漂白治疗：适用于牙面光滑，仅有色泽改变而未造成结构缺损的患牙。

（2）牙体修复治疗：适用于氟牙症有实质缺损的患牙，可采用光固化复合树脂修复、瓷贴面以及全冠修复等。氟牙症在做光固化复合树脂修复时，也可配合使用脱色治疗。

（四）先天性梅毒牙

1. 概述

先天性梅毒牙是在胚胎发育后期和生后第 1 年内牙胚受梅毒螺旋体侵害而造成牙釉质和牙本质发育不全。

（1）病因：母体的梅毒螺旋体致胎儿发生梅毒性炎症，影响了发育期的牙胚，引起牙齿发育障碍。

（2）临床表现：有 10%～30% 的先天性梅毒患儿有牙齿表现，包括半圆形切牙或桶状牙，桑葚状磨牙或蕾状磨牙等。主要发生在上中切牙和第一恒磨牙，有时也可见于上尖牙和下切牙。

①半圆形切牙或桶状牙：半月形切牙的切缘窄小，切缘中央有半月形凹陷，似新月状；桶状牙的切缘比牙颈部窄小，切角圆钝，牙冠形态如木桶状。

②桑葚状磨牙：牙冠表面粗糙，牙尖皱缩，𬌗面呈多数颗粒状结节和坑窝凹陷，形似桑葚。

③蕾状磨牙：牙冠短小，表面光滑，牙尖向中央聚拢，𬌗面缩窄，无颗粒状结节和坑窝凹陷，形似花蕾。

（3）诊断要点：①病史：双亲中有梅毒史。②血清试验：患者本人梅毒血清试验阳性。③牙齿表现：恒中切牙、第一恒磨牙形态结构异常。④其他病损：有的有听力和视力障碍。

2. 治疗

预防先天性梅毒就可防止梅毒牙的发生。由于梅毒可以通过胎盘传播给胎儿（胎传梅毒），其有效的方法应在孕前或妊娠早期积极进行抗梅毒治疗。一般在妊娠的 4 个月内进行抗梅毒治疗即可使 95% 的婴儿免得先天性梅毒牙。

康 - 瓦氏反应阳性的患者，首先需进行抗梅毒治疗。梅毒牙的治疗主要是采用牙体修复学的方法纠正牙齿畸形，如用光固化复合树脂修复前牙，用高嵌体或金属全冠处理后牙等。

（五）四环素着色牙

1. 概述

四环素着色牙是在牙齿发育期间服用了四环素类药物而引起的牙齿内源性着色现象。

（1）病因：四环素着色牙又称为四环素牙，是指牙齿处于发育时期，因过量摄入四环素类药物而造成牙齿色泽异常改变，严重时可造成牙体形态和结构异常。

广谱抗生素中，四环素、金霉素、地美环素、土霉素都可引起此症，以四环素最为明显。本症也是全身性因素造成的牙齿发育异常，但其机制有很多不同。Shwachman 和 Schuster 等（1956）首次报道此症。20 世纪 60 年代早期，Sognnaes 和 Har-court 等报道广谱抗生素可引起整个牙列的颜色异常。Keitel 和 Soe-atgen 认为怀孕后 4 个月到出生后 7 岁之前服用四环素类药物，可造成乳牙和恒牙的色泽异常。

（2）临床表现：

①乳恒牙均可见，无性别差异。

②妊娠、哺乳期的母亲服用大剂量的四环素类广谱抗生素或 8 岁之前的儿童有类似的服药史。

③发育同时期对称性。

④透过釉质，患牙表现为黄色、灰色、黄灰色、棕色等不同程度的色泽改变。

⑤一般不造成牙体结构缺损，但当剂量过大时，仍可引起釉质缺损。

⑥用荧光紫外线照射，患牙可出现荧光反应。

（3）诊断要点：①服用过四环素类药物：母亲妊娠、哺乳期间或出生后 8 岁以前服用过四环素类药物。②色泽异常：全口牙呈均匀一致的黄色或灰色改变，阳光照射下呈荧光。另外，还可能合并釉质发育不全和牙齿的实质性缺损。

2. 治疗

（1）光固化复合树脂修复：一般主张用于已有釉质结构缺损的患牙，可适当磨除变色的牙本质组织，树脂黏结面应包括部分釉质或覆盖整个牙冠唇面的釉质表面。在树脂黏结时，由于牙本质可能已暴露，应选择适合于釉质、牙本质的黏结剂，并注意保护牙髓。

（2）脱色治疗：适用于牙体结构无明显缺陷者，或在做树脂修复之前进行脱色处理以提高树脂修复后的美感。

（3）烤瓷冠修复对于美观要求很高，经济条件允许，特别是患者本人要求改善牙体颜色、形态而又难以忍受漂白治疗的，可以采用烤瓷冠的方法。

（六）牙根发育不良

1. 概述

牙根发育不良又称短根异常，是指牙齿根部生理性发育障碍的疾病，是一类先天性发育异常疾病。其牙根短小、缺失，严重者造成牙齿过早脱落。

（1）病因：牙根发育不良的病因尚不明确，可能与以下因素有关。

①遗传性因素：临床所见的牙根发育不良病例中，多数无家族遗传史，为散发病例，可能是一种隐性遗传病。美国孟德尔人类遗传病数据库收录了多种与牙根发育不良相关的遗传病，如低磷酸酯酶症。

②全身性疾病：在某些全身性疾病中有的可出现牙根发育不良或短根异常现象。

③医源性因素：如放疗和化疗。

（2）临床表现和检查：牙根发育不良的牙齿变化主要表现在牙根部，牙冠部基本正常，乳、恒牙均可累及，但在乳牙的牙根病损更为严重，由于引起牙根发育不良的因素不一，其临床表现也多不相同。

①患者多因牙齿萌出不久（通常在萌出后 6 ～ 12 个月）即逐渐出现松动与脱落而就诊。松动的牙齿除感咀嚼无力外并无疼痛症状。由于牙齿的松动和脱落，有的就诊时口内仅留下几颗松动的乳牙或萌出不久的恒牙。

②低碱性磷酸酯酶症的临床表现多种多样。按照出现症状的年龄分为围产期型、婴幼儿型、儿童型和成人型等。婴幼儿型通常在子宫内或出生早期就发病；儿童型，通常在出生后逐渐发病；成人型，除血清 ALP 含量较低，仅有轻微的牙齿症状，又称牙齿型低碱性磷酸酯酶症。

口腔检查和 X 线检查：有的牙齿松动，松动度不一，有的牙齿已脱落缺失。无牙龈炎和牙周袋，松动明显的患牙有的龈缘出现轻度肿胀充血现象。全口牙位曲面体层 X 线片显示：上下颌骨发育不如同龄儿童，牙槽骨骨质稀疏；多数乳、恒牙牙冠矿化均匀，层次清楚，但有的髓腔大、牙根短、管壁薄；有的应萌出的牙齿亦未见发育的牙根；有的牙冠组织结构不清、髓室模糊、牙根短小甚至无牙根。

血清碱性磷酸酯酶活性检查：低碱性磷酸酯酶症的患儿 ALP 活性连续 3 次检测的平均值低于正常参考值，通常，处于骨骼发育时期的儿童血清 ALP 活性高于正常参考值。

（3）诊断与鉴别诊断。

①诊断依据：萌出不久或处于牙根稳定期的乳牙渐渐松动与脱落；松动的乳牙无明显的牙龈炎和牙周袋；过早脱落的牙齿牙根短小或无牙根；低碱性磷酸酯酶症者，血清碱性磷酸酯酶持续降低；其他先天性发育异常疾病或综合征者可伴其他组织、器官的发育缺陷征象。

②鉴别诊断：出现松动或脱落的乳牙是处于乳牙根生理吸收尚未开始的年龄；X 线片显

示患牙的继承恒牙牙胚、牙冠尚未发育完成或仅有牙尖的影像，此时的乳牙根是不出现生理吸收的。

2. 治疗

（1）牙齿脱落后：可做活动义齿修复体，修复体需随患儿的年龄增长和牙颌系统的发育而不断更换。

（2）针对低碱性磷酸酯酶症的治疗：每周静脉注射适量同型正常人血浆，3个疗程后可达到一定效果，但临床尚未常规实施。

五、牙齿萌出异常

牙齿萌出异常一般多见于恒牙，因为恒牙受乳牙疾患的影响较多，如乳牙滞留或早失等。临床上常见的萌出异常有牙齿萌出过早、牙齿萌出过迟、牙齿异位萌出和低位乳牙、乳牙滞留等。

（一）牙齿萌出过早

牙齿萌出时间，在不同的个体之间存在一定的差异，很难对某个体明确牙齿的萌出时间。但可以根据正常牙齿萌出的平均年龄，确定一个时间范围，超出这个范围可认为是异常。

牙齿萌出过早又称牙齿早萌，是指牙齿萌出的时间超前于正常萌出的时间，而且萌出牙齿的牙根发育尚不足根长的1/3。

1. 乳牙早萌

乳牙早萌较少见，有以下两种早萌现象，一种称诞生牙，另一种称新生期牙。诞生牙是指婴儿出生时口腔内已有的牙齿，新生期牙是指出生后不久萌出的牙齿。

（1）病因：乳牙早萌的原因不甚了解，一种说法是由于牙胚距口腔黏膜很近而过早萌出。也有人认为可能与种族特性有关，如美国黑人比白人的婴儿乳牙早萌的发生率高。

（2）临床表现：诞生牙和新生期牙多见于下颌中切牙，偶见上颌切牙、第一乳磨牙。诞生牙多数是正常牙，少数是多生牙。早萌的乳牙牙冠形态基本正常，但釉质、牙本质菲薄，且矿化不良，牙根尚未发育或根发育很少，且只与黏骨膜联结而无牙槽骨支持，松动或极度松动。松动者可影响吮乳或有自行脱落吸入呼吸道的危险。

早萌乳牙应与上皮珠鉴别。上皮珠是新生儿牙槽黏膜上出现的角质珠，是类似牙齿的白色球状物，米粒大小，可出现一个、数个至数十个。上皮珠是牙板上皮剩余所形成的角化物，并非真正的牙齿，可自行脱落，非牙齿的过早萌出。

（3）治疗：极度松动的早萌乳牙，应及时拔除。如松动不明显可保留观察，但吮乳时，由于下颌切牙对舌系带的摩擦，造成舌系带处的创伤性溃疡，此时，可以改变喂养方式。溃疡处涂以甲紫或待其自愈。

2. 恒牙早萌

恒牙早萌多见于前磨牙，下颌多于上颌。

（1）病因：主要与先行的乳磨牙根尖周病变或过早脱落有关，因乳磨牙根尖周病变将继承恒牙牙胚周围的牙槽骨破坏，使恒牙过早暴露于口腔中。

（2）临床表现：早萌恒牙因牙根发育不足，以及有的恒牙牙胚周围有感染的乳牙残根存在，炎症的肉芽组织将恒牙胚推出牙槽骨外，使早萌的恒牙极度松动，早萌恒牙常伴有釉质矿化不良或釉质发育不全现象。

（3）治疗：控制乳磨牙根尖周围炎症是防止恒牙早萌的重要治疗环节。

对早萌牙是否进行阻萌，需根据早萌牙的松动情况，以及对颌牙存在与否而定，如早萌牙松动不明显，则可不阻萌，若对颌乳牙缺失，为防止早萌牙过长，可做阻萌器。实践证明，控制乳牙根尖周围炎症感染比阻萌更重要。因此，拔除乳牙残根、残冠，治疗有根尖周病变的邻牙，是保证早萌牙继续发育的重要环节。其次，应对早萌牙进行局部涂氟，预防龋病的发生。

（二）牙齿萌出过迟

牙齿萌出过迟又称牙齿迟萌，是牙齿萌出期显著晚于正常萌出期。全部乳、恒牙或个别牙均可发生。

1. 乳牙萌出过迟

婴儿出生后 1 年，萌出第一个乳牙，均属正常范围。如果超过 1 周岁后仍未见第一个乳牙萌出，或超过 3 周岁乳牙尚未全部萌出为乳牙迟萌，此时需查找原因，排除是否有"无牙畸形"。

（1）病因：个别乳牙萌出过迟较少见。全口或多数乳牙萌出过迟或萌出困难多与全身因素有关。如佝偻病、甲状腺功能低下以及营养缺乏等，佝偻病患儿的乳牙能迟至出生后 14 ～ 15 个月才开始萌出，并往往伴有釉质、牙本质发育异常。良性脆骨症，即全身性骨硬化症，Winter（1945）认为其唯一口腔表征是乳牙迟萌。

（2）治疗：查明原因，而后针对全身性疾病进行治疗，以促进乳牙萌出。

2. 恒牙萌出过迟

（1）病因：个别恒牙萌出过迟多与乳牙病变、过早脱落或滞留有关。最常见的是上颌乳切牙过早脱落，儿童习惯用牙龈咀嚼，局部牙龈角化增生，变得坚韧肥厚，使恒牙萌出困难。其次是乳尖牙或乳磨牙过早脱落，邻牙移位间隙缩小，造成恒尖牙或恒前磨牙萌出困难致异位萌出。多生牙、牙瘤或囊肿的阻碍，也可造成恒牙萌出困难。此种情况只有通过 X 线片检查才能发现和确诊。因遗传因素造成牙齿萌出困难极为罕见。如颅骨锁骨发育不全患儿，是一种常染色体显性遗传病，除牙齿萌出困难外，还伴有颅骨囟门不闭合和锁骨部分缺如等症状，这主要是遗传性成骨不全，牙槽骨重建困难，而缺乏恒牙的萌出潜力。此外，先天性甲状腺分泌缺乏，引起发育迟缓、全身性水肿、牙齿萌出过迟和错颌畸形等。

（2）治疗：由于乳切牙过早脱落，坚韧的龈组织阻碍恒切牙萌出者，可在局部麻醉下，施行开窗助萌术，即切除受阻牙切缘部位增厚的龈片组织，暴露整个切缘，牙齿即可很快萌出。但手术前需摄取 X 线片，以了解受阻恒牙的牙轴方向、牙根发育状况、牙根是否弯曲等情况，否则若牙根弯曲，牙轴方向异常，或存在其他阻碍，行助萌术之后牙齿也难以萌出。

由于牙瘤、多生牙或囊肿等阻碍牙齿萌出者，须手术摘除牙瘤等。必要时需做间隙保持器，以保证恒牙萌出有足够间隙，或对萌出方向异常的牙齿进行牵引复位。与全身性疾病有关者，应查明原因，针对全身性疾病进行治疗。

3. 萌出囊肿

萌出囊肿是指正在萌出的乳牙或恒牙牙冠上方的牙龈囊肿。

（1）病因：是正萌出牙的缩余釉上皮与釉质之间液体潴留而成。

（2）临床表现：正在萌出的牙齿上方的牙龈肿胀，表面光滑，呈粉红色、淡蓝色或青紫色，柔软而且有波动感，内含清亮液体或血性液体。含血性液体者为损伤所致，又称萌出血肿。

萌出囊肿实际上是发生在软组织的含牙囊肿，其组织学表现除囊肿的衬里上皮为非角化复层鳞状上皮外，囊肿表面为牙龈角化鳞状上皮覆盖，而且上皮与囊肿之间还有致密结缔组织相隔。

（3）治疗：囊肿较小时，一般不会影响牙齿萌出，可不处理。囊肿较大时，可能阻碍牙齿的萌出，可切开囊肿，或切除覆盖牙齿的牙龈组织，暴露牙冠，使牙齿继续萌出。

（三）牙齿异位萌出

牙齿异位萌出是指恒牙在萌出过程中未在牙列的正常位置萌出。牙齿的异位萌出多发生在上颌尖牙和上颌第一恒磨牙，其次是下颌侧切牙和第一恒磨牙。

1. 第一恒磨牙异位萌出

此是指第一恒磨牙萌出时近中阻生，同时伴随第二乳磨牙牙根吸收和间隙丧失。

（1）病因：造成第一恒磨牙异位萌出的因素很多，没有一种特有的病因。多数学者认为造成第一恒磨牙萌出异常的主要原因有第二乳磨牙和第一恒磨牙的牙体均较大，而儿童颌骨较小，特别是上颌结节发育不足；恒牙萌出角度异常，特别是近中萌出角度增加。

（2）临床表现：第一恒磨牙异位萌出的发生率为 2%～6%，其中 2/3 是发生在上颌，可发生在单侧或双侧。唇腭裂患儿中，发生率可高达 30%，伴随患儿颌骨的生长发育，有 60% 以上的异位萌出的第一恒磨牙可以自行调整其位置而正常萌出，故称为可逆性异位萌出。但仍有 1/3 者不能萌出，称为不可逆性异位萌出。

第一恒磨牙异位萌出，临床上看到其近中边缘嵴被阻生在第二乳磨牙的远中牙颈下，而其远中边缘嵴萌出，并使牙冠倾斜。X 线片显示：第二乳磨牙远中根近牙颈部位的根面有小的吸收区或有弧形的非典型性的根吸收区，第一恒磨牙近中边缘嵴进入吸收区，第二乳磨牙间隙开始缩小，这是第一恒磨牙异位萌出的诊断依据，特别是在第一恒磨牙未萌出时的早期诊断的主要特征。一般在 8 岁以后，第一恒磨牙仍未脱出受阻部位，即可判断为不可逆性异位萌出。

（3）治疗：早期发现可以不处理，临床追踪观察。如果 8 岁后仍不能自行调整萌出到正常位置，应采用治疗措施，最简单的方法是铜丝分离法，即用 0.5～0.7 mm 的铜丝，在上颌的第一恒磨牙和第二乳磨牙间进行结扎分离。当下颌第二乳磨牙的远中根被完全吸收，而近中根完好时，可采用截冠法诱导第一恒磨牙萌出。即在第二乳磨牙的近中根做根管充填后，截除远中部分牙冠，并用金属冠修复剩余牙冠。

当第二乳磨牙牙根吸收严重时，则可拔除第二乳磨牙，并做导萌器，引导恒牙萌出到正常位置。

2. 恒尖牙异位萌出

恒尖牙异位萌出最常见的是上颌尖牙的唇侧异位萌出。有时尖牙可以和第一前磨牙或侧切牙异位。当中切牙早失或牙根弯曲时，尖牙又可越过侧切牙，向前移位到中切牙的位置萌出，或横位、斜位埋藏于颌骨内。

（1）病因：恒尖牙之所以位置多变，是由于尖牙萌出时间迟于侧切牙和第一前磨牙，先萌出的恒牙占据了尖牙的间隙，使尖牙萌出时间隙不足而错位。另外，尖牙处在牙弓转弯处的解剖位置，易受邻牙变化的影响，这也是易造成尖牙异位的因素。

（2）治疗：临床上保护好乳尖牙，并尽可能地保持到正常替换非常重要，因为它是恒尖牙正常萌出的向导。及时治疗侧切牙和第一乳磨牙的根尖周病，也可防止恒尖牙位置的变异。对已经异位的恒尖牙，可结合整个牙列情况进行正畸复位。

3. 低位乳牙

低位乳牙又称乳牙下沉或乳牙粘连，常常指乳牙牙根一度发生吸收，而后吸收过程中沉积的牙骨质和牙槽骨粘连，形成骨性愈合，使该乳牙高度不能达到咬合平面，故称作低位乳牙或乳牙下沉。

（1）病因：低位乳牙的形成，是因为在乳牙根吸收过程中又可沉积新的牙骨质和牙槽骨，如果这种修复过程过于活跃，产生过多的牙槽骨，就有可能使牙根和骨质愈合，结果使乳牙粘连下沉而长期不脱。

除此之外，形成低位乳牙的原因还有外伤、邻牙邻接面形态异常、邻牙丧失、缺如等。

（2）临床表现：低位乳牙好发于下颌第二乳磨牙。

患牙无自觉症状，检查时无病理性动度，叩诊声音清脆，患牙颌平面低于邻牙颌平面 $1 \sim 4$ mm，严重时在邻牙牙颈部以下。X 线片显示患牙牙周膜间隙消失，牙根面和牙槽骨融为一体。

（3）治疗：低位乳牙不能按时替换，致使下方的恒牙错位或阻生，而导致继承恒牙萌出受阻或异位萌出。此时应及时拔除该低位乳牙。

4. 乳牙滞留

乳牙滞留是指继承恒牙已萌出，未能按时脱落的乳牙，或恒牙未萌出，保留在恒牙列中的乳牙。

（1）病因：继承恒牙萌出方向异常，使乳牙牙根未吸收或吸收不完全；继承恒牙先天缺失、埋伏阻生、异位萌出，不能促使乳牙萌出；继承恒牙萌出无力，乳牙根不被吸收；或全身因素，如佝偻病、侏儒症、外胚叶发育异常以及某些遗传因素等致多数乳牙滞留。多数或全部乳牙滞留的原因，目前尚不清楚。

（2）临床表现：乳牙滞留常见于 1 个乳牙，其次是 2 个乳牙。2 个乳牙滞留往往是对称性的。多发性乳牙滞留较少见。有报道，1 人最多滞留牙数为 6 个，也有报道多达 9 个者；4 个以上的乳牙滞留为多发性乳牙滞留。

混合牙列时期，最常见的是下颌乳中切牙滞留，继承恒中切牙于舌侧萌出，乳牙滞留于唇侧，呈双排牙现象。其次是第一乳磨牙的残根和残冠滞留于萌出的第一前磨牙颊侧或舌侧。第二乳磨牙滞留多是继承恒牙胚的先天缺失或埋伏阻生。但由于乳牙未能按时脱落，又常常使继承恒牙萌出受阻或异位萌出。据报道，上、下颌乳牙滞留的牙位排列顺序不完全相同。

乳牙滞留诊断的依据：已到替换时期尚未替换的乳牙，而且该乳牙根部或唇、颊、舌侧又有继承恒牙萌出；或恒牙虽未萌出，但 X 线片显示该乳牙根部有正常发育的恒牙胚。

（3）治疗：当恒牙异位萌出，乳牙尚未脱落，应及时拔除该滞留的乳牙。如无继承恒牙胚，则不予处理。

没有继承恒牙的滞留乳牙可维持相当时间，并且可有咀嚼功能，但由于乳牙的衰老、磨耗，最终因负担不了成人的颌力，而可逐渐松动脱落。滞留乳牙一般不能使用终身。

第二节 急性牙体组织损伤

牙齿外伤指牙齿受到各种机械力作用所发生的急剧损伤，常见于上前牙。牙齿受急剧外伤后，可以引起牙体硬组织、牙周组织、牙髓组织的损伤，临床常见几种损伤同时发生。牙齿外伤多为急诊，处理时应首先注意患者的全身情况，查明有无颅脑损伤和其他部位的骨折等重大问题。牙齿外伤也常伴有牙龈撕裂和牙槽突的折断，均应及时诊断处理。常见的牙齿外伤有牙震荡、牙折、牙脱位和牙脱臼，其中牙折包括牙不全冠折、冠折、根折和冠根折。突然加到牙齿上的各种机械外力，其性质、大小、作用方向不同，造成了各种不同类型的损伤。直接外力，如工具打在牙上、摔倒时前牙碰地，多造成前牙外伤；间接外力，如外力撞击颏部时，下牙猛烈撞击上牙，通常造成前磨牙和磨牙的外伤；高速度的外力易致牙冠折断，低速度强度大的外力易致牙周组织损伤。下面分别叙述各类牙齿外伤的病理、临床表现和防治原则。

一、不全冠折

牙面釉质不全折断，牙体组织无缺损，又称为纹裂。在患者的牙齿唇（颊）面可见到与牙长轴平行的、垂直的或呈放射状的细微裂纹。可无任何症状或有对冷刺激一过性敏感的症状。

（一）病理

从牙釉质表面开始与釉柱方向平行的折断线可止于釉质内，也可到达釉牙本质界。裂纹常可在釉板的基础上加重。

（二）临床表现

在牙齿的唇（颊）面有与牙长轴平行、垂直或呈放射状的细微裂纹。可无任何症状或有对冷刺激一过性敏感的症状。

（三）治疗原则

无症状者可不处理，严重的釉面裂纹最好涂以无刺激性的保护涂料或复合树脂黏结剂。年轻恒牙有症状者可做带环冠，用氧化锌丁香油糊剂黏着 6～8 周，以待继发性牙本质形成。少量调低咬合接触。

二、冠折

（一）临床表现

冠折有两种情况：冠折未露髓和冠折露髓。前者仅限于冠部釉质或釉质和牙本质折断，多见于上中切牙切角或切缘水平折断，偶见折断面涉及大部分唇面或舌面。牙本质折断者可出现牙齿敏感症状，有时可见近髓处透红、敏感。后者在折断面上有微小或明显露髓孔，探诊和冷热刺激时敏感。如未及时处理，露髓处可出现增生的牙髓组织或发生牙髓炎。对于折断片完整者，患者可在外伤后当时找到牙齿断片，保存在清水中，并立即前往口腔专科进行处理。

（二）病理

牙本质暴露后，成牙本质细胞突发生变性或坏死，形成透明牙本质、修复性牙本质或死区。牙髓如果暴露，其创面很快便有一层纤维蛋白膜覆盖，下方有多形核白细胞浸润；牙髓内组织细胞增多，以后这些炎症浸润向深部蔓延。

（三）治疗原则

少量釉质折断无症状者，调磨锐利边缘，追踪观察牙髓情况。少量釉质、牙本质折断者，断面用对牙髓刺激小的玻璃离子水门汀覆盖，6～8 周后若无症状，用复合树脂修复。如牙本质折断近髓者，年轻恒牙应间接盖髓，6～8 周后或待根尖形成后用复合树脂或嵌体修复；成人牙可酌情做间接盖髓或根管治疗。冠折露髓者，年轻恒牙应做直接盖髓或活髓切断术，待根尖形成后再做根管治疗或直接做牙冠修复；成年人可做根管治疗后修复牙冠。

三、根折

（一）病理

根折后，折断线处牙髓组织和牙周膜出血，然后发生凝血，牙髓和牙周膜充血。近牙髓端成牙本质细胞和牙髓细胞增殖，部分进入折断线；近牙周膜端，牙周结缔组织增生，并进入折断线。

（二）临床表现

多发生在成年人，根折的部位不同，表现的松动度和叩痛不一；根折发生在根尖 1/3 处，无或轻度叩痛，有轻度松动或不松动；如果中 1/3 或近龈 1/3 根折，则叩痛明显，叩诊浊音，2～3 度松动。患牙做正中或前伸咬合时，用手指放唇侧龈可扪及异常的松动度。有时可见患牙轻微变长。牙髓活力测定结果不一。X 线片表现牙根不同部位有 X 线透射的折断线。如果颊舌面折断部位不在同一水平面上（斜行根折）或根部不止一处折断时，X 线片上可显示不止一条折断线。

（三）诊断

主要依靠 X 线片表现。根折后近期 X 线检查折断线显示不清时，应换不同角度投照，或待 2 周后再拍 X 线片，可清楚显示折断线。

（四）治疗原则

测定并记录牙髓活动情况。活力尚存的患牙应定期复查。若日后发生牙髓坏死，再做根管治疗。根尖 1/3 处根折的患牙，如牙髓状况良好，可调咬合后观察。其余部位的根折，如未与龈沟相通者立即复位、固定。一般固定 3 个月。折断线与口腔相通者，一般应拔除。如残留断根有一定长度，可摘除断端冠，做根管治疗，然后做龈切除术或冠延长术，或用正畸方法牵引牙根，再以桩核冠修复。

（五）根折的愈合

根折的愈合有四种情况：

1. 硬组织愈合

患牙无不适，临床检查无叩痛，不松动，牙龈正常，功能良好。牙髓活力正常或略迟钝或根管治疗后 X 线片示原折断线消失。这种情况是牙根折的理想愈合。修复的硬组织近髓端有牙本质和 / 或骨样牙本质，近牙周膜端为牙骨质。

2. 结缔组织愈合

临床表现同上，但 X 线片上原折断线仍清晰可见。临床该类愈合并不少见，常在复位、固定不当时出现。

3.骨和结缔组织愈合

临床表现同上，X线片见断片分离，有骨组织长入，断裂处围绕两断端的是正常的牙周组织。根折发生于牙槽突生长发育完成之前，即成年之前的病例可出现该类型愈合。

4.折断线感染不能愈合

牙齿松动，有叩痛，牙髓坏死，牙龈有瘘管，可并发急、慢性根尖周炎。X线片见折断线增宽，周围牙槽骨出现X线透射区。发生该种情况，则应该做折断根尖摘除手术；如有出现牙周袋则拔除。

四、冠根折

（一）临床表现

表现为折断线累及牙冠和根部，均与口腔相通，牙髓往往暴露。患牙断片动度大，触痛明显。

（二）治疗原则

多数患牙需拔除。少数情况下，折断线距龈缘近或剩余牙根长则可摘除断冠，做根管治疗后行冠延长术或用正畸方法牵引牙根后做桩核冠修复。

五、牙震荡

牙震荡是牙周膜的轻度损伤，又称为牙挫伤或外伤性根周膜炎。

（一）病理

根尖周围的牙周膜充血、渗出，甚至轻微出血。常伴有牙髓充血和水肿。

（二）临床表现

患牙可有伸长不适感，轻微松动和叩痛；龈缘还可有少量出血，说明牙周膜有损伤。若做牙髓活力测试，其反应不一。一些患牙就诊时，牙髓活力测试无反应，牙髓在外伤时血管和神经受损伤所引起的"休克"所致，但6～8周后可出现反应。

（三）治疗原则

1～2周内应使患牙休息。必要时降低咬合以减轻患牙的负担。松动的患牙应进行固定。

定期复查：1、3、6、12个月应进行。观察1年后，若牙冠不变色，牙髓活力测试正常，可不进行处理；若有牙髓坏死迹象时，应进一步行根管治疗术。必须记住，在年轻恒牙，其活力可在受伤1年后才丧失。

六、牙脱位

牙受外力作用而脱离牙槽窝者称为牙脱位。由于外力的大小和方向不同，牙脱位的表现和程度不一，轻者偏离移位，称为不全脱位；重者可完全离体，称为全脱位。

（一）病理

牙脱位时，部分牙周膜撕裂，血管神经断裂，使牙齿的相应部分与牙槽骨脱离，并常有部分牙槽骨骨折。

（二）临床表现

根据外力的方向，可有牙脱出、向根尖方向嵌入或唇（舌）向移位等情况。牙部分脱位常有疼痛、松动和移位等表现，同时因患牙伸长而出现咬合障碍。X线片显示牙根尖与牙槽窝的间隙明显增宽。牙向深部嵌入者，则临床牙冠变短，其殆面或切端低于正常。牙完全脱位者，则可见牙完全离体或仅有少许软组织相连，牙槽窝内完全空虚。牙脱位不论是部分还是完全性者，均可伴有牙龈撕裂和牙槽突骨折。

（三）治疗原则

（1）测定并记录牙髓活力情况，定期观察，发生牙髓坏死后，行根管治疗。

（2）嵌入性脱位，年轻恒牙不必强行拉出，日后可自行萌出；成年人应用正畸方法牵引出患牙，或在局麻下复位、固定。

（3）其他脱位牙齿应局麻下复位、固定。治疗越早，预后越好。

（4）完全性脱位：①病理：牙脱臼时，牙周膜完全断裂，牙齿与牙槽骨完全分离。②临床表现：患牙从牙槽窝中脱出，常见患者手拿牙齿就诊，有些患者则将患牙遗弃。③治疗原则：尽快做再植术，在脱臼后 30 min 内再植，成功率可达 90% 以上；最好在脱臼后 2 h 内再植，尚可有效地防止日后牙根吸收的发生；牙齿在口外停留 1 d 以内再植，也有成功的可能。再植术后 3～4 周，做根管治疗，根管内封氢氧化钙制剂 3～6 个月，在此期间可更换氢氧化钙制剂 1～3 次。然后行根管充填。向患者说明，脱臼的牙齿应立即冲洗后放入原位，或保存在生理盐水、口腔内舌下或牛奶内，并尽快就医。

七、牙齿外伤的并发症

（一）牙髓充血

牙齿外伤无论伤势轻重均可引起程度不等的牙髓充血，其恢复情况与患者的年龄关系密切，应定期观察其恢复情况。

（二）牙髓出血

牙冠呈现粉红色，可于外伤后当时出现，也可经一定时间后才出现。年轻恒牙微量出血有可能恢复正常；成年人牙不易恢复，日久变成深浅不等的黄色。患牙如无其他症状，不一定必须做根管治疗。

（三）牙髓暂时失去感觉

也称牙髓休克。牙齿外伤后，牙髓可能失去感觉，对活力测试无反应。经过一段时间（1～13个月）以后，牙髓活力可能缓慢地恢复正常。这种情况多发生于年轻恒牙。因此牙齿外伤后当时牙髓活力测验无反应，不一定说明牙髓坏死，不必立即做牙髓治疗，应定期观察，诊断明确后再处理。

（四）牙髓坏死

脱位、根折、牙震荡和处理不当的冠折患牙均可发生牙髓坏死，其中嵌入性脱位的牙髓坏死发生率高达 96%。牙根发育完全的外伤牙牙髓坏死发生率明显增高。发生牙髓坏死后，应立即做根管治疗。

（五）牙髓钙变

多见于年轻恒牙的脱位损伤之后，患牙牙冠颜色可略变暗，牙髓活力迟钝或无反应。X 线片表现牙髓腔和根管影像消失。如无症状可不处理。

（六）牙根吸收：脱位和根折的外伤牙后期可出现牙根外吸收和牙内吸收。根管治疗时，在根管内封入氢氧化钙可以预防和停止牙根吸收的发生和进行。牙根外吸收患牙偶伴有骨性愈合。

第三节 牙体慢性损伤

一、楔状缺损

牙齿颈部硬组织在某些因素长期作用下逐渐丧失，由于这种缺损常呈楔形因而称为楔状缺损。这种牙颈部缺损主要发生在唇、颊侧，少见于舌侧。

（一）病因

楔状缺损的发生和发展与下列因素有关：

1. 不恰当的刷牙方法

唇（颊）侧牙面的横刷法是导致楔状缺损的主要因素之一。其根据为：①此病不见于动物；②少发生在牙的舌面；③不刷牙者很少发生楔状缺损；④离体实验横刷牙颈部可以制造典型的楔状缺损，且为旋转法刷牙所造成牙体组织磨损量的 2 倍以上。

2. 牙颈部结构

牙颈部釉牙骨质交界处是整个牙齿中釉质和牙骨质覆盖量最少或无覆盖的部位，为牙体结构的薄弱环节，加之牙龈在该处易发生炎症和萎缩，故该部位耐磨损力最低。

3. 酸的作用

龈沟内的酸性环境可使牙颈部硬组织脱矿，受摩擦后易缺损。唾液腺的酸性分泌物、喜吃酸食、唾液 pH 的变化、胃病泛酸等均与缺损的发生有关。

4. 应力疲劳

牙齿萌出至建立咬合关系后，即开始承受咀嚼压力。根据断裂力学理论，牙齿硬组织中长期应力集中的部位可以产生应力疲劳微裂，导致硬组织的损伤甚至断裂。已有生物力学研究证实，当给牙齿与牙长轴呈 45° 角方向的载荷时，颊侧颈部应力集中系数最大；模拟殆力疲劳的人牙离体实验已证明在实验牙颊舌向纵剖面的颊半侧颈部牙本质中，用扫描电镜见到多条方向一致的细微裂纹，而其他处无类似发现；该实验还表明横刷牙、酸蚀和殆力疲劳三因素作用的积累与协同导致了实验性楔状缺损的发生，其中殆力因素对楔形缺损的形成和加深起了重要的作用。临床研究结果证实楔状缺损的患病与咬合力的增加和积累关系密切，与患牙承受水平力和创伤力关系密切。

（二）临床表现

（1）多见于中年以上患者的前磨牙区，其次是第一磨牙和尖牙。有时范围涉及第二恒磨牙以前的全部牙齿，常见邻近数个牙齿，且缺损程度可不相同。偶见年轻患者单个牙齿的楔状缺损，均伴有该患牙的殆干扰。中老年人中，该病的发病率可达 60% ～ 90%。

（2）缺损多发生在颊、唇侧，少见于舌侧。调查资料表明，在老年人中，舌侧缺损的患病率达 15.2%，好发牙位是第一、二磨牙。

（3）楔状缺损由浅凹形逐渐加深，表面光滑、边缘整齐，为牙齿本色。

（4）楔状缺损达牙本质后，可出现牙本质过敏症，深及牙髓时可引起牙髓和根尖周病。缺损过多可导致牙冠折断。

（三）治疗和预防

（1）首先应改正刷牙方法，避免横刷。

（2）组织缺损少，且无牙本质过敏症者，不需做特别处理。

（3）有牙本质过敏症者，应用脱敏疗法。

（4）缺损较大者可用充填法，用玻璃离子体黏固粉或复合树脂充填。

（5）有牙髓感染或根尖周病时，可行根管治疗术。

（6）若缺损已导致牙齿横折，可根据病情和条件，进行根管治疗术后，做覆盖义齿或拔除。

二、磨损

单纯的机械摩擦作用造成牙体硬组织缓慢、渐进性地丧失称为磨损。在正常咀嚼过程中，随年龄的增长，牙齿颌面和邻面由于咬合而发生的均衡的磨耗称为生理性磨损，牙齿组织磨耗的程度与年龄是相称的。临床上，常由某种因素引起个别牙或一组牙，甚至全口牙齿的磨损不均或过度磨损，称为病理性磨损。

（一）病因及临床表现

由于单纯机械摩擦作用而造成的牙齿硬组织慢性磨耗称为磨损。如生理性磨损也称为咀嚼磨损。其他不是由于正常咀嚼过程所致的牙齿磨损，为一种病理现象，统称为非咀嚼磨损。

（1）咀嚼磨损：亦称磨损，一般发生在颌面或切缘，但在牙列紊乱时，亦可发生在其他牙面。磨损的程度取决于牙齿的硬度、食物的硬度、咀嚼习惯和咀嚼肌的张力等。磨损程度与患者年龄、食物的摩擦力和咀嚼力成正比，而与牙齿的硬度成反比。

（2）非咀嚼磨损：由于异常的机械摩擦作用所造成的牙齿硬组织损耗，是一种病理现象。不良习惯和某些职业是造成这类磨损的原因，如妇女用牙撑开发夹，木匠、鞋匠、成衣工常用牙齿夹住钉、针或用牙咬线。磨牙症也会导致严重的磨损。

（二）并发症

（1）牙本质过敏症：这种酸痛的症状有时可以在几个月逐渐减轻而消失，有时可持续更长的时间而不见好转。敏感的程度常因人而异，一般说来磨损的过程越快，暴露面积越大，则酸痛越明显。

（2）食物嵌塞：因磨损牙冠变短以及邻面磨损都可引起食物嵌塞，并促使牙周病和邻面龋的发生。

（3）牙髓和根尖周病变：系由于过度磨损使髓腔暴露所致。

（4）颞颌关节紊乱综合征：严重的颌面磨损可导致颌间垂直距离过短，从而引起颞颌关节病损。

（5）创伤：不均匀的磨损能遗留高陡牙尖，从而造成创伤。

（6）创伤性溃疡。

（三）治疗

（1）生理性磨损，若无症状无须处理。

（2）去除和改正引起病理性磨损的原因。

（3）有牙本质过敏症时，应做脱敏处理。

（4）对不均匀的磨损需做适当调整，磨除尖锐牙尖和边缘。

（5）有牙髓和根尖周病时，按常规进行牙髓病、根尖周病治疗。

（6）有食物嵌塞者，应恢复正常的接触关系和重建𬌗面溢出沟。磨损过重且有颞颌关节综合征时，应做覆盖义齿修复，以恢复颌间垂直距离。

三、牙隐裂

未经治疗的牙齿硬组织由于物理因素的长期作用而出现的临床不易发现的细微裂纹，称为牙隐裂，又有称牙微裂。牙隐裂是导致成年人牙齿劈裂，继而牙齿丧失的一种主要疾病。

（一）病因

1. 牙齿结构的薄弱环节

正常人牙齿结构中的窝沟和釉板均为牙齿发育遗留的缺陷区，不仅本身的抗裂强度最低，而且是牙齿承受正常𬌗力时应力集中的部位，因此是牙隐裂发生的内在条件。

2. 牙尖斜面

牙齿在正常情况下，即使受到应力值最小的0°轴向力时，由于牙尖斜面的存在，在窝沟底部同时受到两个方向相反的水平分力作用，即劈裂力的作用。牙尖斜度越大，所产生的水平分力越大。因此，承受𬌗力部位的牙尖斜面是隐裂发生的易感因素。

3. 创伤性𬌗力

随着年龄的增长，可由于牙齿磨损不均出现高陡牙尖，正常的咀嚼力则变为创伤性𬌗力。原来就存在的窝沟底部劈裂力量明显增大，致使窝沟底部的釉板可向牙本质方向加深加宽，这是隐裂纹的开始。在𬌗力的继续作用下，裂纹逐渐向牙髓方向加深。创伤性𬌗力是牙隐裂发生的重要致裂因素。

4. 温度作用

釉质和牙本质的膨胀系数不同，在长期的冷热温度循环下（0～50℃），可使釉质出现裂纹。这点可解释与咬合力关系较小的牙面上隐裂的发生。

（二）临床表现和诊断

隐裂位置皆与面某些窝沟的位置重叠，常越过边缘嵴到邻面。上颌磨牙隐裂常与面近中舌沟重叠；下颌磨牙隐裂线常与面近远中发育沟重叠，但亦有与面颊舌沟重叠的颊舌向隐裂，前磨牙隐裂常呈近远中向。

表浅的隐裂常无明显症状，较深时则遇冷热刺激敏感，或有咬合时不适感。深的隐裂因已达牙本质深层，多有慢性牙髓炎症状，有时也可急性发作，并出现定点性咀嚼剧痛。可用尖锐的探针检查，如隐裂不明显，可涂以碘酚，使渗入隐裂染色而将其显示清楚。有时将探针置于裂隙处加压或用力撬动，可有疼痛感。

沿裂隙磨除，可见裂纹已达牙本质深层。将棉花签置于可疑牙齿的牙尖上，嘱患者咬合，如出现短暂的撕裂样疼痛，则可能该牙已有隐裂。

（三）治疗

（1）浅表的隐裂，无明显症状，且牙髓活力正常者，可进行调𬌗，以减少侧向分裂力量，防止裂纹加深；也可制备窝洞，尽可能将裂纹磨去后做预防性充填。

（2）较深的裂纹或已有牙髓病变者，在牙髓治疗的同时大量调整牙尖斜面，及时用全冠修复是至关重要的。在牙髓病治疗过程中，尽管已降低咬合，然而在疗程中由于咀嚼等原因，极易发生牙体自裂纹处劈裂开。牙髓病治疗开始时可做带环粘上以保护牙冠，牙髓病治疗完毕应及时做全冠修复。

第九章 龋病

第一节 概述

龋病是一种以细菌为主要病原体，多因素作用下，导致牙齿硬组织发生慢性、进行性破坏的疾病。遭龋病破坏的牙齿即龋齿，可以单发于一个牙，也可同时累及多个牙；可以在儿童期发病，也可以在老年期发病，没有人对龋终生免疫。龋的疾病过程涉及多种因素，现代研究已经证明牙菌斑中的致龋细菌是龋的主要病原体。致龋细菌在牙菌斑中代谢从饮食中获得的糖类生成以乳酸为主的有机酸，导致牙齿中的磷灰石结构脱矿溶解。在蛋白酶进一步的作用下，牙体结构中的有机物支架遭到破坏，临床上表现为牙齿出现不能为自体所修复的龋洞。如果龋洞得不到及时的人工修复，病变进一步向深层发展，可以感染牙齿内部的牙髓组织，甚至进入根尖周组织，引起更为严重的机体的炎症性病变。

根据近代对龋病病因学的研究成果，有学者将龋病定义为一种与饮食有关的细菌感染性疾病。这一定义强调了细菌和糖在龋病发病中的独特地位。然而，从发病机制和机体的反应过程来看，龋病又不完全等同于发生在身体内部的其他感染性疾病。

概括地说，龋病是一种人类的慢性疾病，可以累及各个牙齿、各个年龄和各种人群。龋病的直接结果是牙齿的破坏，称为龋齿。治疗龋病，不仅要修复龋洞，更要针对具体患者具体病因采取防控治结合的方式，防止复发、防止更多龋的发生和防止继发更严重的病症。

龋齿治疗不及时或不恰当可导致一系列继发病症。由龋齿所引发的一系列口腔和全身问题以及由此对人类社会和经济生活产生的严重与长远影响是无论如何都不应该忽略的。

人患龋病，最初可没有症状，自己也不会发现龋齿上明显的缺损。当继续发展时，可出现轻微的症状包括食物嵌塞或遇冷遇热时的敏感症状。及至主要症状变为持续的疼痛感觉时，感染多已波及牙髓。多数患者是在牙齿发生炎症、疼痛难忍时，才不得不求医的。这时候已经不是单纯的龋病了，而可能是已继发牙髓或根尖周围组织感染的病变了。在口腔科临床工作中，由龋病导致牙髓炎和根尖周炎而就诊的患者占了很大的比例，有人统计可占综合口腔科就诊患者的 50% 以上，也有人报告可占因牙痛就诊的口腔急诊患者人数的 70% 以上。急性牙髓炎和根尖周炎可以给患者机体造成很大痛苦，除了常说的牙痛或牙敏感症状外，严重的根尖周组织感染若得不到及时控制，还可继发颌面部的严重感染，甚至危及生命。慢性的根尖周组织的感染实际上是一种存在于牙槽骨中的感染病灶，也可以成为引起全身感染的病灶。

龋病及其继发病症得不到治疗，最终的结果必然是牙齿的丧失。要恢复功能则必须进行义齿或种植体的修复。如果对早期丧失的牙齿不及时修复还会形成剩余牙齿的排列紊乱或咬合的问题，严重时影响美观和功能，不得不通过正畸的方法予以矫正。

另一方面，不适当的口腔治疗可能造成新的龋病危险因素。在龋齿有关的后续系列治疗中（如义齿修复、正畸治疗），口腔环境可能发生一些更加有利于龋病发生的改变，如各种装置可能破坏正常的口腔微生态环境，增加菌斑聚集的机会，增加清除有机酸的困难，进一步增加患者患龋病和牙周病的危险性。

龋及其有关疾病对身体健康的影响虽然显而易见，但对人类社会生活和经济生活的长远影响却往往被忽略。由于龋的慢性发病特征，早期常不被注意。一旦发生症状，则需要较复杂的治疗过程和较多的治疗费用。人有 28～32 颗恒牙，相关治疗的费用在任何时候、任何地点都是很高的。如果将社会和个人花在龋病及其继发病症的预防和治疗上的费用总量与任何一种单一全身疾病的费用相比较，人们就会发现，龋病不仅是一个严重影响人类健康的卫生问题，还可能是一个重要的经济问题或社会问题。或许这就是世界卫生组织曾将龋病列在肿瘤和心血管疾病之后，作为影响人类健康的第三大慢性疾病的理由之一。

第二节 龋病病因

龋病是一种很古老的疾病，它危害人类的健康由来已久，在人们与龋病斗争的漫长历史过程中，对此病发生的原因和发展规律有了逐步深化的认识。对龋病病因的认识可以追溯到史前时期。

目前公认的龋病病因学说是四联因素学说，主要包括细菌、口腔环境、宿主（即指寄生物包括寄生虫、病毒等寄生于其上的生物体）和时间。其基本点为致龋性食物糖（特别是蔗糖和精制碳水化合物）紧紧贴附于牙面，由唾液蛋白形成的获得性膜。这种获得性膜不仅得以牢固地附着于牙面，而且可以在适宜温度下，有足够的时间在菌斑深层产酸，侵袭牙齿，使之脱矿，并进而破坏有机质，产生龋洞。

一、化学细菌致龋理论

很早就有人提出"酸致牙齿脱矿与龋形成有关"，但在相当一段时间内并没有实验依据证明这种推测。直至 100 多年前，W. D. Miller 通过一系列微生物学实验，证明了细菌代谢糖类产酸，酸使矿物质溶解，并形成类似临床上早期釉质龋的白垩样变，提出了著名的"化学细菌学理论"，又称"化学寄生学说"。Miller 提出上述学说主要依据的是体外的脱矿实验，包括以下几点：

（1）将牙齿放在混有糖或面包和唾液的培养基中孵育，观察到牙齿脱矿。

（2）将牙齿放在混有脂肪和唾液、不含糖的培养基中孵育，未见牙齿脱矿。

（3）将牙齿放在混有糖或面包和唾液的培养基中，煮沸后再孵育，未见牙齿脱矿。

与此同时，Miller 从唾液和龋损部位中分离出多种产酸菌。Miller 认为，龋可分为两个阶段：第一阶段是细菌代谢糖产酸，酸使牙齿硬组织溶解；第二阶段是细菌产生的蛋白酶溶解牙齿中的有机物。目前，已有多种方法可以在体内或体外形成类似早期龋脱矿的龋样病损。

Miller 的学说基本主导了过去 100 年来的龋病病因和预防研究。甚至可以说，近代龋病因学的发展尚没有超出这一学说所涉及的范围。近代龋病学的主要发展即对致龋微生物的认定，确定了龋是一种细菌感染性疾病。这一认识形成于 20 世纪 50 年代。1955 年，Orland 等学者的经典无菌和定菌动物实验，一方面证实了龋只在微生物存在的情况下才能发生，同时也证明了一些特定的微生物具有致龋的特征。在随后的研究中，研究者进一步证明了只有那些易于在牙面集聚生长并具有产酸和耐酸特性的细菌才可称为致龋菌。进而，一系列研究表明变形链球菌是非常重要的致龋菌。但是近代的研究表明，龋病形成的微生态环境十分复杂，很难用单一菌种解释龋发生的过程。更为重要的是，人们已经发现，所有的已知致龋菌总体来讲又都是口腔或牙面上的常驻菌群，在产酸致龋的同时，还可能担负维持口腔生态平衡的任务。

从病原学的角度来看，将龋病定义为细菌感染性疾病是正确的，但龋病的感染过程和由此激发的机体反应并不完全等同于发生在身体其他部位的细菌感染性疾病。首先，细菌的致龋过程是通过代谢糖产生的有机酸实现的，而不是由细菌直接作用于机体或机体的防御体制。其次，龋病发生时或发生后并没有足够的证据表明机体的免疫防御系统有相应的抗病原反应。因此，通过抗感染或免疫的方法治疗或预防龋病还有许多未知的领域和障碍。

另外，在龋病研究中有一个重要的生态现象不容忽视，即细菌的致龋作用不是直接作用或孤立发生的，而必须是通过附着在牙表面的牙菌斑的微生态环境才能实现。甚至可以说，没有牙菌斑，微生物并不能致龋。

二、龋病病因的现代理论

现代主要的龋病病因理论有三联因素和四联因素理论，后者是前者的补充，两者都可以认为是化学细菌致龋理论的继承和发展。

（一）三联因素论

20世纪60年代，Keyes作为一个微生物学家首先提出了龋病的三联因素论，又称"三环学说"。三联因素指致龋细菌、适宜的底物（糖）和易感宿主（牙齿和唾液）。三环因素论的核心是三个导致龋病的必需因素，缺少任何一方都不足以致龋。而其他因素都是次要因素，必须通过对三联因素的影响发挥致龋作用。

1. 致龋细菌

黏附在牙面上，参与牙菌斑的形成并具有产生有机酸和其他致龋物质的能力，同时又具有能够在较低pH条件下生存和继续产酸的能力（耐酸）。细菌的代谢产物是造成牙齿硬组织破坏的因素，所以可以认为细菌是病原因素。目前研究最多的是变形链球菌族，因为它能够合成多聚糖（主要是葡聚糖）。葡聚糖作为菌斑的基质，在牙菌斑的形成中起重要作用。而牙菌斑是细菌在牙面上赖以生存的生态环境，没有这样的环境，龋同样是不能发生的。研究较多的致龋细菌还有乳酸杆菌和放线菌。前者具有强的产酸和耐酸能力，在龋坏的组织中检出较多，一般认为在龋的发展中起重要作用；后者则参与根面菌斑的形成，与牙根龋的发生关系密切。

关于致龋菌的研究经历了一个多世纪。早期由于在龋坏部位发现较多的乳酸杆菌，乳酸杆菌作为致龋菌受到较多关注。及至20世纪50年代，通过动物实验证明了只有在细菌存在的情况下才能够发生龋，单一的细菌也可以致龋。利用定菌鼠的方法，确定了一些细菌的致龋性。从20世纪60年代开始，由于发现了变链家族在利用蔗糖合成多聚糖中的作用，龋病病原学的研究更多地聚焦在变形链球菌和绒毛链球菌上。这一阶段的成果，极大地增加了人们对菌斑形成过程的了解。相当长一段时间，口腔变形链球菌作为主要的致龋菌受到了广泛的重视和深入研究。许多学者乐观地希望通过防龋疫苗消灭龋齿。然而，经过多年的努力，防龋疫苗的工作进展缓慢。主要的不是技术方面的问题，而是病原学上的问题，即目前的病原学研究尽管有大量的证据表明变形链球菌是口腔中最主要的致龋菌，但还不能够确定地认为它就是龋病发病中的特异致龋菌。既然龋尚不能肯定为是一种特异菌造成的疾病，这就无法估计针对某种特异细菌的疫苗所能产生的防龋效果的大小。由于防龋疫苗的使用是一项涉及面广，需要有相当投入的工作，如果事先对其预期效果和安全性没有科学的评估和预测，很难进入临床实验阶段。而没有临床实验的验证，防龋疫苗根本不可能进入临床应用。

近年的研究表明，除了前述的变链、乳杆和放线菌外，一组非变链类口腔链球菌在龋病的进展过程中起作用。可以认为非变链类链球菌有致龋能力，并可能在龋病的初始期起作用。

2. 适宜的底物（糖）

口腔中有许多细菌具有代谢糖产酸的功能。由于牙菌斑糖代谢生成的主要有机酸是乳酸，这些细菌又可称为产乳酸菌。产乳酸菌在生物界具有许多有益功能，如分解发酵乳类制品，有利于人类消化。口腔中产乳酸菌生成的乳酸，一方面在维持口腔生态平衡中可能存在有益的一面；另一方面，如果得不到及时清除，在菌斑中滞留，则导致牙齿持续脱矿。一些口腔细菌具有利用糖合成多聚糖的功能，包括细胞内多糖和细胞外多糖。前者可以为细菌本身贮存能量，后者则作为菌斑的基质。在所有的糖类物质中，蔗糖最有利于细菌产酸和形成多糖，因此，蔗糖被认为具有最强的致龋性。糖的致龋性不经机体消化，是通过局部作用产生的，糖不进入菌斑不会致龋。具有甜味作用的糖代用品，如木糖醇，经过细菌代谢时不产酸也不合成多糖，所以是不致龋的。

3. 易感宿主（牙齿和唾液）

牙齿自身的结构、矿化和在牙列中的排列，牙齿表面物理化学特性，唾液的质和量等多种因素代表了机体的抗龋力。窝沟处聚集的菌斑不易清除，窝沟本身常可能有矿化缺陷，因而更易患龋。排列不齐或邻近有不良修复体的牙齿由于不易清洁，菌斑易聚集，更易患龋。牙齿表面矿化不良或粗糙，增加了表面聚集菌斑的可能，也增加患龋的机会。

牙齿自身的抗龋能力，包括矿化程度、化学构成和形态完善性，主要在牙的发育阶段获得。牙齿萌出后可以通过局部使用氟化物增加表层的矿化程度，也可以通过窝沟封闭剂封闭不易清洁的解剖缺陷。

机体抗龋的另一个重要的因素是唾液。唾液的正常分泌和有效的功能有助于及时清除或缓冲菌斑中的酸。唾液分泌不正常，如分泌过少或无法到达菌斑产酸的部位，都会增加患龋的机会。

与龋病发病的有关因素很多，但大量的临床和实验研究表明，所有其他因素都与上述三联因素有关或通过上述因素起作用。如，不良的口腔卫生增加菌斑的聚集、增加有机酸在局部的滞留，是通过影响微生物的环节起作用的；再如，低收入低教育水准，意味着口腔保健知识和保健条件的缺少，影响对致龋微生物和致龋食物的控制，从而导致龋在此人群中多发。

（二）龋的四联因素论

四联因素论又称四环学说。20世纪70年代，同样是微生物学家的Newbrun在三联因素的基础上加上了时间的因素，提出了著名的四联因素论。四联因素的基本点：①龋的发生必须具备致龋菌和致病的牙菌斑环境；②必须具备细菌代谢的底物（糖）；③必须是局部的酸或致龋物质聚积到一定浓度并维持足够的时间；④必须是发生在易感的牙面和牙齿上。应该说，四联因素论较全面地概括了龋发病的本质，对于指导进一步研究和预防工作起了很大的作用。但严格来讲，无论是三联因素论还是四联因素论，作为发病机制学说似乎更为宜，而不宜作为病因论。因为除了微生物之外，食物和牙齿无论如何不应归于病原因素。

三、其他与龋有关的因素

如前节所述，致龋细菌、适宜的底物（糖）和易感宿主是三个最关键的致龋因素。然而，与龋有关的因素还有很多，龋是一种多因素的疾病。但是所有其他因素都是通过对关键因素的影响而发生作用的。

1. 微生物致龋

细菌具有促进菌斑生成、产酸和耐酸的能力，是主要的病原物质。除此之外，其他的微生物也可以对龋的发生和发展起作用。正常情况下，口腔微生物处于一个生态平衡的状态。一些细菌可能本身不致龋，但却可以通过影响致龋菌对龋的过程产生作用。譬如口腔中的血链球菌，本身致龋性很弱，其在牙面的优先定植，有可能减少变异链球菌在牙面的黏附和生长，进而减少龋的发生。另外，一些非变链类链球菌产酸性不高，但对于维持牙菌斑的生存有作用，有助于龋的形成；或对产生的有机酸有缓冲作用，有助于龋的抑制。

2. 口腔保健

口腔保健包括有效的刷牙、去除菌斑和定期就诊。有效的口腔保健措施和有效地减少菌斑在牙面的附着，是减少龋齿的重要因素。

3. 饮食

食物中的糖类是有机酸生成反应的底物，尤其是蔗糖，被认为是致龋因素，甚至被认为是病因之一。根据细菌代谢食物的产酸能力，可将食物简单地分为致龋性食物和非致龋性食物。致龋性食物主要是含糖的食物。根据糖的产酸性排列，依次是蔗糖、葡萄糖、麦芽糖、乳糖、果糖等。食物的致龋性还与食物的物理性质有关。黏性、易附着在牙面的，更有助于糖致龋的作用。除了这些对致龋有作用的食物之外，剩下的多数应该是非致龋性的。关于抗龋性的食物，由于很难从实践中予以证实或检验，很少这样说。非致龋性食物多为含蛋白质、脂肪和纤维素的食物，如肉食、蔬菜等。一些食品甜味剂不具备碳水化合物的结构，不具备产酸性，因此不致龋，如木糖醇和山梨醇。

由于糖与龋的密切关系，预防龋齿必须控制糖的摄入。然而还应该认识到人类的生存需要充足的营养和能量。糖，尤其是蔗糖，是人类快速获取能量的重要来源。从营养学的角度，不可能将糖类从食谱中取消。唯一能做的是减少进食的频率、减少糖在口腔中存留的时间。

4. 唾液因素

唾液作为宿主的一部分，归于与龋有关的关键宿主因素一类。唾液的流量、流速和缓冲能力决定了其对酸的清除能力，与龋关系密切。影响唾液流量的因素除了唾液腺损伤和功能障碍之外，还与精神因素等有关。

5. 矿物元素

牙齿的基本矿物组成是羟磷灰石，是磷酸钙盐的一种，主要成分为钙和磷。环境中的钙、磷成分有助于维护矿物的饱和度，有助于减少牙齿硬组织的溶解，还有助于再矿化发生。氟是与牙齿健康关系最密切的元素。人摄入了过量的氟可能导致氟牙症，严重的时候还会导致骨的畸形，称为氟骨症。但环境中微量的氟，如牙膏中的氟、口腔菌斑中的氟，则有抑制脱矿和增加再矿化的作用，达到预防龋的效果。其他和龋有关的元素多是与牙矿物溶解有关的元素，如锶、钼、镧元素有抑制脱矿的作用，而镁、碳、硒元素有促进脱矿的作用。

6. 全身健康与发育

牙齿发育期的全身健康状况可以影响牙的发育和矿化，进而对牙齿对龋的易感性产生影响。

7. 家族与遗传

双生子的研究结果表明人对龋的易感性极少与遗传有关，主要是由环境因素决定的。但是遗传对龋相关的其他因素有明显的作用，如牙的形态（包括窝沟形态）受遗传因素影响较大。而人的饮食习惯与家庭生活环境有关。

8. 种族

种族间龋患的差异主要来源于饮食习惯、卫生保健方式和社会文化教育方面的差异。

9. 社会经济及受教育的程度

经济状态的差异决定了人接受教育、口腔保健知识和获得口腔保健措施的程度，因此与龋有关。

第三节 龋的发病过程和发病机制

龋齿的发病过程要经过牙菌斑形成、致龋菌在牙菌斑环境内代谢糖产酸形成多聚糖、酸使牙齿硬组织溶解成洞几个重要环节。

一、牙菌斑形成

牙菌斑指附着在牙表面的膜样物质，即牙表面生物膜，含有微生物（菌斑容量的60%～70%）、基质和水。细菌是牙菌斑微生物中的主体，基质主要由细菌分泌的多糖组成。其他成分包括细菌代谢生成的有机酸、来自唾液或龈沟液的成分等。

牙菌斑的形成开始于获得性膜的形成。获得性膜是牙面上沉积的唾液薄膜，其沉积机制类似静电吸附的作用，与牙表面的能量分布和唾液成分的结构有关。获得性膜的主要蛋白成分有糖蛋白、唾液蛋白、黏蛋白等。纯粹的唾液薄膜在光学显微镜下观察是一种无细胞的均质结构。获得性膜可以在清洁后的牙面迅速形成并在数小时内达到稳定的状态，不易为一般的清洁措施清除。获得性膜的形成在很大程度上决定了牙面对细菌的吸引力。

几乎在获得性膜形成的同时，细菌就可以借其在牙面上黏附，并在其中生长发育形成稳定的细菌菌落。细菌对获得性膜的黏附，靠的是膜表面电荷间的吸引。最早借助获得性膜定居在牙面上的是球菌，而后才有其他菌类的黏附和生长。

黏附到牙面的细菌要经过生长、繁殖，同时吸聚其他细菌，才可能成为成熟的菌斑。细菌间的集聚可以借助各自膜表面的结构特征，相互吸引结合，更主要的是通过合成细胞外多糖尤其是不溶于水的多糖来完成。细菌利用蔗糖合成葡聚糖成为菌斑的基质，而一些细菌表面结合的葡糖基转移酶（GTF）对葡聚糖有很强的亲和力，从而形成了细菌集聚的基础。葡聚糖在细菌与牙面、细菌与细菌之间起桥梁作用，促进细菌对牙面获得性膜的黏附和细菌间的集聚，是菌斑成熟的关键成分。

早期形成的菌斑质地疏松，随着时间的延长，菌斑内部的细菌数量增多、密度增加、渗透性降低、有毒产物增加。一般认为 3 d 后的菌斑中细菌种类、成分和密度基本恒定，视为成熟菌斑。成熟菌斑深处接近牙面的部分常呈厌氧状态或兼性厌氧状态。

成熟的菌斑结构致密，渗透性减弱，成为相对独立的微生态环境，有利于细菌产酸，不利于酸的扩散和清除。菌斑中的液态环境称牙菌斑液，是牙齿硬组织溶解的液态环境。现代研究证明，龋齿只有在菌斑聚集的部位才可以发生，甚至可以说，没有菌斑，就不会得龋。

二、牙菌斑中的糖代谢

人进食时摄入的糖，尤其是小分子的蔗糖、葡萄糖和果糖，可直接进入菌斑，为致龋细菌代谢利用。细菌在菌斑内的糖代谢包括分解代谢和合成代谢，还包括代谢生成的物质在菌斑内外的贮运。

1. 分解代谢

对于龋病有意义的是菌斑的无氧酵解过程。由于菌斑深层缺氧，细菌代谢糖主要通过无氧酵解过程，生成有机酸。菌斑和菌斑液中可以检测到甲酸、乙酸、乳酸、丙酸、琥珀酸、丙酮酸和丁酸等多种短链有机酸，但若干临床漱糖实验表明，糖代谢后增加最明显的是乳酸。菌斑中存在的其他有机酸很可能是乳酸进一步代谢的中间产物。乳酸的生成可以改变菌斑的 pH 值，增加菌斑液的脱矿能力。静止的状态下，菌斑中的 pH 值在 6 左右，进食糖后可以在极短的时间内达到 5 以下。牙齿脱矿的临界 pH 值为 5.5，是根据唾液中的平均钙磷水平确定的，即在此水平时，菌斑液保持过饱和状态的 pH 值。在正常情况下，漱糖后菌斑的 pH 值在 3 min 即可达到临界 pH 值以下的最低点，然后逐渐提高，并可以在 30 min 左右恢复正常。但在特殊情况下，如唾液不能够及时进入菌斑，或唾液量整体减少时，漱糖后的菌斑 pH 值可以较长时间保持在较低水平，如临界 pH 值以下。

2. 合成代谢

包括细菌利用糖合成细胞内和细胞外两类多糖。细胞内多糖的合成是将细胞外的糖转化为细胞内多糖储存的过程。在外源性糖源缺乏时，细胞内多糖可以作为细菌生存和获取能量的来源。细胞外多糖的合成是细菌通过糖基转移酶的作用合成多聚糖的过程。形成的多聚糖有葡聚糖、果聚糖和杂聚糖，是菌斑基质的主要成分。

细菌合成多糖的能力依靠其内在的酶系统，与致龋能力密切相关。

三、牙齿硬组织的脱矿机制

1. 脱矿与再矿化的基本化学条件

无论是在体内还是在体外，矿物溶解或沉积的基本物理化学条件是环境溶液中对于该种矿物的饱和状态。当溶液的离子溶度积小于羟磷灰石的溶度积常数时，就可能发生矿物晶体的溶解。反之，则可能出现沉淀。

2. 脱矿和再矿化牙硬组织

在口腔环境中的脱矿实际上是固态物质在不饱和的液态介质中的溶解过程。牙菌斑中的液态环境即牙菌斑液，是决定牙齿硬组织是否溶解的介质。在菌斑的饥饿情况下，菌斑液对牙齿矿物来说基本是过饱和的。而在糖代谢后，菌斑中出现大量有机酸，pH 值降低，可以使菌斑的液态环境呈现对牙硬组织高度不饱和的状态，牙齿中的矿物溶解析出。这种状态是牙齿溶解脱矿、形成龋的基础。

由于口腔菌斑环境的不断变化，牙齿形成早期龋不是一个连续的脱矿过程。当接受糖的挑战时，可以出现脱矿，而当糖或酸的作用消失，在唾液和氟化物的作用下，脱矿的牙组织可以再矿化。不过，一旦龋洞形成，细菌在龋洞内的产酸能力更强，而唾液和氟化物难以到达病变部位，脱矿就是占压倒优势的病理活动，无法逆转了。

第四节 龋病的临床表现和检查诊断技术

一、临床表现

本节龋齿的概念作为疾病的诊断名词，指单个牙齿因龋出现缺损，病变局限在牙齿硬组织而没有引起牙髓的炎症或变性反应。临床检查中，如温度及电活力测试，牙髓反应均为正常。

龋齿的临床表现可以概括为患牙色、形、质的变化和患者感觉的变化。正常的釉质呈半透明状，牙本质的颜色为淡黄色。正常牙齿的颜色主要是透过釉质显现出来的牙本质色。釉质表面应该光滑、无色素沉着。釉质的硬度高于牙本质和牙骨质，但任何正常的牙齿硬组织都不可能通过手用器械去除，如挖匙。

1.颜色的改变

牙齿表面色泽改变是临床上最早可以注意到的龋的变化。当龋发生在牙的平滑面时，除去表面的菌斑或软垢，吹干后可见病变部位表面粗糙、光泽消失，早期呈白垩色，进一步着色还可以呈棕黄色或黑褐色。当龋发生在窝沟的部位，清洗吹干后可见沟口呈白垩色，进一步发展，可见墨浸样的改变，提示龋已经位于牙本质深层。这是由于其下的牙本质严重脱矿着色并透过正常的半透明釉质反映出的特有颜色。发现窝沟墨浸样变，一般病变范围已经在牙本质层，病变的范围甚至超过色泽改变的范围。

2.外形缺损

龋最显著的临床特征是形成了不可为自体所修复的牙体组织的实质性缺损。临床上可以看到、探到或检查到龋洞。

临床上所看到的龋洞大小不一定反映病变的大小。如发生在窝沟的龋，有时即使沟内脱矿严重甚至病变到达了牙本质的深层，临床所见的龋洞也不是很大。遇到这种情况，可以通过墨浸样颜色改变的范围判断龋洞的大小。位于牙邻面、根面的龋洞常无法通过肉眼见到，要使用探针仔细探查。龋洞如果发生在光滑面或邻面，临床上可以看到或用探针探到。探诊时，要从正常牙面开始，遇到龋洞时会感到牙面的连续性消失，探针可以被洞壁卡住。有时候有必要通过照 X 线片如殆翼片来观察病变，可以发现病变部位的密度较周围正常组织明显降低。

3. 质地的改变

龋造成的牙体组织的实质性缺损，称为龋洞。龋洞中充满感染脱矿的牙体组织和食物碎屑，质地松软，容易与正常组织区别。对于发生在窝沟的小龋洞，当用探针探入洞底时，会感到洞底较正常牙组织软。

4. 患者感觉的变化

波及釉质浅层的早期龋损，患者可以完全没有临床症状。一般是当龋损发展到牙本质层并出现龋洞时，才有冷热刺激或食物嵌塞时的敏感症状，但都是一过性的，刺激消失，症状随之消失。当龋发展至牙本质深层时，症状会明显一些。患者一般也是在这个时候就诊。

二、好发部位和好发牙齿

了解龋的好发部位和好发牙齿，有助于早期发现、诊断和及时治疗。

1. 好发部位

龋的好发部位与菌斑聚集部位和发育薄弱部位有关，如牙的沟裂部位、两牙相邻不易清洁的部位。如牙列不齐时，修复体和正畸装置边缘都是龋的好发部位。

好发部位还与患者的年龄有关。3岁以前的幼儿多为前牙的邻面龋，这与饮食有关；3～5岁则多见乳磨牙的窝沟龋，与牙齿初萌有关；而到了8岁左右，乳磨牙的邻面龋开始多起来，与颌骨生长后牙间隙增大有关。青少年多发恒牙窝沟龋和上前牙的邻面龋，而中老年人则多见根面龋。

2. 好发牙齿

上前牙邻面、磨牙窝沟、义齿基牙、排列不齐的牙齿，都是常见的易患龋的牙齿。乳磨牙和第一恒磨牙是窝沟龋的好发牙齿，这是因为乳磨牙和第一恒磨牙一般在出生前开始发育并有部分矿化，出生后继续发育和矿化。由于经历新生儿环境的变化，这些牙更容易出现发育和矿化上的缺陷，因此患龋率较其他牙高。下颌前牙由于接近唾液导管口，表面光滑且易于自洁，因而很少发生龋。如果龋波及下颌前牙，该患者一般可被认作高危个体。

临床检查龋齿时要注意对好发部位和好发牙齿的检查，同时要加强对患者的防龋指导。

三、龋的诊断技术

1. 问诊

问诊是诊病的基础。即便对于已发现的明显龋洞或患者没有明确的主诉，也要认真询问患者对患牙的感觉，以免判断片面或错误。龋洞由于直观，往往容易让人忽略问诊，其实问诊在所有疾病中都是重要的。龋病诊断过程中的询问除了对患者患牙自觉症状的询问外，还应该针对与龋有关的因素对患者的整体口腔保健情况有了解。这样的基本了解有助于接下来制订有效的针对个案的治疗计划。

2. 视诊

首先应该对待查患牙进行必要的清洁，牙齿表面应无软垢。然后，用气枪吹干表面，观察牙表面色泽的变化，应该在光线良好的条件下进行。如白垩色变、墨浸样变等都是由于牙体组织晶体破坏形成的特有光学现象。视诊重点观察边缘嵴、邻面、窝沟和牙颈部的变化。注意利用口镜和调整光照的角度。观察邻面龋的时候要调整外部光源的角度，让光垂直透过观察区，在舌侧用口镜仔细观察。

3. 探诊

使用不同型号和大小的牙科探针,可以发现早期的窝沟龋和发生在邻面的龋。探查邻面时,要从正常牙面开始,注意感觉牙面的连续性。探查邻面牙颈部时,要注意感觉冠部釉质向根面牙骨质的过渡。探诊的同时还要感受牙齿硬度的变化。牙齿表面连续性发生变化或牙组织变软,都提示龋的可能性。探诊还有助于判断病变的深度和牙髓的反应。深龋时对探诊一般反应敏感,而死髓牙则对探诊完全无反应。探诊还有助于发现有否露髓。若已经见到暴露的牙髓部分,应避免对暴露部分的进一步探查,以免引起患者的剧痛感觉。总之,探诊时,动作要轻柔,用力要恰当。

4. X 线检查

对于视诊和探诊不能确定的龋损或需要进一步确定龋损范围的情况,应拍摄 X 线片。需确定邻面龋时,理想的 X 线片应是拾翼片。龋损部位的密度一般显示较周围正常组织低,但是 X 线片所显示的病变范围一般都小于临床上实际的脱矿范围。

5. 温度测试

温度测试对于确定牙髓的状态很有帮助。正常牙齿表面所能容忍的温度范围一般在 10 ～ 60℃之间。临床在进行热温度测试时,一般用温度超过 60℃的牙胶棒,冷测试可用自制的小冰棒(直径同牙胶棒)。测试时应放在唇颊或舌面的中部测试,以正常的对侧同名牙或邻牙作为对照。所测试的是牙髓的状态,结果受牙组织的厚度影响,因此要遵循上述原则所规定的测试部位。有些情况下,如老年患者,常规的测试部位无法测试牙髓的反应时,则可以根据情况,将温度测试的牙胶棒或小冰棒直接放在牙颈部、咬合面或窝洞内进行测试。

6. 光学检查

通过投射光直接检查或荧光反射获取局部图像,可用于发现早期邻面龋。优点是不需照 X 线片,缺点是灵敏度目前还达不到临床的要求。但此类技术有很好的应用前景。随着投射光源的改进,光学检查有可能部分或全部取代 X 线检查用于对龋进行早期诊断。

7. 电导检测

根据龋坏组织电导值与正常组织的差别,区别不同深度的龋损。但影响因素多,灵敏度和可靠度均有待改进。

8. 龋损组织化学染色

碱性品红可以使变性的胶原组织和细菌着色,从而有助于区别正常的牙本质组织。根据这种原理有商品化的龋蚀检知液,用于临床指导去腐过程,对于初学者有一定帮助。

9. 其他相关技术

目前有许多商品化的测试菌斑产酸性和检测致龋菌的方法,有些已被用于测试个体对龋的易感程度。但由于龋的多因素致病特征,这些方法离临床应用尚有相当距离。

第五节 龋的临床分类、诊断与鉴别诊断

一、临床分类与诊断

（一）按病变侵入深度的分类与诊断

根据龋坏的深度分类是最常用的临床分类方法，简单、可操作性强，有利于临床治疗方法的选择。这里，龋作为诊断名词，特指已经形成龋洞但又无牙髓临床病变的状况。临床上分为浅龋、中龋、深龋。但是，浅中深三级之间临床上并没有一个十分清楚的界限。

1. 浅龋发生

在牙冠部釉质或根面牙骨质。可以发生在牙的各个牙面，发生在牙冠部，龋的范围局限在釉质层，无明显临床症状。龋发生在邻面时，一般可用探针在探诊时发现，或在拍X线片时发现。发生在咬合面窝沟的浅龋，多在探诊时发现。洞口可有明显的脱矿或着色，洞底位于釉质层，用探针探查可以探到洞底，卡探针，质软。发生在牙根面的浅龋，多见于中老年人牙根暴露的情况。表面可呈棕色，质软，探查时可以感觉表面粗糙。浅龋时，一般患者很少有自觉症状，多数是在常规检查时发现。

2. 中龋病变的前沿

位于牙本质的浅层。临床检查时可以看到或探到明显的龋洞，或在 X 线检查时发现。由于牙本质具有小管样的结构，小管内有小管液，受到刺激后可以向牙髓传导，或直接通过埋在牙本质中的成牙本质细胞胞质突传至牙髓，引起相应的牙髓反应如形成修复性牙本质。

中龋时，患者多有自觉症状。主要表现为冷或热的食物进入窝洞，刺激窝洞引起的一过性敏感症状。有一部分患者龋损发展缓慢，由于修复性牙本质的形成，可无明显临床症状。临床进行温度和牙髓活力测试时，患牙的反应应与正常的对照牙类似。

中龋的诊断要结合患者的牙龄，考虑牙本质的厚度和致密度，处理时应有所区别。刚萌出的牙齿牙本质小管粗大、渗透性强，病变发展快，修复性牙本质量少，病变距正常牙髓的距离短，即使观察到的病变位于釉牙本质界的下方，其临床症状也会比较明显，处理时仍应特别注意护髓。而发生在中老年人的中龋，常有较多的修复牙本质形成，牙本质小管矿物密度高、渗透性弱，对刺激的反应也较弱。

3. 深龋病变

进展到牙本质深层，临床上可观察到明显的龋洞，患者有明显遇冷热酸甜的敏感症状，也可有食物嵌塞时的短暂疼痛症状，但没有自发性疼痛。探诊时敏感，去净腐质后不露髓。常规温度测试检查时反应正常。

发生在点隙沟裂处的深龋，有时临床上仅可见窝沟口的小洞，但墨浸样改变的范围较大，提示牙本质的病变范围很大。拍𬌗翼 X 线片可显示病变范围，但较实际病变范围要小。有时病变沿着釉牙本质界发展，内部病变范围很大，但外部表现很轻。

以上按病变侵入深度的分类方法，有利于临床诊断治疗时使用。但确定治疗方案时，还应同时考虑病变进展的速度、患牙的牙龄等因素。

浅、中、深龋的分类方法多数是为了临床治疗的方便，如浅龋多数使用简单的充填治疗即可；中龋在保护牙髓的前提下也可进行充填治疗；而对于深龋则需要谨慎处理，除了要仔细鉴别牙髓状况之外，还要特别注意在治疗过程中保护牙髓。

在浅龋成洞之前，病变区仅表现为颜色的改变而无牙体组织的明显缺损。常可见于牙的平滑面，擦去菌斑软垢之后，釉质表面可以是白垩色，也可以为棕色或褐色改变，但牙表面连续性正常。由于受累牙齿仅有部分脱矿和色泽改变而没有成洞，此时一般不需手术干预。有人也将这种情况称为早期釉质龋，认为可以通过去除病因和再矿化治疗阻止病变发展。对于不易判断的窝沟早期龋或可疑龋应随访且定期检查，一旦发展成洞则必须进行手术干预。

（二）按病变速度的分类与诊断

这种分类方法有利于对患者的整体情况进行综合考虑，便于及时采取措施。

1. 急性龋

龋的发展速度可以很快，从发生到出现牙髓病变的时间可以短至数周。病变如发生在窝沟，可在窝沟底部沿釉牙本质界向两侧和牙本质深部发展，则形成临床上不易发现的隐匿性龋。病变部的牙本质质地较湿软，范围较广，容易以手用器械去除。由于进展速度快，可早期侵犯牙髓，就诊时可能已有牙髓病变，检查和诊断时要特别注意。由于发展速度快，病理上很难见到在牙髓腔一侧有修复性牙本质形成。

多发生在儿童和易感个体。儿童新萌出的牙结构比较疏松，尤其是牙本质中小管数目多，矿物成分少，有利于酸和细菌代谢物质的扩散。而另一方面，儿童期食糖不容易得到控制，保持口腔卫生的良好习惯没有养成，均会使局部的致龋力增强。窝沟发育的缺陷，如矿化不全、沟陡深和釉质缺如等都使病变发展迅速。成年人中当患有唾液分泌方面的问题，如分泌量过少时，则影响唾液的清洁缓冲功能，使局部菌斑的 pH 值较长时间保持在一个低水平，致龋力相对加大，也可出现急性龋的情况。

2. 猛性龋（猖獗龋）

特殊类型的急性龋。表现为口腔在短期内（6～12 个月）有多个牙齿、牙面，尤其在一般不发生龋的下颌前牙甚至是切端的部位发生龋。可见于儿童初萌牙列，多与牙齿的发育和钙化不良有关，也可见于患者唾液腺功能被破坏或障碍时，如头颈部放疗后出现的龋损增加或患口干症时。有学者将由于头颈部放疗导致的猖獗龋称为放射性龋。

3. 慢性龋

一般情况下，龋呈现慢性过程、病变组织着色深、病变部位质地稍硬、不易以手用器械去除。多数情况下成年人发生的龋是这样。由于病程缓慢，在牙髓腔一侧可有较多的修复性牙本质形成。

4. 静止龋

由于致龋因素消失，已有的病变停止进展并再矿化。可见于发生在邻面的早期龋，如果相邻的患牙已拔除，患龋部位可以在口腔咀嚼时达到自洁，病变脱矿部位由于唾液的作用而再矿化。也见于磨牙患急性龋时的潜行发展使釉质失去支持，在咀嚼力的作用下破坏、崩溃、脱落，暴露的牙本质呈浅碟状，菌斑不能聚集，病变牙本质在唾液和氟化物的作用下再矿化，病变静止。临床检查时病变部位可以有轻度着色，但质地坚硬似正常组织或更硬，表面光亮。

（三）按病变发生的组织和部位的分类与诊断

1. 釉质龋

发生在釉质的龋。由于釉质的主要成分是无机矿物磷灰石，脱矿是釉质龋的主要病理表现。正常釉质是半透明的，早期脱矿可以使釉质内部的结晶体光学性质发生变化，也可以使矿物含量降低，微孔增多，使早期釉质龋的光折射率发生变化，病变区呈白垩样色泽变化或呈位于釉质的浅洞。

2. 牙本质龋

病变发展到牙本质的龋。由于牙本质成分中含有较多的有机质，因而致龋过程不同于釉质，既有矿物的溶解，还应有胶原蛋白的溶解。有时候牙本质的脱矿现象可以很严重，但只要胶原蛋白的基本结构存在，一旦致龋因素和受细菌感染的牙本质去除后，仅为少量脱矿的部分仍可修复或再矿化，再矿化的牙本质有时可能较正常组织矿化程度要高，如在静止龋时的牙本质。

3. 牙骨质龋

多见于中老年患者因牙周病暴露的牙骨质表面。由于牙骨质是一种类骨的组织，对于牙骨质在龋的状态下的破坏机制至今没有明确的答案，但可以肯定的是矿物溶解总是先于有机质的破坏。

4. 根龋

发生在暴露的牙根表面的龋。多见于中老年人，一部分是由于患者患牙周病而导致牙根较早暴露，另一部分是由于牙周组织的生理性退缩。临床上常可见到有一部分患者，牙冠的部分很少有龋，但到了老年牙根暴露则多龋，提示根面龋的发病机制有可能不同于冠部的釉质龋。

5. 窝沟龋

发生在牙的点隙沟裂处的龋。这种情况多与该处的发育和解剖有关，常见于牙齿初萌的头几年。

6. 平滑面龋

发生在颊舌平滑面的龋。常见于唇颊面的牙颈部，由于菌斑聚集并得不到及时清洁所致。

7. 邻面龋

发生在牙的近远中面的龋。两牙相邻的部位是最不易清洁的位置，因而更易患龋。

（四）按发病特点的分类与诊断

1. 继发龋

在已有修复体边缘或底部发生的龋。临床可见修复体边缘牙组织着色且变软，拍 X 线片显示修复体周围牙体组织密度降低。

2. 再发龋

已对原发龋病灶修复后在同一牙齿其他部位发生的龋损。用以与继发龋区别。

另外，在临床上有根据致病因素命名龋的，如放射治疗龋、喂养龋、奶瓶龋、青少年龋，不一一列举。

二、鉴别诊断

（一）与牙齿发育和矿化不良的鉴别

局部的或全身的疾病可导致牙齿的发育和矿化不良，表现为牙表面有实质性的缺损和色泽的变化。釉质发育不全时牙表面可出现陷窝状的缺陷，应与龋齿鉴别。一般这种缺陷呈不规则状、表面有光泽、质地坚硬。发生在咬合面时常累及牙尖，而龋则主要累及窝沟。发育不全的缺陷还常发生在前牙的唇面和切缘，容易与龋鉴别。但是，釉质的这种缺陷也可能继发龋，表现为缺陷部位菌斑聚集，牙体组织脱矿变软。导致牙齿发育和矿化不良的非龋疾病还有氟牙症、四环素牙等多种疾病，多有矿化不良和色泽改变。多数情况下，牙表面组织有光泽、质地硬，容易与龋鉴别。有表面发育缺陷的牙，菌斑不易被清除，也可能成为龋的好发部位。

（二）与其他非龋疾患的鉴别

楔状缺损是发生在牙颈部的牙体组织缺损，但病变部位质地同正常组织，表面有光泽、无菌斑积累。酸蚀症和其他非龋性牙体组织缺损致牙本质暴露可出现牙本质敏感症，表现为对过冷和过热的敏感，但用暂封性材料覆盖敏感部位后，敏感症状消失。楔状缺损的部位有时也是菌斑易积聚的部位，也可同时发生龋。

（三）深龋与可复性牙髓炎的鉴别

龋深达牙本质深层，去腐干净后也未露髓，但进行常规温度测试检查时出现较正常对照牙敏感的反应，如刺激时的一过性敏感症状。患者自诉从未出现自发痛症状，则应考虑牙髓充血的可能，可诊断为可复性牙髓炎。治疗应为间接盖髓后暂时充填，待充血症状消失后，再行永久充填。部分可复性牙髓炎也可能进展为不可复性牙髓炎。

（四）深龋与死髓牙的鉴别

有些情况下，尤其是在急性龋的时候，深龋时的毒素可以在龋还没有到达牙髓的情况下感染牙髓，致牙髓坏死而患者可以没有临床症状。应通过温度测试、探诊和电活力测试予以鉴别。有时龋的过程缓慢，形成修复牙本质层后，可能降低牙对温度的反应性。遇到这种情况可以将温度测试的部位改在窝洞内进行测试。必要时应拍 X 线片观察根尖周组织的情况。

（五）深龋与慢性牙髓炎的鉴别

龋可以到达牙本质深层但未露髓，但龋坏过程产生的毒素可以穿过部分脱矿的牙本质刺激牙髓引起牙髓的慢性炎症。慢性牙髓炎一般会有相应的自发痛症状，但也因人而异。对于临床症状不明显的病例，可通过仔细询问病史和进行温度和电活力测试仔细鉴别。如临床有自发痛的经历，温度测试时较正常牙敏感或有延迟性疼痛，则应诊断为慢性牙髓炎。拍 X 线片有助于诊断。深龋时根尖周膜应该是正常的，而慢性牙髓炎时有时可见根尖周膜的轻度增宽。对于诊断不清或无法确定的病例，可先行间接盖髓治疗，随访观察，确诊后再行永久充填。

第六节 龋病的治疗

强调"龋病"的治疗而不是单纯"龋洞"充填，是制订龋病治疗方案的指导原则。龋病的临床特点决定了确定其治疗方案时的特殊性。首先，由于龋的早期主要表现为矿物盐溶解，临床无症状，因此不易发现。其次，龋又是进行性发展的疾病，不能通过组织再生自行修复，所以龋洞必须由受过专门训练的口腔医师修复。同时，因龋就诊的患者常常存在其他的口腔卫生或口腔保健方面的问题，医师应该在修复局部龋洞时指出患者口腔保健中的问题，指导患者养成好的口腔卫生习惯，使其具备正确的口腔科就诊态度和主动防治早期龋齿的主观愿望。

概括起来，在制订龋病的治疗计划时应该综合考虑。要考虑患者目前的主要问题，及时终止病变发展、防止对牙髓的损害、恢复外观和功能；还必须考虑患者整体的口腔情况，为患者制订个性化的整体预防和治疗计划。同时，要教育指导患者从而调动其自身防治疾病的主观能动性。患者自身对疾病的认知程度对于控制龋病是十分关键的。治疗一个龋齿，教育一个患者使其形成良好的口腔保健习惯，是医者的责任。

一、个案分析

（一）个案的龋危险性评估

龋病的发病因素很多，但对于每个就诊的患者来说，应该有其特殊或主要的原因。要全面询问患者的饮食习惯、口腔卫生保健方法、用氟情况和全身健康状况，同时要仔细检查患者每个牙齿的发育和矿化、牙面菌斑聚集情况、牙的排列、当前修复体和唾液分泌情况。在对患者当前的龋患情况有完整的了解之后，要结合所收集的资料和已有的知识给出综合的龋危险性评估，以便有针对性地给患者以具体的指导和制订治疗方案。龋危险性评估要根据患者年龄、目前患龋程度、以往龋病史、牙齿发育排列状态、唾液分泌情况等综合考虑。多个龋齿同时存在、唾液分泌量少、牙齿矿化程度差，都应该判断为高危患者。根据临床发现，一般情况下医师可以给出一个大致的个案龋危险性评估意见。

（二）具体而有针对性的饮食分析

尽管糖的消耗尤其是进食频率是与龋齿最为密切的因素，但糖又是人类快速获取能量的最佳来源，因此笼统地对患者讲不吃糖或少吃糖是起不到预防或减少龋齿的作用的。只有让患者真正了解糖在龋齿发病中的作用，同时具体地与患者共同分析饮食方面存在的问题及应该了解和注意的事项才可能有助于预防和减少龋齿。要告诉患者什么时候不宜吃糖，如睡前或患口干症；吃糖后应该做些什么，如漱口和刷牙；应该怎样合理安排吃糖，如减少零食的次数；哪些食物更容易产酸致龋，如蔗糖和果糖等；哪些食物不致龋，如蔬菜肉类等。

（三）菌斑控制指导

口腔卫生，指导最主要的目的是教会患者自我控制菌斑的方法，让患者知道清洁的牙面是不会得龋齿的。即使患者有刷牙的习惯，但多数人做不到有效地清洁各个牙面。医师应该让患者了解哪些部位需要清洁，具体指导患者有效的清洁方法，包括如何使用牙线等。

（四）使用氟化物

氟的抗龋作用已为临床实践所证明，要教育每一个患者尤其是龋高危者有规律地使用含氟牙膏。对儿童患者和高危者还应在每次就诊时为牙面局部涂布氟化物，加强抗龋效果。

（五）定期看医师

要求患者定期到口腔科医师处检查，以便早期发现和处理早期的龋齿。一般患者每年检查一次。高危者要加大频率，最少每年2次，必要时每3个月一次。对于猖獗性龋的患者，除了严密观察，更应该积极预防和治疗。

个别龋齿的治疗并不复杂，但龋病治疗方案确定前的综合考虑则是一件需认真思考的事情，是对医者综合素质的检验。口腔医师不仅是医者，还应成为口腔医学知识的教育者和传播者。

二、制订治疗计划

（一）告知义务

医务人员要对患者尽到告知义务，使患者充分了解自己口腔患龋的实际情况，了解医师计划采取的措施，知道自己应做的事情和应付的费用。制订治疗计划需要患者或其家属和监护人的参与。

（二）处理

与主诉问题有关的患牙患者寻医就诊，一般都有主诉症状。医者首先应该针对患者的主诉症状或主诉牙进行诊断并制订治疗计划和采取措施。即使对于多发的问题，也必须遵循上述原则。患龋的牙如果确定没有牙髓病变的临床表现和 X 线影像表现，可以直接充填修复。如果存在牙髓充血或可疑炎症表现则最好采取二步法充填，即先将龋坏的组织清理干净后用对牙髓无刺激或有安抚作用的暂时充填材料充填，一至数周后无反应则可进行永久性充填修复或嵌体修复。对于龋坏范围尚未波及牙髓的病例应尽可能地保存牙髓活力。

（三）停止龋的发展

在对主诉牙进行了适当的处理后，要针对全口患龋的情况采取措施。对于口腔内同时发现多个牙齿患龋或者龋呈急性发展的患者应该采取措施，首先阻止龋的发展和蔓延。对于已有的龋洞首诊时就应尽可能去净龋坏组织，以暂时封闭材料封闭窝洞，停止龋的发展。然后，再根据情况逐个修复龋损的牙齿。在处理龋坏牙的同时也应对易感牙齿采取措施，如牙面局部涂氟和窝沟封闭。

（四）修复龋损、恢复功能

对于多个牙齿同时患龋的病例要在停止和控制了龋发展之后，逐个地修复缺损的部分。修复龋病缺损可根据情况选择充填修复或嵌体修复。要根据个案与患者讨论选择修复的方法和所用材料。

（五）制定和落实预防措施

治疗期间和治疗后患者的口腔保健情况直接决定牙体修复体的效果和寿命。为此必须针对患者的具体情况制订个性化的口腔保健方案。复诊时应该检查患者执行的情况。

（六）定期复查

防止复发龋齿的治疗仅靠门诊的工作或只是修复了龋坏的部分是不够的。补了洞不等于治了病。应要求患者定期复查，复查的频率依据患龋的程度和危险性而定。一般间隔应在 6 个月～1 年的时间。对于个别高危个体，应 3 个月一次。复查时除了检查口腔卫生和患龋情况之外，还应检查患者执行口腔保健计划的情况。

三、龋损修复治疗的基本原则

对于尚未形成窝洞的早期龋可以通过去除病原物质、改变局部环境和再矿化的方法予以处理，并应定期复查。对于已形成龋洞的病损只能人工修复，修复时应该遵循下述原则：

（一）生物学原则

去除龋损感染的组织，保护正常牙髓组织不受损害，尽可能保留健康的牙体组织，修复龋损、恢复功能、恢复美观，是治疗龋齿需要遵循的基本生物学原则。

感染的牙齿组织含有大量细菌和细菌毒素，修复前如果不能将其彻底去除，势必会使感染扩散，病变进一步发展，是造成龋复发的主要原因。另一方面，脱矿后的牙体组织渗透性增加，如果没有去净存在于洞缘的脱矿牙体组织，势必使洞缘的封闭性降低，增加微渗漏，增加外界刺激对窝洞深部组织的刺激，是治疗失败的重要原因。

牙髓－牙本质复合体是富含神经的生物组织。目前治疗龋齿时主要依赖高速旋转的器械去除病变组织和预备窝洞。机械操作时的压力，器械摩擦产生的热，冷却过程造成的组织脱水及治疗所用药物和材料等因素都可能对牙髓－牙本质复合体尤其是牙髓组织造成不可逆的损伤。因此，治疗过程中要特别注意对牙髓－牙本质复合体的保护。对所用器械设备要经常检查，及时更换损坏的部件，如变形的齿轮、钝旧的钻、喷水不准确的喷头等。临床操作要十分轻柔和仔细，避免过度用力、牙齿脱水及长时间切削等。同时要充分了解所使用的材料和药物特性，避免药物或材料对牙髓的刺激。如果不是一次充填，备好的窝洞应该立即封闭，避免牙本质小管的二次感染。

为了获得良好的通路和固位，龋齿治疗的过程中有时不得不牺牲部分正常的牙体组织。但是尽量保留健康的组织始终是牙体治疗应该追求的目标。黏接修复技术比以往的银汞合金充填术和嵌体修复术能够较多地保留健康组织，是一项十分有前途的技术。

（二）功能和美学的原则

龋损修复的根本目的是恢复功能和美观。功能的恢复除了外形的考虑之外，咬合的考虑不可忽略。修复完好的牙齿应有良好的咬合关系。对美观的考虑，一是外形，二是色泽。良好的外形和色泽是恢复自然美的两要素。目前的直接黏接修复术和间接嵌体修复术均可达到较理想的美观修复效果。

修复后的牙齿除了自身的外形和色泽之外，还应该与相邻牙齿和组织有良好的生物学关系，不应形成食物嵌塞和新的菌斑滞留区。

（三）固位和抗力的原则

修复龋损需用生物相容的材料，这种材料必须与牙齿紧密结合或牢固地存在于窝洞中才可以行使功能。寻求合适的固位方法一直是龋损修复的重点。概括起来，目前获取固位的方法主要有两种：机械固位和化学黏接固位。

（1）机械固位：是应用银汞合金充填术修复牙体组织缺损的主要固位方法。充填前要求制作一定洞形，利用洞形的壁和形状通过摩擦和机械锁扣作用使充填体获得固位。为了获得足够的抗力形，对抗咀嚼过程的各种力，充填体还必须有一定厚度和强度。

（2）化学黏接固位：理想的黏接修复技术只需要全部或部分去除病变的牙体组织，在不破坏健康牙体组织的情况下，利用材料的化学黏接作用获得固位，利用材料的优越物理性能获得抗力。近代黏接修复技术有了很大的发展。一方面，黏接剂的发展已经突破了单纯黏接釉质或牙本质的界限，一种黏接剂可以同时对釉质和牙本质获得类似釉质和牙本质自然黏接的力量；另一方面，充填材料，尤其是高分子的树脂类材料，通过增加填料和改变填料特性的方法已经获得基本能够满足咀嚼功能要求的复合树脂。

第七节 龋病治疗失误的预防及补救措施

充填术是治疗龋病的有效方法。在治疗过程中，根据患牙龋损的具体情况，做出正确的判断和制定相应的治疗方案，按照正规程序进行处理，一般情况下是不会出现问题的。如诊断不正确或操作不当，则可造成治疗失误，充分认识治疗失误的原因并加以避免是十分必要的。

一、意外穿髓

意外穿髓是指在洞形预备过程中，由于操作不当而造成健康牙髓的意外暴露。

（一）常见原因

1. 对髓腔解剖不熟悉

操作中应对髓腔解剖做到心中有数。髓腔的大小、髓角高低与患者年龄和龋病类型有关，乳牙、年轻恒牙的髓腔大、髓角高，急性龋软化牙本质多，修复性牙本质薄。不了解这些情况则易造成意外穿髓。

2. 髓腔解剖结构的变异

个别牙的髓角特别高，如有的第一磨牙的近颊髓角非常高，不易防范。术前 X 线照片可帮助了解髓腔的情况。

3. 操作不当

去软龋时，操作粗暴和使用器械不当都可以引起穿髓。特别是急性龋时，软化牙本质多，修复性牙本质薄，更易发生。扩展洞形时，以与洞底平齐的深度向牙尖扩展，可造成髓角穿通。深部龋坏组织应用挖器挖除或用大球钻慢速提磨，切忌用高速涡轮机去除。预备洞形时，深窝洞不能磨平，而应垫平。

（二）处理

意外穿髓的牙髓多为正常牙髓，处理应视患者年龄、患牙部位和穿髓孔大小而选择不同的牙髓治疗方法。

（1）穿髓直径 ≤ 0.5 mm 的恒牙，行直接盖髓术。

（2）穿髓直径 > 1 mm 的恒牙，行根管治疗术。

（3）穿髓直径 > 1 mm 的年轻恒牙，根尖未形成，行活髓切断术或根尖诱导成形术。

二、充填后疼痛

根据引起疼痛的原因和疼痛性质的不同可分为牙髓性疼痛和牙周性疼痛。

（一）牙髓性疼痛

1. 激发痛

充填后出现冷、热刺激痛，但无明显延缓痛或仅有短暂的延缓痛。常见原因如下。

（1）备洞过程中对牙髓的物理刺激，过冷的水冲洗窝洞，连续钻磨产热及钻牙的负压均可激惹牙髓，致牙髓充血。

（2）中、深龋未垫底直接银汞合金充填可传导冷、热刺激。

（3）复合树脂直接充填或深龋直接用磷酸锌黏结剂垫底可造成对牙髓的化学刺激而激惹牙髓。

处理方式有以下几种：

（1）症状轻者，可观察，如症状逐渐缓解可不予处理。

（2）如症状未缓解，甚至加重者则应去除充填物，经安抚治疗后再重新充填。

2. 与对颌牙接触时痛

用银汞合金充填的牙，在与对颌牙接触时出现短暂的疼痛，脱离接触或反复多次后疼痛消失。这种情况多见于对颌相对的牙有不同金属的修复体，当上下牙去除银汞合金充填物，用非导体类材料，如复合树脂充填或改作同类金属的嵌体修复。

3. 自发痛

充填后出现阵发性、自发性疼痛，不能定位，温度刺激可诱发或加重疼痛，此种情况应考虑有牙髓炎的可能。

常见原因有以下几种：

（1）近期出现的原因：对牙髓状况判断错误，小的穿髓孔未被发现。上述引起激发痛的各种因素严重或持续时间长。

（2）远期出现的原因：充填材料对牙髓的慢性刺激，使牙髓逐渐发炎，甚至坏死；洞底留有较多的龋坏组织，导致病变继续发展，累及牙髓。

处理：首先去除充填物，开髓引流，待症状缓解后根据患者年龄和牙髓情况选择适当的牙髓治疗方法。

（二）牙周性疼痛

1. 咬合痛

充填后咀嚼时疼痛，与温度刺激无关。

常见原因：多由于充填物过高，咬合时出现早接触所致。检查时会发现银汞合金充填物有亮点，复合树脂充填物可用咬合纸检查出高点。

处理：确定早接触部位，磨除高点，症状即可消除。

2. 自发痛

持续性自发性疼痛，可定位，与温度刺激无关，咀嚼可加重疼痛。

常见原因有以下几种。

（1）术中器械伤及牙龈，甚至牙周膜，或酸蚀剂溢至牙龈而致牙龈发炎。

（2）充填物在龈缘形成悬突，易沉积菌斑，且压迫牙龈，造成牙龈发炎、出血，时间长后可引起牙龈萎缩，甚至牙槽骨吸收。

（3）接触点恢复不良，造成食物嵌塞，引起牙龈炎症、牙龈萎缩及牙槽骨吸收。

处理：可针对不同原因做不同处理。

（1）轻度牙龈炎者，局部冲洗，上碘甘油。

（2）去除悬突，消除局部刺激物。

（3）接触点恢复不良者应重新充填，必要时需要做固定修复，嵌体或冠修复，以恢复正常接触关系。

三、充填物折断、脱落

充填物在口腔内经过一段时间后发生折断或松动脱落。

（一）常见原因

（1）洞形预备因素。

（2）没有足够的抗力形和固位形，如洞的深度不够或垫底太厚，使充填材料过薄，不仅固位差，且材料的抗力也低。邻𬌗洞的𬌗面鸠尾与邻面洞大小不平衡，鸠尾峡过宽，洞口大于洞底等原因可造成充填体固位不良。鸠尾峡过窄，轴髓线角过锐、洞底不平、邻面洞的龈壁深度不够等原因可致充填物折裂。

（3）充填材料调制不当。

（4）当组分的比例不当、材料被唾液或血污染及调制时间过长等均可使充填材料的性能下降。

（5）充填方法不当。

（6）未严格隔湿、充填压力不够、材料未填入倒凹或有气泡等。

（7）过早承担咬合力。

（8）材料未完全固化前，其机械强度差，如过早受力，易折裂。

（二）处理

对于充填物折断、脱落，应去除原残存充填物，针对洞形存在问题，按照备洞原则修整洞形，按正规操作调制材料和完成窝洞充填。

四、牙折裂

充填后牙折裂包括部分和完全折裂两种情况，主要由于牙体组织本身的抗力不足所致。

（一）常见原因

（1）制洞时未除去无基釉，脆弱牙尖未降低咬合，特别是在承受咬合力大的部位。

（2）磨除过多牙体组织，削弱了牙体组织的抗力。

（3）窝洞的点、线角太锐，导致应力集中。

（4）充填体过高、过陡，引起𬌗创伤。

（5）充填材料过度膨胀，如银汞合金在固化过程中与水接触所造成的延缓性膨胀等。

（二）处理

（1）对部分牙折裂者可去除部分充填物后，修整洞形，重新充填。

（2）如固位和抗力不够，可行黏结修复术，附加固位钉修复术、嵌体或冠修复。

（3）完全折裂至髓底者应予拔除。

五、继发龋

充填后，在洞缘、洞底或邻面牙颈部等处发生龋坏。

（一）常见原因

（1）备洞时未去净龋坏组织，致使充填后龋损继发龋发展。

（2）洞壁有无基釉，特别在承受咬合力处，受力时易破碎，在洞缘留下缝隙，利于菌斑沉积。

（3）洞的边缘在滞留区内或在深的窝沟处。

（4）充填材料与洞壁界面间的微渗漏：充填材料硬固时本身的体积收缩小于牙体硬组织的热膨胀系数。被腐蚀、充填压力不足及洞缘的垫底黏固剂溶解等原因都可造成洞壁与充填材料之间出现微渗漏。充填体的羽毛状边缘和承受咬合力部位洞缘短斜面上的充填体可在受力时破碎、折裂，而使充填体边缘出现缝隙。

（二）处理

一经诊断继发龋应去除充填物及继发龋，修整洞形，重新充填。洞漆和黏结剂的使用可增加充填材料与洞壁间的密合度，从而降低微渗漏的发生率。

最近的研究表明，黏结剂不仅能降低复合树脂充填的微渗漏，也可减少银汞合金充填的微渗漏。在银汞合金充填中，虽然洞漆有一定减少微渗漏的作用，但其作用是对修复体与牙体组织间微间隙的机械封闭，随着修复时间的延长，这种封闭可因温差、老化等因素而逐渐降低。而具有黏结性的各种黏结剂在银汞合金与牙体组织界面间的作用则不同，黏结剂既可起到机械封闭作用，又可与釉质、牙本质、银汞合金形成一定形式的黏结，从而减少微渗漏的发生。

第八节 龋病的预防

疾病预防的概念不仅是防止疾病的发生，也包括对已发生疾病通过适当的治疗防止疾病的发展和进一步的损害。口腔多学科的治疗措施不可避免地改变了口腔环境，改变或增加患者对龋的易感性。对于任一口腔临床医师来讲，要全面了解和掌握临床上龋病预防和控制的知识，在制订具体的口腔治疗计划时将龋病的预防工作贯穿于自己整个的临床工作实践中。

一、控制牙菌斑

龋齿只有在菌斑存在的环境中才可能发生。因此，有效地清除或控制牙菌斑是预防龋齿的主要环节。控制菌斑主要靠患者自己。

（1）让患者了解菌斑：应该让患者了解自己牙面菌斑的集聚情况，知道牙菌斑的危害。临床上可以让患者拿一面镜子，医师通过镜子向患者显示其牙面的菌斑。也可以使用菌斑显示剂染色后向患者解释。同时，向患者介绍控制菌斑的方法。

（2）刷牙：是主要的清除菌斑的方法。教育患者根据自身情况选择合适的牙刷。牙刷的刷毛和刷头应该自由地到达全部牙齿的各个牙面，刷毛的硬度要适度。建议患者使用合格的保健牙刷。向患者解释刷牙的主要目的是清洁暴露在口腔中的各个牙面，要让患者对自己牙齿的排列和各个牙齿的牙面数有基本的了解，要求刷牙时"面面俱到"。强调清洁的效果，不要笼统地讲刷牙应持续的时间，也不要将刷牙的方法复杂化。患者只要理解了刷牙的目的并且对自己的牙齿情况有所了解，方法本身实际并不是最主要的。对于市场上推广的各种牙刷，首先应是合格的经过临床验证的产品，同时还必须使用得当，才能起到有效清除牙菌斑的效果。应该尽可能做到餐后立刻刷牙，最起码也应该做到早晚各一次，晚上睡前的刷牙最重要。对于特殊的口腔治疗，如正畸治疗，应鼓励患者使用特制的牙刷。

（3）使用洁牙剂：目前主要的洁牙剂是牙膏。牙膏中最主要的成分是摩擦剂和表面活性剂

（洁净剂）。刷牙时，洁牙剂中的表面活性成分有利于溶解菌斑中的有机成分，然后在刷毛和摩擦剂的共同作用下通过机械的作用去除大部分附着在牙面上的菌斑。市场上现有的多数牙膏从预防龋齿的目的出发，一般加有适量的氟化物。从预防牙周病的角度考虑，还有些牙膏加有抗结石和抗菌斑的成分。也有的牙膏加有抗炎或其他有利于口腔清洁的成分。但是不应提倡长期应用抗炎的药物牙膏。研究表明，长期使用抗生素牙膏有可能造成口腔菌群平衡的失调。牙膏的安全性是第一位的，因此任何添加成分都需要科学的验证，确认对人体无害方可使用。同时市售牙膏必须经过有关卫生管理部门的审批，在我国审批权属国家卫健委及其下属机构，在一些西方国家如美国，审批权则由专业的学会组织如美国牙科学会（ADA）持有。

（4）使用牙线：即使十分认真地刷牙也难以完全清除位于两牙邻面的菌斑，为此建议患者养成使用牙线的习惯。使用牙线能够有效清除邻面牙菌斑和嵌塞的食物碎屑。牙线有市售的商品，在无法得到专制的牙线时也可以用普通的丝线和尼龙线代替。用牙线清洁牙齿最好是在刷牙后或在睡前。用时将牙线压入两牙之间的间隙，然后分别在相邻的两个牙面上做颊舌向和上下的提拉，将菌斑或食物碎屑带出。使用牙线可先易后难，先学会清洁前牙，再逐渐向后移，逐个清洁邻牙间隙。要有耐心，只要肯实践，所有的后牙邻面都可以达到清洁的效果。

（5）漱口：餐饮后用清水或漱口液漱口，口含 10 ml 左右的漱口液，用力鼓漱，30 s 后将漱口液用力吐出，可以清除碎屑并有缓解食物产酸的作用。

（6）洁牙：建议患者定期到合格的口腔医疗机构清洁牙齿。只有受过专门训练的医护人员才可能有效清洁患者牙面的各个部位。对于已形成的牙石更要靠医护人员帮助去除。

二、使用氟化物

氟化物是经过科学研究和临床实践证明的最有效的预防龋齿的制剂。其抑龋作用主要是通过局部加强牙齿结构、抑制脱矿过程和增强再矿化实现的。利用氟化物防龋有三个途径，一是通过社区、学校和幼儿园开展氟化饮水或结合健康教育的有组织的漱口项目；二是通过家庭或个人使用含氟化物的口腔保健品，如含氟牙膏、含氟漱口水等；三是由口腔专业人员在医疗机构使用，如氟涂料、氟溶液、氟凝胶、含氟黏接和修复材料。后者由于含氟浓度高，必须由专业人员使用。以下介绍几种诊室使用的高浓度氟化物，一般可结合患者口腔治疗的情况，每月使用一次。

（1）氟涂料：含有较高浓度的氟化物，如 2.26% 氟化钠（商品名 Duraphat），涂在清洁后的牙面上，可以在牙面上停留 24 h。渗透出的氟可以进入牙齿内部，也可以与菌斑中的钙结合形成氟化钙。作为常规的龋齿预防制剂，一般每 6 个月或一年使用一次。适用于对高龋患者龋的控制，也用于正畸治疗时的辅助预防，可随着治疗的频率每 1～3 个月使用一次。

（2）氟溶液：在口腔临床诊室可使用 2% 氟化钠溶液局部涂用。可常规在高龋患者的牙面使用，可在每次就诊时使用。使用时需要隔离好唾液，避免将多余的液体咽下。

（3）氟凝胶：是一种方便的临床给氟方式，将氟溶液制成水性凝胶，用托盘或直接在牙面涂布。适用范围同氟溶液，可以每 1～6 个月使用一次。

（4）含氟黏结剂和含氟修复材料：市售的一些黏接材料和修复材料含有一定量的氟化物，可用于正畸治疗时的临时黏接，也可以在处理高龋患者时，为控制龋齿的蔓延和发展，作为阶段性的修复材料修复缺损。

三、对含糖食品的限制

糖是菌斑代谢产酸的底物，限制糖的摄入或改变糖的摄入方式，可以起到减少龋的作用。

（1）了解致龋性食物：最普遍应用的评估食物致龋性的实验，是让受试者经口腔进食某种饮料或食物，在实验前和实验后的 30 ～ 60 min 内不同的时间点分别测定牙菌斑和唾液的 pH 值变化。由此可以了解产酸和酸在口腔内的滞留情况。致龋性食物应是那些可以迅速将菌斑 pH 值降低到临界 5.5 以下并能维持较长时间的食品。研究表明，致龋食物主要是含糖的食物，尤其那些含糖量高（蔗糖或果糖）、黏性大又不易清除的食物。

（2）合理进食含糖食物：适当控制对糖的摄入量不仅对防止龋齿，也对全身健康有益。在龋齿形成过程中，饮食中的糖在致龋时有双重作用：一是有助于形成牙菌斑；二是为致龋细菌产酸提供底物。细菌产酸的总量除了与细菌总量有关外，也与底物多少有关。在致龋的过程中还与酸在牙面上停留的时间有关。日间，口腔菌斑产酸自然清除一般需要 30 min 以上。当菌斑 pH 值恢复到食糖前的水平时，牙齿矿物就可能恢复过饱和的状态，有助于再矿化即脱矿组织的恢复。然而，如果频繁进食糖类，则菌斑中的 pH 值难以有恢复的时间，脱矿的时间大大多于再矿化的时间，龋齿容易发生。所以，在减少糖摄入总量的同时，强调减少进食糖类的频率更为重要。黏性含糖食物不容易自然清除，要强调进食后刷牙或漱口的重要性。为了减少糖在牙面的停留时间，要特别强调不在睡前进食的重要性，强调睡前有效清洁牙齿的重要性。

（3）鼓励进食含纤维素的食物：含纤维素的食物，如蔬菜，除了本身不具有致龋性之外，还有利于清除牙面的菌斑和存留的糖，应该鼓励进食。从预防龋齿的角度考虑，最好安排在餐饮的后期进食纤维类食品。

（4）关于糖代用品：糖的代用品指具有甜味作用，但所产能量很低，不会被细菌利用产酸的一类物质，如木糖醇、山梨醇等。这些物质取其甜味，满足于喜好甜食又希望避免含糖饮食缺点的人的需求。有许多研究证明，木糖醇具有极低的产酸性，但并没有研究表明木糖醇本身具有防龋的功能。提倡食用木糖醇防龋，实在是一大误区。

在宣传和教育患者通过饮食的方式控制龋病的时候，医师要有一定的营养学知识，避免片面性。

四、增强宿主的抗龋力

（1）发育健康的牙齿具有最强的抗龋力：牙齿发育时间的跨度很大，从胚胎期可以一直延续到青少年早期。此期间母体和自体的全身健康状况都可能影响到牙齿的发育。因此，牙齿的发育是母婴和儿童期最应受到关注的事情。牙发育期的均衡饮食和全身健康无疑是最重要的，而适量摄入氟化物也有利于牙齿发育。合理摄入氟化物需要专业人员的具体指导。个人也可以通过均衡饮食，安全地从食品中获取氟。海产品和豆类产品都含有合理量的氟，正常食用绝对是安全的。茶中含较多的氟，适量饮茶也有利于摄入氟。

（2）唾液是重要的抗龋物质：唾液对于清除和缓冲菌斑产生的酸是必不可少的。唾液还含有多种蛋白质，其中的黏蛋白和溶菌酶是口腔中重要的抗菌物质，对维持口腔微生态平衡具有不可缺少的作用。除此之外，唾液中特有的蛋白，如分泌性 IgG、富脯蛋白、富组蛋白、富酪蛋白和富半胱氨酸蛋白与菌斑形成和抗龋过程有关。研究证实，唾液在龋齿中的作用主要是唾液流量对菌斑产酸的清除作用和缓冲作用。唾液量减少势必增加酸在局部的滞留，是重要的致龋原因。人在睡眠时唾液分泌量极少，所以睡眠前不刷牙或者吃糖必然增加局部细菌代谢产酸滞留的量，增加龋损的机会。患口干症，患唾液腺病变如放射线照射后的损害，舍格伦综合征，服用影响唾液分泌的药物等，都明显地降低唾液流量，增加患龋的机会。在唾液量减少的情况下，要加强其他防龋措施以减少患龋的机会，如减少糖的摄入、增加清洁牙齿的次数、合理使用氟化物等。

使用窝沟封闭剂：牙的窝沟发育非常独特，尤其是乳牙和第一恒磨牙发育和矿化过程经历出生这样巨大的环境改变，常存在结构和矿化上的薄弱环节。深的窝沟容易存留菌斑，且不容易清洁。预防窝沟龋最直接的方法是早期使用窝沟封闭剂将窝沟与外界隔绝，使致龋过程不能在窝沟内发生。

五、多学科口腔治疗中的常规防龋措施

（1）椅旁口腔保健指导：患者一般缺少对疾病进行早期预防的知识。一旦因病就诊时，思想上才开始较为重视，此时是进行口腔保健指导和教育的最好时机。医护人员要抓住时机，结合患者的实际情况进行口腔卫生保健的指导。这时候医师不需用很多话就可使患者受益终生，起到事半功倍的良好效果。况且任何高精尖的口腔治疗必须建立在口腔健康的基础上，有了口腔与牙齿的健康，才可能让精细的治疗效果得到最大的发挥。

（2）常规在门诊工作中使用氟化物：对于已经发生龋的患者，尤其对多发者，有条件时应该常规在门诊就诊时使用氟化物，具体方法见上节。

（3）使用含氟的材料：对于高发龋的个体或牙齿，为了控制龋齿，可选择性地使用含有氟化物的材料。如对一个老年人发生在邻面的根面龋，可考虑使用可释放氟的玻璃离子黏固剂，正畸黏接部件时可选用含氟的黏结剂等。

（4）避免治疗过程中引发新龋：口腔的一些治疗措施由于会改变口腔局部环境，从而可能增加患龋的危险。如进行义齿修复时，义齿与基牙之间很难完全密合，增加了菌斑集聚的环境，从而增加了基牙患龋的概率。再如正畸治疗时，较多的黏接附件必然增加了菌斑在牙面的聚集，进而增加患龋的可能性。因此，任何口腔治疗都要考虑对口腔微生态环境的改变和可能的不利作用，治疗前要对患者患龋的危险程度进行评估，事先对患者尽到告知的义务，并采取有效的措施，预防龋齿的发生。另外要重视对修复体外形和光洁度的要求，形成符合解剖特点且表面光洁的修复体，菌斑形成少，有利于减少龋齿。

第十章 牙髓病

第一节 牙髓的解剖生理特点

牙髓的解剖、生理特点与其发病和病理转归有密切关系，熟悉这些基础知识，有助于对牙髓病的诊断以及采取相应合理的治疗措施。

一、牙髓组织学特点

牙髓为疏松结缔组织，和身体其他结缔组织一样，具有较强的修复、再生能力。牙髓也是由细胞、纤维和不定型基质组成。牙髓在组织学上自外向内可以分为四层：①最外一层为成牙本质细胞层，是牙髓特有的高度分化的细胞，它们平铺于牙髓腔内壁，将牙髓组织与前期牙本质分开，每个成牙本质细胞都有一胞质突起伸入牙本质小管中，称为成牙本质细胞突。电子显微镜观察，成牙本质细胞胞质突起伸入到牙本质小管内的深度达小管的近髓 $1/3 \sim 1/2$，小管内充满与髓腔内成分相同的组织液。成牙本质细胞是不能再生或进行有丝分裂的细胞，一旦遭受严重刺激发生坏死时就会丧失功能。②在成牙本质细胞层下方，有一个宽约 40 nm 的区域，细胞相对稀少，称为无细胞层，也称 Weil 层，其内有毛细血管、无髓鞘神经纤维以及成纤维细胞胞质突起穿越。③无细胞层下方是多细胞层，也称 Holh 层，主要为成纤维细胞和未分化间充质细胞，此层的细胞很少发生分裂，但当成牙本质细胞死亡后，此层中的间充质细胞可以分化为成牙本质样细胞，因此多细胞层又称为牙髓细胞的储库，另外多细胞层内还含有一些淋巴细胞和巨噬细胞。④牙髓的中央区域为固有牙髓，占牙髓的绝大部分，它含有较多的血管和神经。在新萌出的牙齿内，固有牙髓的细胞主要是未分化间质细胞和成纤维细胞。这些细胞外形不规则，有着长的胞质突起。牙髓中胶原纤维稀少，常常分布于血管神经周围。牙髓纤维是许多细纤维丝合成的嗜银纤维束；基质为含黏多糖的不定型物质，细胞和纤维散在分布其中。由于不定型基质具有黏性，牙髓腔内压力不易扩散。牙髓发生炎症时，炎症灶的局部压力常明显增高。

二、牙髓对刺激的反应

在牙齿发育期间，原发性牙本质以较快速度形成，构成了牙本质的主体。牙齿萌出后，成牙本质细胞以缓慢的速度继续形成牙本质，称为继发性牙本质，它很难与原发性牙本质相区别。牙髓和牙本质都起源于外胚间充质，由牙乳头发育而来。从组织发生和解剖生理上看，牙髓和牙本质是一个由成牙本质细胞连接在一起的整体，对于有生活牙髓的牙齿来说，任何外界刺激在影响到牙本质的同时就会对牙髓产生影响。因此，将牙髓和牙本质视为一个功能单位，合称为牙髓牙本质器官或牙髓牙本质复合体。外界刺激最主要影响的是成牙本质细胞层，只要牙体疾患或牙体手术治疗到达牙本质层，刺激便会通过暴露的牙本质小管传入牙髓，产生不同程度的反应。牙本质暴露面离牙髓越近，牙髓的反应越重。发生反应的严重程度和所接受刺激的强度有关。刺激由弱到强引起成牙本质细胞层排列紊乱、成牙本质细胞变性以致坏死，形成牙本质死区。

在外界刺激下，牙髓牙本质复合体会发生相应的组织变化，在局部形成成团的第三期牙本质。第三期牙本质根据其细胞来源的不同又分为两类：当刺激较缓和时，受损的成牙本质细胞层中仍有存活的原发性成牙本质细胞，它们在牙髓牙本质界面能够继续行使功能，所产生的牙本质称为反应性牙本质；如果刺激强度较大，造成局部的成牙本质细胞死亡，此时，牙髓中的间充质细胞可分化为成牙本质细胞样细胞，继而分泌、形成新的牙本质，称为应答性牙本质或刺激性牙本质或修复性牙本质。第三期牙本质与原发性牙本质相比，牙本质小管不规则、矿化程度低、含有更多的有机物，又称为不规则牙本质。第三期牙本质的形成在外界刺激与牙髓组织间增加了屏障，从而降低了牙本质的通透性，从这一角度讲它反映出牙髓牙本质复合体对各种局部刺激的防御，也代表了牙髓牙本质复合体重要的再生功能。以往将上述由外界刺激所导致产生的新牙本质称为"修复性牙本质"，有学者认为这一称谓会误导临床医师认为受损伤的牙髓正在愈合修复。实际上，只要外界刺激致使成牙本质细胞死亡，即已造成了牙髓不可复性的损伤，第三期牙本质中的"修复性牙本质"的形成只不过是作为一种"瘢痕组织"出现的，它的存在仅代表着牙髓曾经历了不可复性的损伤，并不意味有满意的预后。

原发性成牙本质细胞与成牙本质样细胞所形成的牙本质之间的界面非常重要，两者的牙本质小管在此处并不是呈直线相接的，交界处常常有无小管牙本质形成，这一屏障降低了受累牙本质的通透性，也可因牙本质小管并不通过该屏障而完全失去通透性。第三期牙本质形成的速率、厚度及其组成结构受外界刺激的强度、频率和持续时间影响，形成的平均速率是每天1.5 nm，也有每天形成 3.5 nm 的情况。有研究报道 50 d 可有 70 nm 的第三期牙本质产生。另一个主要影响第三期牙本质形成的因素是洞底剩余牙本质厚度（RDT），当 RDT 在 2 mm 以上时，牙髓几乎没有任何不良反应；当 RDT 在 1 mm 以内时，对牙髓的毒性反应可降低至 90%；当 RDT 在 0.5 mm 以内时，对牙髓的毒性反应为 75%；当 RDT 在 0.25 mm 以上时，成牙本质细胞存活尚好，可产生大量的反应性牙本质；随着 RDT 的再减少，成牙本质细胞数目下降，反应性牙本质形成减少，牙髓间充质前体细胞分化为成牙本质细胞样细胞所形成的应答性牙本质增多；当 RDT 在 0.008 mm 以下时，成牙本质细胞几乎没有存活，如有第三期牙本质产生则其全部是由应答性牙本质构成的。在一些急性损伤或急性龋时，由于未能形成第三期牙本质，当病损到达牙本质深层而牙髓尚未暴露时，细菌及其毒素便可能进入牙髓，造成牙髓的炎症反应。在预备窝洞时，使用器械不当，产生过量的热或压力，也会引起牙髓发生不可逆的炎症反应。

三、牙髓血运

牙髓的血运来自牙槽血管，牙槽动脉分支通过牙槽骨进入根尖孔，即牙髓动脉。牙髓动脉经根管达髓室，分支为牙髓小动脉；小动脉再向成牙本质细胞层分成细支，即毛细血管；同时，牙髓动脉在根管内沿途向近根管壁处分支成小动脉和毛细血管。毛细血管再汇合为与动脉伴行的小静脉、牙髓静脉。由此可见牙髓的血液循环为通过根尖孔的终支循环，缺乏侧支循环，因而牙髓病变不易康复。

四、牙髓的痛觉生理

牙髓组织中有丰富的神经。有自主神经分布于牙髓血管壁，主管牙髓血管的舒张与收缩；上、下牙牙髓中的感觉神经分别是三叉神经的第二支和第三支的分支。在牙髓中，有髓鞘和无髓鞘神经均可见到，有髓鞘神经成束通过根尖孔，进入牙髓，行至近成牙本质细胞下层处，失去髓鞘，成为单独的纤维，密布于无细胞层。这些失去髓鞘的游离神经末梢即疼痛感受器。牙髓中没有其他神经感受器，因而牙髓接受的任何刺激传到中枢都是痛觉。

牙髓感觉神经中较细的纤维，如 A-S 纤维和 C 纤维是传导痛觉的纤维，当其受刺激时，可将冲动传入大脑中枢，经过反射而发出疼痛信号。关于神经冲动的发起，有以下说法：

（一）牙本质神经分布

牙本质小管中有神经纤维，这些纤维与成牙本质细胞胞质突起缠绕成螺旋状，很难分离，如果牙本质受到损伤，刺激便可以直接作用于牙本质小管神经，激发冲动的传入。

（二）流体动力学学说

牙本质小管内、前期牙本质内和成牙本质细胞下层的神经末梢对压力极为敏感，刺激达一定强度时，便可激发冲动的传入。牙本质小管内充满组织液，并与髓腔内的组织液相通，牙本质小管内液体的运动会产生一定的压力；无数的牙本质小管内液体同时运动，所形成的压力便可刺激牙髓神经，激发冲动的传入。牙本质受到损伤时，小管内的液体便会产生运动，所产生的对牙本质神经的压力，可以激发冲动的传入。例如温度的改变使液体受热膨胀或受冷收缩，小管内的液体发生相应的运动。温度还可以使牙体硬组织变形，主要是由于釉质与牙本质膨胀系数的差异；小管内液体与管周牙本质的膨胀系数也不同，在温度改变时，即可以使牙齿组织变形，使小管内液体产生运动。牙本质损伤，小管暴露，其中的液体运动可以加压于牙本质神经，发起冲动。

（三）成牙本质细胞损伤

成牙本质细胞包括其胞质突起受到损伤时可释放出多肽，作为炎症介质刺激邻近的神经纤维，即所谓伤害神经纤维（通常是 C 纤维），激发冲动的传入。另一种说法是成牙本质细胞损伤后，在损伤点的细胞膜处表面的电荷改变，这一改变沿浆膜运动而刺激成牙本质细胞所接触的神经纤维，即疼痛感受器，激发冲动的传入。

神经冲动能否传入中枢，能否引起疼痛，学界对此有不同的认识。其中"闸门"控制学说对于解释临床现象较为合理，简述如下：①在脊髓灰质的特定部位有"闸门"装置，这一装置控制着冲动的传入，在闸门开放时，冲动可以通过并传入大脑；闸门关闭时，则冲动不能通过。闸门的开放与关闭取决于冲动传递的速度，较粗的纤维传递速度较快，触觉、压力等的刺激，沿粗纤维传递，而伤害性疼痛刺激则沿细纤维传递。②输出冲动的调节，即较高级的大脑中枢也可以向下传出神经冲动，调节闸门装置。这些冲动可由情绪、心理以及见到过去所感受过的刺激所激起。

脊髓灰质含 10 层物质。第二层为胶状质，它被一些短轴突的小细胞即胶质细胞（简称 SG 细胞）所控制。与胶状质相邻处有较 SG 细胞大的传递细胞（简称 T 细胞）。T 细胞的树状突进入胶状质中，与 SG 细胞联合。T 细胞另外分支到脊髓的白质内，在这里与来自脊髓不同平面的其他 T 细胞的轴突连接起来，聚集而成为脊髓丘脑束，即传递疼痛与温度的通路。

感觉神经纤维可以根据直径、传导速率和功能分为 A、B、C 三大类。其中 A 纤维为有髓鞘纤维，直径大，传导快，又可分为 A-c、A-p、A-7 和 A-S 四种纤维。C 纤维为无髓鞘纤维，数量较多。较粗的神经纤维（A-o、A-p、A-y）经背根进入脊髓，其主支与 T 细胞联合，侧支则进入 SG 细胞，另一分支上行到高级中枢。细的神经纤维（C 及 A-S）也进入脊髓与 T 细胞联合，分支也进入胶状质终止于 SG 细胞。SG 细胞与输入神经纤维联合，进入 T 细胞库，并能对 T 细胞发起冲动以阻止 T 细胞发起冲动。粗纤维只能激发 SG 细胞，促其输送抑制冲动到 T 细胞，T 细胞受到抑制而不能传递冲动时，疼痛闸门呈关闭状态。来自 A-8 和 C 纤维的冲动只能抑制 SG 细胞，使 SG 细胞不能对 T 细胞发出抑制冲动，T 细胞不受抑制而闸门开放。当 T 细胞尚未接受来自 SG 细胞的抑制冲动并为 C 或 A-S 纤维激发时，可以随意输送疼痛反应。A-S 和 C 纤维抑制 SG 细胞使闸门开放，A-o、A-p、A-7 纤维则激发 SG 细胞，使闸门关闭。粗纤维输送触觉、压力等冲动，并能在细小纤维输送冲动出现疼痛时使闸门关闭。牙髓的感觉神经纤维属于 A 纤维和 C 纤维，两者的功能在某些方面互有重叠。A 纤维中大约 90% 是 A-S 纤维，其余为 A-p 纤维。A-p 纤维对刺激的敏感程度略高于 A-S 纤维。A 纤维的末梢主要位于牙髓牙本质界，感受刺激后产生的疼痛较为尖锐，刺激阈值较低。C 纤维的末梢分布于全部牙髓，产生的疼痛持续而难以忍受，刺激阈值相对较高。

五、牙髓和牙髓腔的增龄变化

由于牙髓组织不断地形成牙本质，故牙髓腔随着年龄的增长而逐渐缩小。由于成牙本质细胞在形成继发性牙本质时逐渐退向髓腔中心，髓角处的成牙本质细胞互相挤压而产生退行性变，甚至坏死，髓角处没有牙本质形成，遗留一细微狭窄的、不含牙髓组织的间隙。例如，严重磨损时，此处常穿通而不易被发现，因为这种细而突出的间隙不含牙髓组织，穿通时无触痛、无血，但可以传播感染到髓腔中。牙髓组织随年龄的增长逐渐发生退行性变。概括而言，牙髓内细胞逐渐减少、变小；纤维逐渐增多、变粗；不定型基质的黏稠度逐渐降低。这种随年龄增长而产生的退行性变化称为增龄变化。退行性变化后的牙髓抗病能力和恢复能力均较差，故老年患者即使牙髓只有轻度病损时，保存活髓的治疗也难以成功。与此相反，萌出不久的牙齿，由于牙根尚未形成，根尖孔呈喇叭口状，牙髓组织血运丰富，修复再生能力强，患牙髓病时行活髓保存治疗是容易成功的。

第二节 牙髓炎

一、牙髓炎的病因

牙髓位于牙齿内部，周围被矿化程度较高的牙本质所包围，外界刺激不易进入牙髓腔，引起牙髓病变，只有在刺激强度极大时，才可能使牙髓受到损害。牙髓组织通过一或数个窄小的根尖孔与根尖周组织密切联系，牙髓中的病变产物和细菌很容易通过根尖孔向根尖周组织扩散，使根尖周组织发生病变。

在大多数情况下，牙髓的病变是在牙釉质、牙骨质和牙本质被破坏后产生的。牙髓的感染多由细菌引起，这些细菌都来自口腔，多数是来自深龋洞，深龋洞是一个相当缺氧的环境，这些地方有利于厌氧菌的生长繁殖，当龋洞接近牙髓或已经穿通牙髓时，细菌或其产生的毒素可进入髓腔引起牙髓炎。其他一些近牙髓的牙体硬组织非龋性疾病，如外伤所致的牙折，楔状缺损过深使牙髓暴露、畸形中央尖、磨损后露髓、畸形舌侧窝、隐裂、严重的磨损等也可引起牙髓炎。牙齿患牙周病时，深达根尖的牙周袋可以使感染通过根尖孔或侧支根管进入髓腔，引起逆行性牙髓炎。另外菌血症或脓血症时，细菌可随血液循环进入牙髓，引起牙髓炎。除感染外，一些不当的刺激也会引起牙髓炎，如温度骤然改变，骤冷骤热便会引起牙髓充血，甚至转化为牙髓炎；治疗龋病时，某些充填材料含刺激性物质，会引起牙髓病变；消毒窝洞的药物刺激性过强，牙髓失活剂使用不当，备洞时操作不当、产热过多，等等。

二、牙髓炎的分类及临床表现

牙髓病是临床上常见的口腔疾病，可以表现为急性或慢性的过程，也可以互相转变，牙髓炎是牙髓病中发病率最高的一种。牙髓病是指牙齿受到细菌感染、创伤、温度或电流等外来物理及化学刺激作用时，牙髓组织发生一系列疾病。在组织病理学上一般将牙髓分为正常牙髓和各种不同类型的病变牙髓。由于它们常存在着移行阶段和重叠现象，所以采用组织病理学的方法，有时要将牙髓状况的各段准确地分类也很困难，对于临床医生来说，重要的是需要判断患牙的牙髓能否通过实施一些临床保护措施而得以保留其生活状态且不出现临床症状。因此，根据牙髓的临床表现和治疗预后可分为可复性牙髓炎、不可复性牙髓炎、牙髓坏死、牙髓钙化和牙内吸收。其中不可复性牙髓炎又分为急性牙髓炎、慢性牙髓炎、残髓炎、逆行性牙髓炎。现将常见的牙髓病表现介绍如下。

可复性牙髓炎是一种病变较轻的牙髓炎，受到温度刺激时，产生快而锐的酸痛或疼痛，但不严重，刺激去除后，疼痛立即消失，每次痛的时间短暂，不拖延。检查可见无穿髓孔。如果致病时刺激因子被消除，牙髓可恢复正常，如果刺激继续存在，炎症继续发展，成为不可复性牙髓炎。

有症状不可复性牙髓炎是有间断或持续的自发痛，骤然的温度刺激可诱发长时间疼痛。患者身体姿势发生改变时也引起疼痛，如弯腰或躺卧，这是由于体位改变使牙髓腔内压力增加所致。疼痛可以是锐痛，也可以是钝痛，但多数人不易指出患牙的确切位置，有时疼痛呈放散性，有时呈反射性。如果炎症渗出物得到引流，炎症可以消退，疼痛缓解。如得不到引流，刺激继续存在，则炎症加重而使牙髓坏死。

逆行性牙髓炎是牙周病患牙当牙周组织破坏后，使根尖孔或侧支根尖孔外露，感染由此进入牙髓，引起牙髓炎症。表现为锐痛，近颈部牙面的破坏和根分歧处外露的孔所引起的炎症，多为局限性，疼痛不很剧烈。牙周袋深达根尖或接近根尖，冷热刺激可引起疼痛。

残髓炎是指经过牙髓治疗后，仍有残存的少量根髓，并发生炎症时。如干髓治疗的牙齿，经常发生残髓炎。常表现为自发性钝痛，放散到头面部，每日发作一、二次，疼痛持续时间较短，温度刺激痛明显，有咬合不适感或有轻微咬合痛，有牙髓治疗史。

牙髓坏死是指牙髓组织因缺氧而死亡的病变，经常是不可复性牙髓炎继续发展的结果，也可能是化学药物的刺激产生的，也可能由于牙齿受到外伤或牙周炎破坏达根尖区，根尖周组织和根管内组织发生栓塞而使牙髓坏死，牙冠可变为黄色或暗灰色，冷热刺激时都无反应。如不及时治疗，则病变可向根尖周组织扩展，引起根尖周炎。

三、急性牙髓炎的应急措施

俗话说"牙痛不算病，痛起来真要命"，这是急性牙髓炎的典型写照。急性牙髓炎发病急，疼痛剧烈。在没有受到任何外界刺激的情况下，可突然发生自发性锐痛，阵发性发作或加剧，牙髓化脓时可出现跳痛。夜间疼痛较白天剧烈，患者常因牙痛难以入眠，或从睡眠中痛醒。冷热刺激可激发或加剧疼痛，冷刺激可使之疼痛缓解，这是由于牙髓的病变产物中有气体，热刺激可使其膨胀，髓腔内压力增加，疼痛加重，冷刺激使其体积收缩，压力减少，疼痛缓解。疼痛呈放射性，可沿三叉神经分布区放射至患牙同侧的上下颌牙或头、颊、面部等，患者大多不能明确指出患牙的位置。检查时可发现，患牙有深龋或其他接触牙髓的牙体硬组织疾患，或可见有充填体，或可查到深牙周袋，叩诊可有不适或轻度疼痛。当患有急性牙髓炎，疼痛难忍又不能去医院时，患者可采取些自我救治的方法。口服镇痛剂有一定的镇痛效果，掐按双侧的合谷穴或同侧的平安穴（耳屏与口角边线的中点）效果较好，上颌牙可加按太阳穴，清除龋洞内嵌塞的食物，把浸有止痛药物如牙痛水、细辛、花椒等的棉球放入洞内，也能收到止痛的效果。患急性牙髓炎时，应当及时到医院就诊，因牙髓急性发炎时，体积膨胀，炎症渗出物积聚，使髓腔压力明显增加，牙髓腔周围都是硬壁，牙髓仅通过狭窄的根尖孔与根尖周组织相通，压力得不到缓解，加上毒素的作用，使牙髓受到强烈刺激，疼痛剧烈。治疗的关键在于迅速止痛，最有效的方法是注射麻药后，在牙齿表面离牙髓最近的地方，用牙钻打一个洞，让炎症渗出物从洞口流出，称为开髓引流。当牙髓已坏死时，还要尽可能消除发炎坏死的牙髓，然后在髓腔内放入消炎镇痛的药物。经过这样治疗后，绝大多数患者可收到立竿见影的效果，此外还可以再给患者口服一些止痛药物。当急性炎症控制以后，再进行彻底的牙髓治疗，如塑化术、根管治疗等，使患牙得以保存。

四、开髓治疗

为了减轻髓腔的压力，消除或减少牙髓组织所受到的刺激，缓解剧烈疼痛，医生常常在龋洞的底部或患牙的咬合面上，用牙钻钻开一个孔通到牙髓腔内，使髓腔内的渗出物或脓液排出，冲洗髓腔后，龋洞内放入樟脑酚棉球，它有安抚镇痛的作用。

人们经常对开髓有恐惧心理，认为开髓十分疼痛，因而牙痛也不肯去医院。开髓时的疼痛程度取决于牙髓的状态。牙髓已经坏死的，牙神经失去了活力，开髓时患者根本就没有疼痛感。当牙髓部分坏死或化脓时，在钻针穿通髓腔的瞬间，患者有疼痛感，但一般都能耐受。在牙髓活力正常而敏感时，患者会感到锐痛难忍，这种情况医生会使用局部麻醉剂，达到抑制痛觉的作用，即使出现疼痛，也很轻微且持续时间短。

开髓时，患者应尽力与医生配合。首先应张大口，按医生要求摆好头部姿势，让医生在最佳视野、体位下操作。其次，开髓时医生一般使用高速涡轮钻磨牙，钻针锋利，转速高达25万～50万 r/min，切割力很强，患者在医生操作时，切忌随便乱动，以免损伤软组织。若想吐口水或有其他不适，可举手或出声示意，待医生把机头从口中取出后再吐口水或说话。如果在磨牙时，患者突然移动头部或推医生手臂是十分危险的。

五、牙髓炎的大致治疗步骤

当牙病发展到牙髓炎时，治疗起来很复杂。首先要备洞开髓引流，牙髓坏死的一次即可清除冠髓和根髓，而牙髓有活力的，开髓引流后，还需牙髓失活，即人们常说的"杀神经"，然后才能清除患病牙髓。经过局部清洗，暂封消炎药等步骤，牙髓炎症清除后，才能最后充填。患者常常抱怨，治一颗牙，却需多次去医院。有些人误认为牙痛是龋洞引起的，把洞一次补上，牙就不疼了。单纯的龋病一次就可以治疗完毕，但牙髓炎就不同了，如果仅单纯将牙充填只会使牙髓炎症渗出增多，髓腔压力增高，疼痛加重。所以牙髓炎必须经过治疗后才能充填。无论是采用干髓术还是塑化术或根管治疗，都要经过牙髓失活或局麻下拔髓，局部消炎、充填等步骤。牙髓失活和消炎封药要经过一定的时间，一次不能完成，所以，发现了龋病，一定要尽早治疗，一旦发展到牙髓炎，到医院就诊的次数就多了，一次治不完。

六、急性牙髓炎开髓后仍然剧烈疼痛的原因

急性牙髓炎疼痛机制可分为外源性和内源性两个方面。急性牙髓炎时，由于血管通透性增加，血管内血浆蛋白和中性粒细胞渗出到组织中引起局部肿胀，从而机械压迫该处的神经纤维引起疼痛。这就是引起疼痛的外源性因素。另一方面渗出物中各种化学介质如5-羟色胺、组织胺、缓激肽和前列腺素在发炎牙髓中都能被检出，这些炎性介质是引起疼痛的内源性因素。据报道，有牙髓炎症状时其牙髓内炎性介质浓度高于无症状患者牙髓内浓度。

急性牙髓炎时行开髓引流术能降低髓腔内压力而缓解疼痛，但不能完全去除炎性介质，加上开髓时物理刺激和开放髓腔后牙髓组织受污染，有些患者术后疼痛加重。

急性牙髓炎时采用封髓失活法，甲醛甲酚具有止痛作用，并能使血管壁麻痹，血管扩张出血形成血栓引起血运障碍而使牙髓无菌性坏死。暂封剂中丁香油也有安抚止痛作用。154例急性牙髓炎行封髓失活疗法疼痛缓解率为92.2%，疼痛加重率为7.8%，与开髓引流比较有显著差异（$P < 0.01$）。剧烈疼痛患者一般服用镇静止痛药后疼痛缓解。剧痛一般在术后24 h内出现，持续2 h左右，其后疼痛逐渐消退。急性牙髓炎现最好治疗方法是行根管治疗术，但由于受国情所限，对部分有干髓适应证患者行干髓治疗术。

七、常用治疗牙髓炎的方法

（一）牙髓失活术

牙髓失活术即"杀神经"是用化学药物使发炎的牙髓组织（牙神经）失去活力，发生化学性坏死。多用于急、慢性牙髓炎牙齿的治疗。失活药物分为快失活剂和慢失活剂两种。临床上采用亚砷酸、金属砷和多聚甲醛等药物。亚砷酸为快失活剂，封药时间为24～48 h；金属砷为慢失活剂，封药时间为5～7 d；多聚甲醛作用更加缓慢温和，一般封药需2周左右。

封失活剂时穿髓孔应足够大，药物应准确放在穿髓孔处，否则起不到失活效果，邻面洞的失活剂必须用暂封物将洞口严密封闭，以防失活剂损伤牙周组织。封药期间，应避免用患牙咀嚼，以防对髓腔产生过大的压力引起疼痛，由于失活剂具有毒性，因此应根据医生嘱咐的时间按时复诊，时间过短，失活不全，给复诊时治疗造成困难，时间过长，药物可能通过根尖孔损伤根尖周组织。封药后可能有暂时的疼痛，但可自行消失，如果疼痛不止且逐渐加重，应及时复诊除去失活剂，敞开窝洞，待症状有所缓解后再行失活。

（1）拔髓通常使用拔髓针。拔髓针有1个"0"、2个"0"和3个"0"之分，根管粗大时选择1个"0"的拔髓针，根管细小时，选择3个"0"的拔髓针。根据我们的临床经验，选择拔髓针时，应细一号，也就是说，如根管直径应该使用2个"0"的拔髓针，实际上应使用3个"0"的拔髓针。这样使用，可防止拔髓针折断在根管内。特别是弯根管更要注意，以防断针。

（2）活髓牙应在局麻下或采用牙髓失活法去髓。为避免拔髓不净，原则上应术前拍片，了解根管的结构，尽量使用新的拔髓针。基本的拔髓操作步骤如下：拔髓针插入根管深约2/3处，轻轻旋转使根髓绕在拔髓针上，然后抽出。牙髓颜色和结构，因病变程度而不同，正常牙髓拔出呈条索状，有韧性，色粉红；牙髓坏死者则呈苍白色，或呈瘀血的红褐色，如为厌氧性细菌感染则有恶臭。

（3）对于慢性炎症的牙髓，组织较糟脆，很难完整拔出，未拔净的牙髓可用拔髓针或10号K形挫插入根管内，轻轻振动，然后用3%过氧化氢和生理盐水反复交替冲洗，使炎症物质与新生态氧形成的泡沫一起冲出根管。

（4）正常情况下，对于外伤露髓或意外穿髓的前牙可以将拔髓针插到牙根2/3以下，尽量接近根尖孔，旋转180°将牙髓拔出。对于根管特别粗大的前牙，还可以考虑双针术拔髓。

双针术：先用75%的乙醇消毒洞口及根管口，参照牙根实际长度，先用光滑髓针，沿远中根管侧壁慢慢插入根尖1/3部，稍加晃动，使牙髓与根管壁稍有分离，给倒钩髓针造一通路。同法在近中制造通路，然后用两根倒钩髓针在近远中沿通路插至根尖1/3部，中途如有阻力，不可勉强深入，两针柄交叉同时旋转180°，钩住根髓拔除。操作时避免粗暴动作，以免断于根管内，不易取出。双针术在临床实践中能够较好地固定牙髓组织，完整拔除牙髓组织的成功率更高，避免将牙髓组织撕碎造成拔髓不全，不失为值得推广的一种好方法。

（5）后牙根管仅使用拔髓针很难完全拔净牙髓，尤其是后牙处在牙髓炎晚期，牙髓组织朽坏，拔髓后往往容易残留根尖部牙髓组织。这会引起术后疼痛，影响疗效。具体处理方法是用小号挫（15到20号的，建议不要超过25号的），稍加力，反复提拉（注意是提拉）。这样反复几次，如果根管不是很弯（小于30°），一般都能到达根尖，再用2个"0"或3个"0"的拔髓针插到无法深入处，轻轻旋转，再拉出来，通常能看到拔髓针尖端有很小很小的牙髓组织。

（6）如根管内有残髓，可将干髓液（对苯二酚的乙醇饱和液）棉捻在根管内封5～7d（根内失活法），再行下一步处置。

（7）拔髓前在根管内滴加少许EDTA，可起到润滑作用，使牙髓更容易从根管中被完整拔出。这是一种特别有效的方法，应贯穿在所有复杂的拔髓操作中。润滑作用仅仅是EDTA的作用之一，EDTA有许多其他的作用：

①与Ca螯合使根管内壁的硬组织脱钙软化，有溶解牙本质的作用。既可节省机械预备的时间，又可协助扩大狭窄和阻塞的根管，具有清洁作用，最佳效能时间15 min；

②具有明显的抗微生物性能。

③对软组织中度刺激，无毒，也可用作根管冲洗。

④对器械无腐蚀。

⑤使牙本质小管管口开放，增加药物对牙本质的渗透。

EDTA 作用广泛，是近年来比较推崇的一种口内用药。

如果临床复诊中不可避免地出现因残髓而致的根管探痛，应在髓腔内注射碧兰麻，然后将残髓彻底拔除干净。

最后补充一点就是，拔髓针拔完牙髓后很难将拔髓针清洗干净，有一种很快的方法也很简单，也许大家都会，具体操作：右手拿一根牙刷，左手拿拔髓针，用牙刷，从针尖向柄刷，同时用水冲。最多两下就可以洗干净。如果不行，左手就拿针顺时针旋转两下，不会对拔髓针有损坏。

（8）砷剂外漏导致牙龈大面积烧伤的处理方法：在局麻下切除烧伤的组织直至出现新鲜血再用碘仿加牙周塞止血，一般临床普遍用此法，使用碘仿纱条时应注意要多次换药，这样效果才会好一点。

防止封砷剂外漏的方法：止血；尽可能地去净腐质；一定要注意隔湿，吹干；丁氧膏不要太硬；棉球不要太大。注意：尽可能不用砷剂，用砷剂封药后应嘱患者，如出现牙龈瘙痒应尽快复诊以免出现不良的后果。医生应电话随访，以随时了解情况。

（二）盖髓术

盖髓术是保存活髓的方法，即在接近牙髓的牙本质表面或已经露髓的牙髓创面上，覆盖具有使牙髓病变恢复效应的制剂，隔离外界刺激，促使牙髓形成牙本质桥，以保护牙髓，消除病变。盖髓术又分为直接盖髓术和间接盖髓术。常用的盖髓剂有氢氧化钙制剂、氧化锌丁香油糊剂等。

做盖髓术时，注意要把盖髓剂放在即将暴露或已暴露的牙髓的部位，然后用氧化锌丁香油糊剂暂时充填牙洞。做间接盖髓术需要观察两周，如果两周后牙髓无异常，可将氧化锌去除部分后行永久充填；若出现牙髓症状，有加重的激发痛或出现自发痛，应进行牙髓治疗。做直接盖髓术时，术后每半年复查 1 次，至少观察两年，复诊要了解有无疼痛，牙髓活动情况，叩诊是否疼痛，X 线片表现，若无异常就可以认为治疗成功。

当年轻人的恒牙不慎受到外伤致使牙髓暴露，以及单纯龋洞治疗时意外穿髓（穿髓直径不超过 0.5 mm），可将盖髓剂盖在牙髓暴露处再充填，这是直接盖髓术。当外伤深龋去净腐质后接近牙髓时，可将盖髓剂放至近髓处，用氧化锌丁香油黏固剂暂封，观察 1～2 周后若无症状再做永久性充填，这是间接盖髓术。

无明显自发痛，龋洞很深，去净腐质又未见明显穿髓点时，可采取间接盖髓术作为诊断性治疗，若充填后出现疼痛，则可诊断为慢性牙髓炎，进行牙髓治疗。盖髓术成功的病例，表现为无疼痛不适，已恢复咀嚼功能，牙髓活力正常，X 线片示有钙化牙本质桥形成，根尖未完成的牙齿，根尖继续钙化。但应注意的是，老年人的患牙若出现了意外穿髓，不宜行直接盖髓术，可酌情选择塑化治疗或根管治疗。

直接盖髓术的操作步骤：

（1）局部麻醉，用橡皮障将治疗牙齿与其他牙齿分隔，用麻醉剂或灭菌生理盐水冲洗暴露的牙髓。

（2）如有出血，用灭菌小棉球压迫，直至出血停止。

（3）用氢氧化钙覆盖暴露的牙髓，可用已经配制好的氢氧化钙，也可用当时调配的氢氧化钙（纯氢氧化钙与灭菌水、盐水或麻醉剂混合）。

（4）轻轻地冲洗。

（5）用树脂改良型玻璃离子保护氢氧化钙，进一步加强封闭作用。

（6）用牙釉质／牙本质黏结系统充填备好的窝洞。

（7）定期检查患者的牙髓活力，并拍摄 X 线片。

（三）活髓切断术

活髓切断术是指在局麻下将牙冠部位的牙髓切断并去除，用盖髓剂覆盖于牙髓断面，保留正常牙髓组织的方法，切除冠髓后，断髓创面覆盖盖髓剂，形成修复性牙本质，可隔绝外界刺激，根髓得以保存正常的功能。根尖尚未发育完成的牙齿，术后仍继续钙化完成根尖发育。较之全部牙髓去除疗法，疗效更为理想，也比直接盖髓术更易成功，但疗效并不持久，一般都在根尖孔形成后，再做根管治疗。

根据盖髓剂的不同，可分为氢氧化钙牙髓切断术和甲醛甲酚牙髓切断术。年轻恒牙的活髓切断术与乳牙活髓切断术有所不同，年轻恒牙是禁止用甲醛甲酚类药物的，术后要定期复查，术后 3 个月、半年、1 年、2 年复查 X 线片。观察牙根继续发育情况，成功标准为无自觉症状，牙髓活力正常，X 线片有牙本质桥形成，根尖继续钙化，无根管内壁吸收或根尖周病变。

活髓切断术适用于感染局限于冠部牙髓，根部无感染的乳牙和年轻恒牙。深龋去腐质时意外露髓，年轻恒牙可疑为慢性牙髓炎，但无临床症状，年轻恒牙外伤露髓，但牙髓健康；畸形中央尖等适合做活髓切断术。病变发生越早，活髓切断术成功率越高。儿童的身体健康状况也影响治疗效果，所以医生选择病例时，不仅要注意患牙情况，还要观察全身状况。

（1）牙髓切断术的操作步骤。牙髓切断术是指切除炎症牙髓组织，以盖髓剂覆盖于牙髓断面，保留正常牙髓组织的方法。其操作步骤为无菌操作、除去龋坏组织、揭髓室顶、髓腔入口的部位、切除冠髓、放盖髓剂、永久充填。在这里重点讲髓腔入口的部位。为了避免破坏过多的牙体组织，应注意各类牙齿进入髓腔的部位：①切牙和尖牙龋多发生于邻面，但要揭开髓顶，应先在舌面备洞。用小球钻或裂钻从舌面中央钻入，方向与舌面垂直，钻过釉质后，可以感到阻力突然减小，此时即改变牙钻方向，使之与牙长轴方向一致，以进入髓腔。用球钻在洞内提拉，扩大和修复洞口，以充分暴露近、远中髓角，使髓室顶全部揭去。②上颌前磨牙的牙冠近、远中径在颈部缩窄，备洞时可由颌面中央钻入，进入牙本质深层后，向颊、舌尖方向扩展，即可暴露颊舌髓角，揭出髓室顶。注意备洞时近远中径不能扩展过宽，以免造成髓腔侧穿。③下颌前磨牙的牙冠向舌侧倾斜，髓室不在颌面正中央下方，而是偏向颊尖处。颊尖大，颊髓线角粗而明显，钻针进入的位置应偏向颊尖。④上颌磨牙近中颊、舌牙尖较大，其下方的髓角也较为突出。牙冠的近远中径在牙颈部缩窄，牙钻在颌面备洞应形成一个颊舌径长，颊侧近、远中径短的类似三角形。揭髓室顶应从近中舌尖处髓角进入，然后扩向颊侧近远中髓角，注意颊侧两根管口位置较为接近。⑤下颌磨牙牙冠向舌侧倾斜，髓室偏向颊侧，颊髓角突出明显，备洞应在颌面偏向颊侧近颊尖尖顶处，窝洞的舌侧壁略超过中央窝。揭髓室顶也应先进入近中颊侧髓角，以免造成髓腔舌侧穿孔。

（2）活髓切断术的应用指征和疗效：①临床上根髓的状况可根据断髓面的情况来判断。如断面出血情况，出血是否在短时间内可以止住。另外从龋齿的深度，患儿有没有自发症状等情况辅助判断。②疗效方面，对乳牙来说，因为要替换所以效果还可以，但是恒牙治疗远期会引起根管钙化，增加日后根管治疗的难度。所以如果根尖发育已经完成的患牙，建议还是做根管治疗。如果根尖发育未完成，可以先做活切，待根尖发育完成后改做根管治疗，这样可以减轻钙化程度。

乳牙牙髓感染，常处于持续状态，易成为慢性牙髓炎。本来牙髓病的临床与病理诊断符合率差别较大，又因乳牙牙髓神经分布稀疏，神经纤维少，反应不如恒牙敏感，加上患儿主诉不清，使得临床上很难提出较可靠的牙髓病诊断。因此在处理乳牙牙髓病时，不宜采取过于保守的态度。临床明确诊断为深龋的乳牙，其冠髓组织病理学表现和牙髓血常规表示，分别有 82.4% 和 78.4% 的冠髓已有慢性炎症表现，因此也提出采用冠髓切断术治疗乳牙近髓深龋，较有实效。

（3）常用的活髓切断术的盖髓剂：FC，戊二醛和氢氧化钙。①FC 断髓术：FC 法用于乳牙有较高的成功率，虽然与氢氧化钙断髓法的临床效果基本相似，但在 X 线片上相比时，发现 FC 断髓法的成功率超过氢氧化钙断髓法。采用氢氧化钙的乳牙牙根吸收是失败的主要原因，而 FC 法可使牙根接近正常吸收而脱落。②戊二醛断髓术：近年来发表了一些甲醛甲酚有危害性的报道，认为 FC 对牙髓组织有刺激性，从生物学的观点看不太适宜。且有报道称成功率只有 40%，内吸收的发生与氢氧化钙无明显差异。因此提出用戊二醛做活髓切断的盖髓药物，认为它的细胞毒性小，能固定组织不向根尖扩散，且抗原性弱，成功率近 90%。③氢氧化钙断髓术：以往认为有根内吸收的现象，但近年来用氢氧化钙或氢氧化钙碘仿做活髓切断术的动物试验和临床观察都取得了较好的结果，也是应用广泛的药物。

（四）干髓术

用药物使牙髓失活后，磨掉髓腔上方的牙体组织，除去感染的冠髓，在无感染的根髓表面覆盖干髓剂，使牙髓无菌干化成为无害物质，作为天然的根充材料隔离外界的刺激，根尖孔得以闭锁，根尖周组织得以维持正常的功能，患牙得以保留。这种治疗牙髓炎的方法叫干髓术。常用的干髓剂多为含甲醛的制剂，如三聚甲醛、多聚甲醛等。

做干髓术时要注意将干髓剂放在根管口处，切勿放在髓室底处，尤其是乳磨牙，以免药物刺激根分叉的牙周组织。一般干髓术后观察两年，患牙症状及相关阳性体征、X 线片未见根尖病变者方可认为成功。

干髓术的远期疗较差，但是操作简便，经济，在我国尤其是在基层仍被广泛应用。干髓术适用于炎症局限于冠髓的牙齿，但临床上不易判断牙髓的病变程度，所以容易失败。成人后牙的早期牙髓炎或意外穿髓的患牙；牙根已形成，尚未发生牙根吸收的乳磨牙牙髓炎患牙；有些牙做根管治疗或塑化治疗时不易操作，如上颌第三磨牙，或老年人张口受限时，可考虑做干髓术。

由于各种原因引起的后牙冠髓未全部坏死的各种牙髓病可行干髓术。干髓术操作简便，便于开展，尤其是在医疗条件落后地区。随着我国口腔事业的发展，干髓术能否作为一种牙髓治疗方法而继续应用存在很大的争议。干髓术后随着时间延长疗效呈下降趋势，因此我们对干髓术有严格的要求：

（1）严格控制适应证，干髓术后易变色，仅适用于后牙且不伴尖周炎，故对严重的牙周炎、根髓已有病变的患牙、年轻恒牙根尖未发育完成者禁用。

（2）配制有效的干髓剂，用以尽可能保证治疗效果，不随意扩大治疗范围。

（3）严格操作规程，对失活剂用量、时间及干髓剂的用量、放置位置均严格要求。

（4）术后适当降殆，严重缺损的可行冠保护。

（五）牙髓息肉

慢性牙髓炎的患牙，穿髓孔大，血运丰富，使炎症呈息肉样增生并自髓腔突出，称之为牙髓息肉。牙髓炎息肉呈红色肉芽状，触之无痛但易出血，是慢性牙髓炎的一种表现，可将息肉切除后按治疗牙髓炎的方法保留患牙。

当查及患牙深洞有息肉时，还要与牙龈息肉和牙周膜息肉相鉴别。牙龈息肉多是牙龈乳头向龋洞增生所致。牙周膜息肉发生于多根牙的龋损发展过程中，不但髓腔被穿通，而且髓室底亦遭到破坏，外界刺激使根分叉处的牙周膜反应性增生，息肉状肉芽组织穿过髓室底穿孔处进入髓腔，外观极像息肉。在临床上进行鉴别时。可用探针探察息肉的蒂部以判断息肉的来源，当怀疑是息肉时，可自蒂部将其切除，见出血部位在患牙邻面龋洞龈壁外侧的龈乳头位置即可证实判断。当怀疑是牙周膜息肉时，应仔细探察髓室底的完整性，摄 X 线片可辅助诊断，一旦诊断是牙周膜息肉，应拔除患牙。

八、年轻恒牙的治疗特点

乳牙脱落后新萌出的恒牙牙根未发育完成，仍处在继续生长发育阶段，此阶段的恒牙称为年轻恒牙。年轻恒牙髓腔大，根管粗，牙本质薄，牙本质小管粗大，所以外来刺激易波及牙髓；年轻恒牙的牙根在萌出 3～5 年才能完全形成，年轻恒牙的牙髓组织与乳牙相似，因根尖开口较大，髓腔内血液供给丰富，发生炎症时，感染容易扩散，如得到及时控制，也可能恢复。

年轻恒牙牙髓组织与牙齿的发育有密切关系，因此，牙髓炎的治疗以保存生活牙髓为首选治疗。年轻恒牙萌出后 2～3 年牙根才达到应有的长度，3～5 年根尖才发育完成。所以，年轻恒牙牙髓炎应尽力保存活髓组织，如不能保存全部活髓，也应保存根部活髓，如不能保存根部活髓，也应保存患牙。治疗中常常选择盖髓术和活髓切断术，对根尖敞开，牙根未发育完全的死髓牙应采用促使根尖继续形成的治疗方法，即根尖诱导形成术。

九、牙髓炎治疗过程中可能出现的并发症

治疗牙髓炎可采用干髓术、塑化术、根管治疗等方法，治疗过程中可能出现一些并发症。

（一）封入失活剂后疼痛

封入失活剂后一般情况下可出现疼痛，但较轻可以忍受，数小时即可消失。有些患牙因牙髓急性炎症未得缓解，暂封物填压穿髓孔处太紧而出现剧烈疼痛。此时应去除暂封药物，以生理盐水或蒸馏水充分冲洗窝洞，开放安抚后再重新封入失活剂或改用麻醉方法去除牙髓。

（二）失活剂引起牙周坏死

当失活剂放于邻面龋洞时，由于封闭不严，药物渗漏，造成龈乳头及深部组织坏死。

（三）失活剂引起药物性根尖周炎

主要是由于失活剂封药时间过长造成的患牙有明显的咬合痛、伸长感、松动，应立即去除全部牙髓，用生理盐水冲洗，根管内封入碘制剂。因而使用失活剂时，应控制封药时间，交代患者按时复诊。

（四）髓腔穿孔

由于髓腔的形态有变异，术者对髓腔解剖形态不熟悉，或开髓的方向与深度掌握失误，根

管扩大操作不当等容易造成髓腔穿孔。探入穿孔时出血疼痛，新鲜穿孔可在用生理盐水冲洗、吸干后，用氢氧化钙糊剂或磷酸锌黏固粉充填。

（五）残髓炎

干髓术后数周或数年，又出现牙髓炎的症状，可诊断为残髓炎，这是由于根髓失活不全所致，是干髓术常见的并发症。塑化治疗的患牙也可出现残髓炎，是由于塑化不全，根尖部尚存残髓未被塑化或有遗漏根管未做处理。若出现残髓炎，则应重新治疗。

（六）塑化剂烧伤

牙髓塑化过程中，塑化液不慎滴到黏膜上，可烧伤黏膜，出现糜烂、溃疡，患者感觉局部灼痛。

（七）术后疼痛、肿胀

由于操作过程中器械穿出根尖孔或塑化液等药物刺激所致根尖周炎症反应所致。

（八）器械折断于根管内

在扩大根管时使用器械不当，器械原有损伤或质量不佳；或当医生进行操作时患者突然扭转头等原因，可导致器械折断于根管内。

（九）牙体折裂

经过牙髓治疗后的患牙，牙体硬组织失去了来自牙髓的营养和修复功能，牙体组织相对薄弱，开髓制洞时要磨去髓腔上方的牙齿组织，咀嚼硬物时易致牙折裂，所以在治疗时要注意调整咬合，并防止切割牙体组织过多。必要时做全冠保护，并嘱患者不要咬过硬的食物。

十、牙髓－牙周联合病变的治疗

（一）原发性牙髓病变继发牙周感染

由牙髓病变引起牙周病变的患牙，牙髓多已坏死或大部坏死，应尽早进行根管治疗。病程短者，单纯进行根管治疗，牙周病变即可完全愈合。若病程长久，牙周袋已存在时，则应在根管治疗后观察 3 个月，必要时再行常规的牙周治疗。

（二）原发性牙周病变继发牙髓感染

原发性牙周病变继发牙髓感染的患牙能否保留，主要取决于该牙周病变的程度和牙周治疗的预后。如果牙周袋能消除或变浅，病变能得到控制，则可做根管治疗，同时开始牙周病的一系列治疗。如果多根牙只有一个牙根有深牙周袋而引起牙髓炎，且患牙不太松动，则可在根管治疗和牙周炎控制后，将患根截除，保留患牙。如牙周病已十分严重则可直接拔除之。

（三）牙髓病变和牙周病变并存

对于根尖周病变与牙周病变并存，X 线片显示广泛病变的牙，在进行根管治疗与牙周基础治疗中，应观察半年以上，以待根尖病变修复；若半年后骨质仍未修复，或牙周炎症不能控制，则再行进一步的牙周治疗，如翻瓣术等。总之，应尽量查清病源，以确定治疗的主次。在不能确定的情况下，死髓牙先做根管治疗，配合一般的牙周治疗，活髓牙则先做牙周治疗和调颌，若疗效不佳，再视情况行根管治疗。

在牙髓－牙周联合病变的病例中，普遍存在着继发性咬合创伤，纠正咬合创伤在治疗中是一个重要环节，不能期待一个有严重骨质破坏的牙在功能负担很重的情况下发生骨再生和再附着。

牙髓－牙周联合病变的疗效基本令人满意,尤其是第一类,具有相当高的治愈率,而第二类和第三类,其疗效则远不如前者。

十一、恒牙髓腔解剖特点及开髓方法

（一）上颌前牙

髓腔解剖特点:一般为单根管,髓室与髓腔无明显界限,根管粗大,近远中纵剖面可见近远中髓角突向切方,唇舌向纵剖面可见髓室近舌隆突部膨大,根管在牙颈部横断面呈圆三角形。

开髓方法:在舌面舌隆突上方垂直于舌面钻入,逐层深入,钻针应向四周稍微扩展,以免折断。当有落空感时,调整车针方向与牙体长轴方向一致进入髓腔,改用提拉动作揭去髓室顶,形成一顶向根方的三角形窝洞。

（二）下颌前牙

髓腔解剖特点:与上颌前牙基本相同,只是牙体积小,髓腔细小。

开髓方法:开髓时车针一定要局限于舌隆突处,勿偏向近远中,开髓外形呈椭圆形,进入髓腔方向要与根管长轴一致,避免近远中侧穿。

（三）上颌前磨牙

髓腔解剖特点:髓室呈立方形,颊舌径大于近远中径,有两个细而突的髓角分别伸入颊舌尖内,分为颊舌两个根管,根分歧部比较接近根尖 1/3 部,从洞口很难看到髓室底,上颌第一前磨牙多为两个根管,上颌第二前磨牙可为一个根管,约 40% 为双根管。

开髓方法:在颌面做成颊舌向的椭圆形窝洞,先穿通颊舌两髓角,不要将刚穿通的两个髓角误认为根管口,插入裂钻向颊舌方向推磨,把颊舌两髓角连通,便可揭开髓室顶。

（四）下颌前磨牙

髓腔解剖特点:单根管,髓室和根管的颊舌径较大,髓室和根管无明显界限,牙冠向舌侧倾斜,髓腔顶偏向颊侧。

开髓方法:在颌面偏颊尖处钻入,切勿磨穿近远中壁和颊舌侧壁,始终保持车针与牙体长轴一致。

（五）上颌磨牙

髓腔解剖特点:髓腔形态与牙体外形相似,颊舌径宽,髓角突入相应牙尖内,其中近中颊髓角最高,颊侧有近远中 2 个根管,根管门距离较近,腭侧有一粗大的根管,上颌第二磨牙可出现 2 个颊根融合为一个较大的颊根。

开髓方法:开髓洞形要和牙根颈部横断面根管口连线一致,做成颊舌径长、近远中径短的圆三角形,三角形的顶在腭侧,底在颊侧,其中一边在斜嵴的近中侧与斜嵴平行,另一边与近中边缘嵴平行。

（六）下颌磨牙

髓腔解剖特点:髓腔呈近远中大于颊舌径的长方体。牙冠向舌侧倾斜,髓室偏向颊侧。髓室在颈缘下 2 mm,髓室顶至底的距离为 2 mm,一般有近远中两根,下颌第一磨牙有时有三根,近中根分为颊舌两根管,远中根可为一粗大的根管,也可分为颊舌两根管。下颌第二磨牙有时近远中两根在颊侧融合,根管也在颊侧融合,根管横断面呈"C"形。

开髓方法:在颌面近远中径的中 1/3 偏颊侧钻入。开髓洞形为近远中边稍长,远中边稍短,颊侧洞缘在颊尖的舌斜面上，舌侧洞缘在中央沟处，开髓洞形的位置应在颊舌向中线的颊侧，可避免造成舌侧颈部侧穿和髓底台阶。

十二、牙体牙髓病患者的心理护理

（一）治疗前的心理护理

首先为患者提供方便、快捷、舒适的就医环境，以"一切以患者为中心，将患者的利益放在首位"为服务宗旨，热情接待患者，以简洁的语言向患者介绍诊疗环境，手术医师和护士的姓名、资历，治疗过程、术中配合及注意事项，以高度的责任心和同情心与患者交谈，耐心解答患者所担心的问题。通过交谈了解病情及病因，根据患者的病情及要求，讲明治疗的必要性，不同材料的优缺点，治疗全过程所需费用及疗效。对经济条件差的患者，尽量提供经济实用的充填材料。其次，美学修复可以改变牙齿的外观，在一定程度上可以改善牙齿的颜色和形态，但无法达到与自然牙一致。因此对美学修复方面要求较高的患者，应注意调整患者对手术的期望值，治疗前向患者讲明手术的相对性、局限性，慎重选择，避免出现治疗后医生满意而患者不满意的情况，提高患者对术后效果的承受力，必要时向他们展示已治疗患者的前后照片，使其增强自信心。这样在治疗前使患者对治疗全过程及所需费用有了充分的了解和心理准备，以最佳的心理状态接受治疗。

（二）治疗中的心理护理

临床发现80%以上的患者均有不同程度的畏惧心理，主要是害怕疼痛。对精神过于紧张者、年老体弱者、儿童允许家属守护在旁，对于老年人应耐心细致解释治疗中可能出现的情况，由于不同的人疼痛阈值不同，不能横向比较，说伤害患者自尊心的话；而对于儿童，在治疗过程中多与儿童有身体接触，给其以安全感，但不要帮助儿童下治疗椅，减少其依赖性，树立自信心，不必和儿童解释牙科治疗问题，与儿童讨论一些他们所感兴趣的问题，对患者的配合给予鼓励。无家属者护士守护在旁，减轻对"钻牙"的恐惧，医护人员操作要轻，尽量减少噪声，在钻牙、开髓术中，如患者感到疼痛难忍或有疑问，嘱其先举手示意，以免发生意外，同时应密切观察患者的脉搏、血压，轻声告知治疗进程，随时提醒放松的方法，使医、护、患配合默契，顺利地实施治疗。根据患者治疗进程，告知患者下次复诊时间，在根备或根充后可能会出现疼痛反应，多数是正常反应。如果疼痛严重、伴有局部肿胀和全身反应，应及时复诊，酌情进一步治疗。

（三）治疗后的心理护理

患者治疗结束后，征求患者意见，交代注意事项，稳定患者情绪。牙髓治疗后的牙齿抗折断能力降低，易劈裂，治疗后嘱患者避免使用患牙咀嚼硬物或遵医嘱及时行全冠或桩核修复。美学修复可以改变牙齿的外观，但不会改变牙齿的抵抗疾病的能力，因此术后更要注重口腔保健的方法和效率。教给患者口腔保健知识，养成良好的口腔卫生习惯，有条件者应定期口腔检查、洁牙，防止龋病和牙周病的发生，以求从根本上解决问题。

十三、看牙要用橡皮障

对于大多数患者来说，橡皮障是个非常陌生的概念。其实在欧美很多发达国家橡皮障已经被广泛使用，甚至在一些口腔治疗过程中，不使用橡皮障是违反医疗相关法规的。在国内，橡皮障也正逐步被一些高档诊所以及口腔医院的特诊科采纳，使得口腔治疗更专业、更无菌、更安全、更舒适。

什么是橡皮障呢？简单地说，橡皮障是在齿科治疗中用来隔离需要治疗的牙齿的软性橡皮片。当然，橡皮障系统还需要有不同类型的夹子以及面弓来固定。橡皮障的优点在于它提供了一个干燥清洁的工作区域，即强力隔湿，同时防止口腔内细菌向牙髓扩散，避免伤害口腔内舌、黏膜等软组织。橡皮障还能减少血液、唾液的飞溅，做好艾滋病、肝炎等相关传染病的普遍防护，减少交叉感染。对于患者，橡皮障可以提供安全、舒适的保障，这样在治疗过程中就不必注意要持续张口或者担心自己的舌头，也不必担心会有碎片或者小的口腔器械掉到食管或者气管里，营造一个更轻松的术野。

从专业角度来讲，橡皮障技术的必要性更毋庸置疑。例如，目前齿科最常见的根管治疗应该像外科手术一样在无菌环境下，如果不采用橡皮障，就不能保证治疗区域处于无菌环境，这样根管感染以及再感染的可能性将会大大提高。因此，我们常说有效控制感染是根管治疗成功的关键，而使用橡皮障是最重要的手段之一，它可以有效地避免手术过程中口腔环境对根管系统的再污染。此外，橡皮障技术可以更好地配合大量的根管冲洗，避免冲洗液对口腔黏膜的刺激，节省消毒隔离时间，减少诊间疼痛和提高疗效。正是由于橡皮障在根管治疗中如此的重要性，在美国，口腔根管治疗中不采用橡皮障是非法的。其实，橡皮障最早使用应该是在齿科的粘连修复中。国外目前流行的观点是，如果没有橡皮障，最好就不要进行粘连修复。因为在粘连修复中，无论酸蚀前后都需要空气干燥，强力隔湿，这样才能避免水蒸气、唾液等污染。橡皮障的应用明显提高粘连的强度，减少微渗。尽管放置橡皮障不是治疗，但它却是提高治疗效果的有效手段。当然在国内，作为一个较新的技术，牙医们还需要投入一定时间来熟悉新的材料和学习新的操作要求，这样才能达到掌握必要技术来有效率地应用产品。但是，毫无疑问，一旦条件成熟，大多数患者都将享受到橡皮障技术带来的安全舒适。

十四、C形根管系统的形态、诊断和治疗

（一）C形根管系统的形态与分类

C形根管系统可出现于人类上、下颌磨牙中，但以下颌第二磨牙多见。下颌第二磨牙C形根管系统的发生率在不同人种之间差异较大，在混合人群中为8%，而在中国人中则高达31.5%。双侧下颌可能同时出现C形根管系统，Sabala等对501例患者的全口曲面断层片进行了回顾性研究，结果显示在下颌第二磨牙出现的C形根管中有73.9%呈现对称性。

C形牙根一般表现为在锥形或方形融合牙根的颊侧或舌侧有一深度不一的冠根向纵沟，该纵沟的存在使牙根的横断面呈C形。一般认为，Hertwig上皮根鞘未能在牙根舌侧融合可导致牙根舌侧冠根向纵沟的出现。从人类进化的角度讲，下颌骨的退化使牙列位置空间不足，下颌第二磨牙的近远中根趋于融合而形成C形牙根。C形牙根中的根管系统为C形根管系统。C形根管最主要的解剖学特征是存在一个连接近远中根管的峡区，该峡区很不规则，可能连续也可能断开。峡区的存在使整个根管口的形态呈现180°弧形带状外观。

Melton基于C形牙根横断面的研究，发现C形根管系统从根管口到根尖的形态可发生明显变化，同时提出了一种分类模式，将所有C形根管分为三型：C1型表现为连续的C形，近舌和远中根管口通常为圆形，而近颊根管口呈连续的条带状连接在它们之间，呈现180°弧形

带状外观或 C 形外观；C2 型表现为分号样，近颊根管与近舌根管相连而呈扁长形，同时牙本质将近颊与远中根管分离，远中根管为独立圆形；C3 型表现为 2 个或 3 个独立的根管。范兵等对具有融合根的下颌第二磨牙根管系统进行研究，结果显示 C 形根管从根管口到根尖的数目和形态可发生明显变化。

（二）C 形根管系统的诊断

成功治疗 C 形根管系统的前提是正确诊断 C 形根管系统，即判断 C 形根管系统是否存在及其大致解剖形态。仅仅从临床牙冠的形态很难判断是否存在 C 形根管系统，常规开、拔髓之后可以探清根管口的形态。敞开根管口后，用小号锉进行仔细探查可更准确地了解 C 形根管口的特点。手术显微镜下，增强的光源和放大的视野使 C 形根管口的形态更清晰，诊断更容易、准确。

Cooke 和 Cox 认为通过术前 X 线片很难诊断 C 形根管，所报道的三例 C 形根管的 X 线片均表现为近远中独立的牙根。第一例 C 形根管是在根管治疗失败后进行意向再植时诊断的，第二和第三例则是因为根管预备过程中持续的出血和疼痛类似第一例而诊断。最近的研究表明，可以通过下颌第二磨牙术前 X 线表现诊断 C 形根管的存在和了解整个根管系统的大致形态。具有 C 形根管系统的牙根多为从冠方向根方具有连续锥度的锥形或方形融合根。少数情况下由于连接近远中两根的牙本质峡区过于狭窄，C 形根管的 X 线影像表现为近远中分离的两个独立牙根。将锉置于近颊根管内所摄的 X 线片似有根分叉区的穿孔，这种 X 线特征在 C1 型 C 形根管中更多见。

（三）C 形根管系统的治疗

C 形根管系统的近舌及远中根管可以进行常规根管预备，峡区的预备则不可超过 25 号，否则会发生带状穿孔。GG 钻也不能用来预备近颊根管及峡区。由于峡区存在大量坏死组织和牙本质碎屑，单纯机械预备很难清理干净，使用小号锉及大量 5.25% 的次氯酸钠结合超声冲洗是彻底清理峡区的关键。在手术显微镜的直视下，医师可以看清根管壁及峡区内残留的软组织和异物，检查根管清理的效果。

C 形根管系统中，近舌及远中根管可以进行常规充填。放置牙胶以前应在根管壁上涂布一层封闭剂，采用超声根管锉输送技术比手工输送技术使封闭剂在根管壁上的分布更均匀。为避免穿孔的发生，C 形根管的峡区在预备时不可能足够敞开，侧方加压针也不易进入到峡区很深的位置，采用侧方加压充填技术往往很难致密充填根管的峡区，用热牙胶进行充填更合适。热牙胶垂直加压充填可以使大量的牙胶进入根管系统，对峡区和不规则区的充填比侧方加压和机械挤压效果好。Liewehr 等采用热侧方加压法充填 C 形根管取得了较好的效果。手术显微镜下，医师可以清楚地观察到加压充填过程中牙胶与根管壁之间的密合度，有利于提高根管充填的质量。因此，要有效治疗 C 形根管系统需采用热牙胶和超声封闭剂输送技术。

C 形根管系统治疗后进行充填修复时，可以将根管口下方的牙胶去除 2～4 mm，将银汞充入髓室和根管形成银汞桩核；也可以在充填银汞前在根管壁上涂布黏结剂以增加固位力和减少冠面微渗漏的发生。如果要预备桩腔，最好在根管充填完成后行即刻桩腔预备，以减少根管微渗漏的发生。桩腔预备后，根管壁的厚度应不小于 1 mm 以防根折，根尖区至少保留 4～5 mm 的牙胶。桩钉应置入呈管状的远中根管，因为桩钉与根管壁之间的适应性以及应力的分布更合理，而在近舌或近颊根管中置入桩钉可能导致根管壁穿孔。所选用桩钉的宽度应尽可能小，以最大限度保存牙本质和增加牙根的强度。

（四）C形根管系统的治疗预后

严格按照生物机械原则进行根管预备、充填和修复，C形根管的治疗预后与一般磨牙没有差别。随访时除观察患牙的临床症状和进行局部检查外，应摄X线片观察根分叉区有无病变发生，因为该区很难充填，而且常常有穿孔的危险。由于C形牙根根分叉区形态的特殊性，常规根管治疗失败后无法采用牙半切除术或截根术等外科方法进行治疗。可以视具体情况选择根管再治疗或意向再植术。

十五、髓腔和根管口的解剖规律

（1）髓室底的水平相当于釉牙骨质界的水平，继发牙本质的形成不会改变这个规律，所以，釉牙骨质界可以作为寻找和确认髓室底的固定解剖标志。

（2）在釉牙骨质界水平的牙齿横截面上，髓腔形状与牙齿断面形状相同，并且位于断面的中央，就是说，髓室底的各个边界距离牙齿外表面是等距离的。

（3）继发性牙本质形成有固定的位置和模式，在髓腔的近远中颊舌四个侧壁，髓室顶和髓室底表面成球面状形成。

（4）颜色规律。①髓室底的颜色比髓腔壁的颜色深，即髓室底的颜色发黑，髓腔壁的颜色发白，黑白交界处就是髓室底的边界。②继发性牙本质比原发性牙本质颜色浅，即继发性牙本质是白色的，原发性牙本质是黑色的。

（5）沟裂标志：根管口之间有深色的沟裂相连，沟裂内有时会有牙髓组织。当根管口被重重地钙化物覆盖时，沿着沟裂的走向去除钙化物，在沟裂的尽头就能找到根管，这是相当快速而安全的技巧。

（6）根管口一定位于髓腔侧壁与髓室底交界处。

（7）根管口一定位于髓室底的拐角处。

（8）根管口分布对称性规律：除了上颌磨牙之外的多根牙，在髓室底画一条近远中方向的中央线，根管口即分布在颊舌两侧，并且对称性排列。就是说，颊舌根管口距离中央线的距离相等，如果只有一个根管口，则该根管口一定位于中线上或其附近不会偏离很大。根据这个规律可以快速地判断下磨牙是否存在远中舌根管。

十六、寻找根管口的几种方法

（1）多根管牙常因增龄性变化或修复性牙本质的沉积，或髓石，或髓腔钙化，或根管形态变异等情况，而使根管口不易查找时，可借助于牙齿的三维立体解剖形态，从各个方向和位置来理解和看牙髓腔的解剖形态；并采用多种角度投照法所拍摄的X线片来了解和指出牙根和根管的数目、形状、位置、方向和弯曲情况；牙根对牙冠的关系；牙根及根管解剖形态的各种可能的变异情况等。

（2）除去磨牙髓腔内牙颈部位的遮拦根管口的牙本质领圈，以便充分暴露髓室底的根管口。

（3）采用能溶解和除去髓腔内坏死组织的根管冲洗剂，以彻底清理髓室后，根管口就很可能被察觉出来。

（4）探测根管口时，应注意选择髓室底较暗处的覆盖在牙骨质上方的牙本质和修复性牙本质上做彻底地探查。并且还应注意按照根管的方向进行探查。

（5）髓室底有几条发育沟，都与根管的开口方向有关，即沿髓室底的发育沟移行到根管口。所以应用非常锐利的根管探针沿着发育沟搔刮，可望打开较紧的根管口。

（6）当已经指出一个根管时，可估计其余根管的可能位置，必要时可用小球钻在其根管可能或预期所在的发育沟部位除去少量牙本质，然后使用锐利探针试图刺穿钙化区，以找出根管口，除去牙颈部的牙本质领圈以暴露根管口的位置。注意钻磨发育沟时不要过分地加深或磨平发育沟，以免失去这些自然标志而向侧方磨削或穿刺根分叉区。

（7）在髓室底涂碘酊，然后用稍干的乙醇棉球擦过髓底以去碘，着色较深的地方常为根管口或发育沟。

（8）透照法：使用光导纤维诊断仪的光源透照颊舌侧牙冠部之硬组织，光线通过牙釉质和牙本质进入髓腔，可以看到根管口是个黑点；而将光源从软组织靠近牙根突出处进行透照，光线通过软组织、牙骨质和牙本质进入髓腔，则显示出根管口比附近之髓底部要亮些。

第三节 慢性牙髓炎急性发作

慢性牙髓炎急性发作（exacerbation of chronic pul-pitis）是慢性牙髓炎由于引流受阻、微生物感染、外界刺激加强或机体抵抗力减弱等因素而导致的急性发作。也可称为继发性急性牙髓炎。

龋病、牙周病或其他牙体慢性损伤等都是慢性病变，因而所引起的牙髓炎症，也多是慢性炎症。当有急性炎症时，也只是在原有的慢性炎症的基础上急性发作。在临床上所见的急性牙髓炎，大多就是这种类型。

一、组织病理

在慢性牙髓炎急性发作时，其病理特点是在原有的慢性牙髓炎病理基础上，局部血管明显扩张、充血、渗出和水肿，中性粒细胞等急性炎细胞浸润明显增多。其临床表现为剧痛，发生疼痛的确切机制还不清楚，但牙髓的炎症反应明显地包括细胞免疫和体液免疫现象。在急性炎症时，分叶核粒细胞严重浸润；又因补体存在，使分叶核粒细胞脱颗粒，产生严重的牙髓破坏。由于这种免疫反应进一步造成组织损伤和更广泛的血管通透性改变，导致牙髓内的水肿和液体含量增加，使髓腔内的压力也增大，即可引起剧痛。

在牙髓炎症反应过程中，可释放出内源性致痛物质。例如在牙髓内某些抗原有可能刺激 B 淋巴细胞释放 IgE；IgE 与特殊的感受器结合，使肥大细胞释放出组胺，后者可作用于牙髓内的神经末梢，导致炎症和疼痛（Edwall 等，1973）。此外，牙髓血管充血、瘀血，并形成血栓；由血栓中的血小板分解释放出血清素，以及由红细胞破裂释放出钾离子，再加上血浆释放出缓激肽等，这些物质的共同作用，可产生剧痛。

二、临床表现

慢性牙髓炎急性发作开始时，有突发的尖锐或跳动性疼痛，发作时间短，约几分钟至十余分钟，经几小时后再痛，然后痛的时间逐渐延长而间歇时间缩短由间歇痛而成为持续痛，且疼痛程度更为剧烈。在夜间比白天时严重，躺卧比坐立时严重，因此患者常不能睡眠而来回走动，并不断地用手按摩疼痛部位，即使睡后也可痛醒。

患者在开始时，一般可指明患牙，但随即因疼痛放散而分不清是哪一牙。放散可沿着三叉神经分布的区域，大致是上颌牙痛放散至颞、耳前、颧、颊部；下颌牙痛放散至耳下、耳后、下颌部。但这种放散区并不是绝对的，有的患者一开始就分不清哪一个，或所指明的痛牙并不是患牙。往往上颌的患牙，患者指明的是下颌牙；或下颌的患牙，患者指明的是上颌牙；也有的是前面的患牙，患者指明的是后牙；或后面的患牙，患者指明的是前牙。一般都不放散到对侧，但也有例外，患牙在右侧，患者感觉在左侧牙痛，或是患牙在左侧，患者感觉在右侧牙痛，但这种情况极为罕见。

这种自发痛的程度和时间，与牙髓炎症的程度和范围有部分关系，一般轻度到中度的疼痛，为初期的牙髓炎症，严重和持续的疼痛，已为后期的牙髓炎症或已有部分牙髓坏死。

温度的刺激对牙髓的急性炎症有明显影响，在自发痛间歇期可激起疼痛，在发作期则加重疼痛。一般在初期的炎症，对冷刺激反应较为显著，而后期的炎症，有时含冷水反可使疼痛稍为缓解，热刺激却可使疼痛加剧。但 Mumford 认为温度刺激的类型，与牙髓炎症的状态无一定关系。

电活力试验在炎症初期，读数较低时即有反应，但已化脓或已有部分牙髓坏死时，则反应一般较为迟钝。

患牙有叩痛，表明根尖周部牙周膜已被炎症波及。慢性牙髓炎急性发作因牙髓原已有炎症，所以有的甚至在初期时，即可能已有叩痛。

去龋检查或除去充填物时，常原已露髓，但因有充填物或龋损牙本质覆盖而引流不畅。露髓后，即有渗液或脓溢出，或可见牙髓组织迅即凸出于露髓点外。这些都表明髓腔内压力较大，所以在露髓后，疼痛即可迅速缓解。

由牙周病而致的慢性牙髓炎急性发作，除临床表现有剧烈的疼痛外，检查时，一般无龋或其他牙体硬组织病而有深牙周袋或根分叉处暴露，有创伤颌，有叩痛和咬合痛，对冷热刺激敏感，X 线片显示牙槽骨有明显的吸收。

三、诊断和鉴别诊断

慢性牙髓炎急性发作的诊断，可根据疼痛的特征，如剧烈的自发痛，影响睡眠，甚至不能定位或有放散痛，冷热等刺激常能引起或加重疼痛；牙体硬组织或牙周组织有病变或者有修复物等。

在检查时，必须确定患牙，以免误诊。当患者诉有剧烈的牙痛而不能分清哪一牙时，首先应问清病史，然后在痛侧寻找可疑的患牙。如在痛侧有好几个可疑患牙时，应逐一检查，并注意观察对温度试验和电活力试验的反应。X 线片有助于发现和确定患牙。如果在痛侧未找到患牙，对侧的可疑牙也不能忽略，必要时可用局部麻醉来确定痛侧，但应在其他检查结束后再进行。

慢性牙髓炎急性发作与慢性牙髓炎的区别是前者有剧烈的自发痛，而后者则为轻度或中度的自发痛。

慢性牙髓炎急性发作与急性牙髓炎的区别是：前者有慢性牙髓炎病史，一般多有深龋、牙周病或其他牙体慢性损伤等，而后者常是最近几日曾进行过牙体手术或意外损伤，疼痛也不如前者剧烈。

四、治疗

慢性牙髓炎急性发作时，患者剧痛难忍，应迅速采取有效的应急治疗、解除患者痛苦。常用的应急治疗方法有：局麻下开髓引流、药物止痛等。

待剧痛缓解后，采用去髓术治疗，后牙也可考虑采用干髓术。

逆行性牙髓炎也需采用去髓术，但还要根据牙周情况进行必要的牙周治疗。

五、预后

慢性牙髓炎急性发作不能保留活髓，如未进行合适治疗，可反复发作而最终使牙髓坏死。